Gunnar Schmidt

Anamorphotische Körper

Gunnar Schmidt

ANAMORPHOTISCHE KÖRPER

Medizinische Bilder vom Menschen
im 19. Jahrhundert

2001

BÖHLAU VERLAG KÖLN WEIMAR WIEN

Gedruckt mit freundlicher Unterstützung
der VolkswagenStiftung

Die Deutsche Bibliothek – CIP-Einheitsaufnahme

Schmidt, Gunnar:
Anamorphotische Körper : medizinische Bilder vom Menschen
im 19. Jahrhundert / Gunnar Schmidt –
Köln ; Weimar ; Wien : Böhlau, 2001
ISBN 3-412-07701-1

© 2001 by Böhlau Verlag GmbH & Cie, Köln
Ursulaplatz 1, D-50668 Köln
Tel. (0221) 91 39 00, Fax (0221) 91 39 011
vertrieb@boehlau.de
Alle Rechte vorbehalten

Umschlagabbildung: Eadweard Muybridge,
Human and Animal Locomotion, 1887
Satz: Punkt für Punkt GmbH, Düsseldorf
Druck und Bindung: Strauss Offsetdruck GmbH, Mörlenbach
Gedruckt auf chlor- und säurefreiem Papier
Printed in Germany
ISBN 3-412-07701-1

INHALT

Vorwort 1

DEN KÖRPER ERFASSEN 5
   Nach der Natur 7
   Die Ikonographie des reinen Symptoms 33
   Bilder zum Tod 56
   Medizinische Ästhetik des Häßlichen 78
   Vom Abjekt zum Objekt 107

DEN MENSCHEN MACHEN 135
   Ent-Zündung 137
   Der dividuierte Mensch 163

DEN LEIB ZERSCHNEIDEN 197
   Schnitte 199
   Valentina Zacheni 204

DEN KÖRPER VERSTRAHLEN 207
   Fotografie und Hypnose 209
   1895: Freud | Röntgen 224

SCHLUSS 239
   Über den Körper 241

Bibliographie 246

VORWORT

Wer von der Macht der Bilder spricht, kennt die betörende Präsenz des Dargestellten. Der Eindruck von Unmittelbarkeit und Gefügtheit kann dem Betrachter die Sprache rauben. Was soll noch gesagt werden? Jeder sieht doch, was ich sehe. Und steht nicht jedes Wort, das über das Sichtbare hinausweist, im Risiko des Verfehlens. Wie soll man vor dem Bild zur Sprache finden?

Diese Schwierigkeit gilt insbesondere für die Fotografie, von der behauptet wurde, sie sei eine „Botschaft ohne Code"[1] oder „Indiz des Realen"[2]. Die Distanz zwischen Referent und Bild erscheint so gering, daß eine Deutung, die die Kluft ermißt oder den Sinn zur Sache bringen will, kaum nötig erscheint.

Wenn die Mehrzahl der hier versammelten Aufsätze das Medium der Fotografie in der Medizin des 19. Jahrhunderts – genauer: das Krankenporträt – verhandeln, dann sind andere Distanzen als die zwischen Wirklichkeit und Zeichen zu überbrücken: Es sind historische und wissenschaftstheoretische Entfernungen, die ein Verständnis erschweren.

Neben Mikrofotografie, Fotogrammetrie, endoskopischer Fotografie, Krankenhausfotografie, Präparatfotografie gewinnt in erster Linie das Patientenporträt mit der Entwicklung der modernen wissenschaftlichen Medizin eine bis dahin nicht gekannte Bedeutung. Dabei ist der quantitative Zuwachs nur der offensichtliche Aspekt des Wandels. Auch die Funktion von Bildern wird neu bestimmt. Mit der Flut der Bilder und den neuen Möglichkeiten der Herstellung werden Fragen nach Darstellung und Darstellbarkeit aufgeworfen. Nicht nur bei Künstlern und Kunstkritikern, sondern auch bei Wissenschaftlern ensteht ein Argumentationsbedarf. Man fragt: „Was vermag ein Bild, was sind die Möglichkeiten der unterschiedlichen Medientechniken, wo liegen die Grenzen der Repräsentation?"

---

1 Roland Barthes, „The Photographic Message", in: ders., *Image Music Text*, London 1982, 17.
2 Michel Frizot, „Das absolute Auge", in: ders. (Hg.), *Neue Geschichte der Fotografie*, Köln 1998, 274.

Nähert man sich heute, aus historischer Distanz, der medizinischen Bilderwelt, hat man es mit mehr als dieser rekonstruierbaren Diskussion zu tun. Der semantische Reichtum übersteigt die Ebene bewußter Bildplanung.

Um die Sinndichte des vorgestellten historischen Bildmaterials aufzufalten, wird in einem zweifachen Schritt auf die Kontexte medizinischer und anthropologischer Wissensproduktion Rekurs genommen. Die erste Stufe der Semantisierung entspringt dem Sachgebrauch: erfassen, darstellen, vergleichen, kommunizieren. Die Bildleistung scheint auf den ersten Blick gänzlich medial definiert, eigensinnig dem ästhetischen Artefakt eingegeben zu sein: Ein Foto vermag anderes als ein Gemälde, ein Film anderes als ein Foto usf. Es ist aber der sich verändernde symbolische Repräsentationsbedarf der Wissenschaften, der die Bildleistung je mitdefiniert und die Bildfunktion festlegt. Die zweite Stufe: Über diesen unmittelbar pragmatischen Zusammenhang hinaus werden die Wirkungen jenes Netzes von Anschauungen untersucht, aus denen sich die Ordnung einer Wissensform speist und durch das es mit anderen Wissens- oder symbolischen Formen vernüpft ist. Für das medizinische Feld heißt das: Es spannt sich über die spezifische Darstellung des Objekts *Körper* ein ganzer Horizont von Vorstellungen, die um die Begriffe Krankheit/Gesundheit, Häßlichkeit/Schönheit, Anormalität/Normalität, Tod/Leben kreisen. Letztlich, und dies war eine anthropologische Beunruhigung im Zeitlalter Darwins, ging es um die Frage nach den Grenzen des Menschen.

Die Fundamentalfragen wurden nicht allein auf dem wissenschaftlichen Feld diskutiert. Die epistemische Strukturierung des Wissens zeigte Auswirkungen auch im gesellschaftlichen Bewußtsein. Literarische Texte können Auskunft geben über die imaginären Wirkungen sich wandelnder Menschenbilder. Methodisch fungieren literarische Erzählungen, Romane und Reiseschilderungen innerhalb meiner Untersuchungen als Quellen, aus denen sich die Effekte der neuen Anthropologie auf die Imagination ablesen lassen. Die Konfrontation wissenschaftlich-ikonographischer Werke mit literarischen Bildern hat zum Ziel, den kulturellen Intertext freizulegen. Wissenschaft und Literatur stehen einander gegenüber, ergänzen sich, deuten (auf) einander. In diesem Sinne sind die vorliegenden Texte Beiträge zu einer „Kulturwissenschaft der Zwischenräume"[3].

---

3   Siehe dazu „Für eine Kulturwissenschaft der Zwischenräume", in: Marianne Schuller, Claudia Reiche, Gunnar Schmidt, *BildKörper*, Hamburg 1998, 7–17.

Vorwort

Der Titel des Buches – *Anamorphotische Körper* – mag auf ersten Blick unpassend, ja abwegig erscheinen, denn die Anamorphose gehört ganz dem Bereich der Kunst und des optischen Spiels an. Es gibt allerdings ein doppeltes Motiv, das die metaphorische Verwendung rechtfertig:

In der Anamorphose wird ein Gegenstand verzerrt, er wird deformiert. Die Umwandlung geschieht dabei nach bestimmten Regeln. Kein willkürliches, wildes Zerdehnen, sondern kontrollierte Perspektivenverschiebung. Die Anamorphose ist eine Mißgestalt. Das macht sie interessant. Das Abgebildete ist ein Rätsel für denjenigen, der die Regel der Entstellung nicht kennt. Man muß nach dem richtigen Standpunkt oder nach dem entzerrenden Anamorphot, dem rechtbrechenden Spiegel suchen, durch den das Objekt (wieder-)erkennbar wird. Die Anamorphose ist Widerspiegelung und Entstellung in einem.[4]

Anamorphotische Körper – die Aspekte der Verzerrung und der Methode der Entzerrung sind in diesem Titel angesprochen. Die Anamorphose ist ein Sinnbild für die Kopplung von Wissenschaft und Ästhetik, für die Relation von Erkenntnis und Anschauung. Der hier anvisierte Untersuchungsgegenstand – Körperbilder und medizinische Wissenschaft – ist damit gut charakterisiert: 1. Die Begriffe des Monsters und des Monströsen spielen in der Medizin und Literatur des 19. Jahrhunderts eine nicht unerhebliche Rolle. In den medizinischen und literarischen Bildern begegnen wir einer weitgehend verschollenen Welt der Monstration: aufquellende Leiber, verwachsene Gliedmaßen, Wucherungen der furchtbaren Art, entstellte Leiber, Freaks. Das sind die anamorphotischen Körper. Vor allem die ikonographische Klinik ist ein Wunderland unglaublicher Körpergestalten, in dem das pathologische *Wachstum* sich im Extrem zeigen darf. 2. Was wie entregelt auftritt, wird von der Medizin des 19. Jahrhundert betrachtet, um daran zu erforschen, was das Gesetz des Menschen ist. Das Monster wirft die Frage der Methode auf, mit der es erkannt werden kann. An den Pathologien entwickeln sich die „Standpunkte in der wissenschaftlichen Medicin"[5].

Wer die Macht der Bilder zu begreifen sucht, wird nicht umhin können, auch ihr Schweigen und ihre Kraft zur Beschneidung zu benennen. Die Behauptung, daß

---

4 Siehe Roland Barthes, *Kritik und Wahrheit*, Frankfurt/M. 1980, 76.
5 Ich zitiere hier den Titel des programmatischen Aufsatzes von Rudolf Virchow, „Ueber die Standpunkte in der wissenschaftlichen Medicin", in: *Archiv für pathologische Anatomie und Physiologie*, 1 (1847), 3.

die Fotografie zeige, was vorfindlich sei, ist so richtig wie problemhaft. Kritik provoziert dieser Allgemeinplatz nicht in erster Linie, weil darin die inszenatorische Qualität, die jedem Foto eigen ist, unterschlagen wird, sondern weil sich eine Wirklichkeitsauffassung aussagt, die aus der Realität eine Ansammlung stillgestellter Sachen macht. Hinter jedem Bild verbirgt sich jedoch das unendliche Schattenreich nicht erfaßter und nicht erfaßbarer Ereignisse. Zwar muß, wer Wissen produzieren will, auswählen und strukturieren. Aber die Auslassung, die das Unwichtige treffen soll, ist in Fällen nichts anderes als eine Verleugnung. Daß in der medizinischen Praxis die dunklen, gewalttätigen Seiten durch den gezielten Einsatz von Fotografien ausgeblendet wurden, kommt in diesem Buch zur Sprache.

Das Buch schließt mit zwei Texten, die das Gebiet jenseits der Körpermedizin betreffen: Hypnose, Psychoanalyse, Strahlenwissenschaft. Am Ende des 19. Jahrhunderts kündigt sich eine neue *episteme* an, aus der andere *Bilder* vom Menschen entstehen. Wird damit die realistische zentralperspektivische Ikonographie obsolet? Statt Paradigmenkonkurrenz vervielfältigen sich die Räumlichkeiten. Neben die Organologie mit ihren sichtbaren Oberflächen tritt eine Topologie der Ströme und der psychischen Orte.

Die hier vorgelegten historischen Exkursionen in die Bilderwelt des 19. Jahrhunderts sind ein Beitrag zur Rekonstruktion der beginnenden medikalen Medienkultur. Wer heute die sich überstürzenden Entwicklungen auf dem Feld der medizinischen Bildgenerierung betrachtet, wird in den Bildern des 19. Jahrhunderts einer skurril anmutenden, wissenschaftlichen Vorzeit begegnen. Längst hat eine neue Epoche begonnen: Der Körper wird nicht mehr nur abgebildet, er wird auf durchgreifende Weise medialisiert. Gewinn, Verlust, Fortschritt? Diese schwierige Frage wird nicht ausführlich in den Beiträgen diskutiert. Wo sich mir ein Anschluß an die Gegenwart aufgedrängt hat, habe ich Hinweise und Andeutungen eingestreut, Verbindungslinien gezogen. Damit soll die Diskussion über das angeregt werden, was mit dem Menschen in der medizinisch-wissenschaftlichen Kultur geschieht.

Den Körper erfassen

> „'Human art has ist limits, and we must now and then ask a little aid from the spectator's imagination.'
> 'You will get no such aid from mine,' responds the critic.
> 'I make it a point to see things precisely as they are.'"
> Nathaniel Hawthorne, „Main-Street" (1849)

NACH DER NATUR

Das Leben fixieren

In den Jahren 1859–1860 schreibt Wilkie Collins seinen Roman *The Woman in White*. Darin erscheint ein Mann der Wissenschaft, der schurkische und hochintelligente Count Fosco. Von ihm wird berichtet, daß er einer der wichtigsten lebenden Chemiker sei, „and has discovered, among other wonderful inventions, a means of petrifying the body after death, so as to preserve it, as hard as marble, to the end of time."[1]

Den Verfall aufhalten, den Prozeß stoppen. Ging es darum schon vor dem 19. Jahrhundert, das ja auch Verfahren der Konservierung durch Mumifizierung, Ausspritzung oder Einlegen in erhaltende Flüssigkeit kannte? Und waren die *symbolischen Fixierungen* von körperlichen, medizinisch relevanten Tatbeständen in Zeichnung, Malerei, Stich und (Wachs-)Plastik im anatomischen Zeitalter zwischen dem 17. und 18. Jahrhundert Bremsvorgängen geschuldet, die das Entschwinden in der Bewegung verhindern sollten? Eher ging es darum, den geordneten Kosmos abzubilden, dem Verfaßten eine Repräsentation zu verschaffen. Der Körper war Architektur[2] oder eine Maschine: Für die anatomische Erkenntnis war es dabei nicht von entscheidendem Belang, ob der Apparat in Betrieb oder in Ruhe, d.h. im kalten Zustand des Todes sich befand.[3] Die Natur konnte ins Tableau überführt werden, weil sie selbst als Tableau wahrgenommen werden konnte. Gab es einen Wahrheitsdiskurs über das Bild, über das Präparat? Man sammelte und wunderte sich über das, was man sah.

---

1 Wilkie Collins, *The Woman in White*, London 1994, 195.
2 Siehe Barbara Maria Stafford, *Body Criticism*, Massachusetts 1992, 58 ff.
3 Siehe Jean-Paul Sartre, *Der Idiot der Familie*, Bd. 1, Reinbek b. Hamburg 1980, 478.

Und dann erschien zusammen mit der sachhaltigen Kenntnisnahme der Natur noch die Theologie, die Metaphysik, die Weltanschauung. Das Schauspiel des Körpers war auch Erinnerung an die göttliche Maschination, an die Endlichkeit und moralische Gebundenheit des Menschen: *memento mori*. Die Naturphilosophie schwankte zwischen Empirie und Allegorie, Sachrepräsentation und Weltschauspiel, Naturwissen und Moral.[4]

Die Medizin des 19. Jahrhundert kommt gewissermaßen zu sich selbst und wandelt sich von der Naturphilosophie zur Naturwissenschaft. Balzac, zeitgenössischer Soziograph der französischen Gesellschaft, bezeichnet es als „schönsten Ruhmestitel" der modernen Medizin, „daß sie zwischen 1799 und 1837 aus dem Zustande der Mutmaßungen in den Zustand der positiven Wissenschaft übergegangen ist"[5].

Die Epoche des Positivismus übernimmt alte Verfahren der Konservierung und Fixierung, verbessert die Techniken der *Verbilderung* und fügt neue hinzu. Im Zeitalter der Museumsgründungen wird auch – so scheint es – die Musealisierung des Körpers extensiviert und intensiviert. Bereits 1852 schreibt Ludwig Choulant in seiner *Geschichte und Bibliographie der anatomischen Abbildung*, daß eine Epoche Raum gewinnt,

> in welcher theils die darstellenden Hülfsmittel sich vervielfältigen, durch die Steinzeichnung (Lithographie), den Stahlstich, das Daguerreotyp, den verfeinerten Holzschnitt u.a.m, theils die Bedürfnisse der anatomischen Darstellung durch die histologische und mikroskopische Anatomie gesteigert werden, eine Epoche, welche zu einer historischen Darstellung noch nicht reif, überhaupt noch nicht vollendet ist.[6]

Wie Balzac ist Choulant mitten im Umbruch und kann den Beginn einer neuen Epoche konstatieren, der sowohl durch neuartige Darstellungsmittel wie auch durch einen erhöhten wissenschaftlichen Anspruch sich anzeigt. Gemessen am Vorangegangenen erhebt sich in den Jahrzehnten nach 1852 geradezu ein Bildersturm: Neben die Daguerreotypie tritt die reproduzierbare Papierfotografie und die Stereoskopie. Hinzu kommt in den 1880er Jahren der Fotodruck. Es werden Experimente mit Farb- und endoskopischer Fotografie gemacht. Die

---

4   Siehe zum Beispiel die Präparate von Ruysch und Fragonnard.
5   Honoré de Balzac, *Das Bankhaus Nucingen*, Zürich 1977, 26.
6   Ludwig Choulant, *Geschichte und Bibliographie der anatomischen Abbildung nach ihrer Beziehung auf anatomische Wissenschaft und bildende Kunst*, Leipzig 1852, XVIII.

Moulage erlangt etwa ab 1880 Prominenz[7], es werden Fortschritte in der Konservierung gemeldet, wie auch gleichzeitig der Gipsabdruck und die Einfrierung weiterhin Verwendung finden. Die Epoche des Oberflächenrealismus klingt aus mit der Röntgenfotografie, die die Wahrnehmung des Körpers neu gestaltet.

Man entwickelt, um Zugang zum *Geschehen* zu erlangen, eine sensible Haltung, die auf das Sichtbare sich stützt. Michel Foucault hat in seiner einflußreichen Studie zum ärztlichen Blick im 19. Jahrhundert ausführlich darauf aufmerksam gemacht.[8] Der Patient darf schweigen, der Arzt kann schauen.

> The Doctor took her hand [...] So he sat a few minutes, looking at her all the time with a kind of fatherly interest, but with it all noting how she lay, how she breathed, her color, her expression, all that teaches the practised eye so much without a single question being asked. He saw she was in suffering [...][9]

So formuliert es der Arzt und Autor O.W. Holmes. Aber wo die Sichtbarkeit epistemologisch Dominanz erlangt und das Sagbare – als Rede des Patienten oder des wissenden Arztes – zu ersetzen scheint, dort muß auch die Darstellungsform als bloßer Text Ungenügen verursachen. Und so zeigt sich, daß von nun an Anstrengungen daran gesetzt werden, eine Repräsentation zu finden, die das Sichtbare *reproduziert*. Das ist zumindest die Forderung. Die medizinische Ikonographie erlangt endlich die Höhe wissenschaftlicher Dignität. In der Extensivierung der Bildproduktion mit ihren diversen ikonographischen Techniken artikuliert sich auch die implizite Suche nach der angemessenen Form.

Formfindung – das meint mehr als einen ästhetischen Vorgang, der dem vorfindlichen Objekt zugefügt wird. Erkenntnisprozeduren und Ikonographie strukturieren sich gegenseitig.

Für das 19. Jahrhundert kann man feststellen, daß eine Erfahrung der Vergänglichkeit des wissenschaftlichen Gegenstandes vorliegt. Die Epoche der Industrialisierung und Maschinisierung wird vom 18. Jahrhundert weder die Haltung zum Objekt noch die Naivität gegenüber der Darstellung einfach übernehmen. Denn nicht nur die kulturelle Welt hat Fahrt aufgenommen, auch die natürliche Welt wird als auf Bewegung gegründet wahrgenommen. Im Strudel der Wan-

---

7   Siehe Elfriede Walther/Susanne Hahn/Albrecht Scholz, *Moulagen: Krankheitsbilder in Wachs*, (Broschüre des Deutschen Hygiene-Museums), Dresden 1993, 4.
8   Michel Foucault, *Die Geburt der Klinik*, Frankfurt/M., Berlin, Wien, 1976.
9   Oliver Wendell Holmes, *Elsie Venner*, Boston, New York 1892 (Erstausgabe 1861), 425.

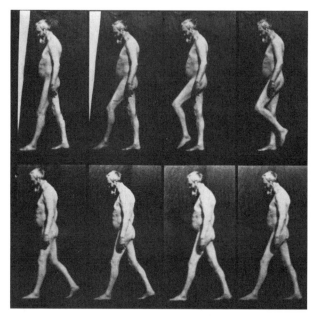

Abb. 1. Eadweard Muybridge, Human and Animal Locomotion, Abnormal Movements, 1887 (Ausschnitt)

delbarkeit kommt es vermehrt darauf an, einen Starrpunkt zu finden, um die Übergänge überhaupt wahrnehmbar machen zu können. Ein spezifisches „Übersetzungsregime"[10] ist von Nöten, um überhaupt zum Gegenstand zu gelangen. Wilkie Collins erfindet mit seiner Figur des Count Fosco, der die Versteinerung, die Statuierung des Leibes betreibt, ein zeitgemäßes Symbol.

Im wissenschaftlichen Milieu können als exemplarisch die Verfahren der Chronofotografie von Marey, Muybridge und Londe angesehen werden, eine Fotografie, die Prozesse in überschaubare, sukzessive Einzelteile zerlegt (Abb. 1–2).[11] Auch wenn man hier Vorläufer des Films erkannt hat: Entscheidender ist m.E. das Moment des Anhaltens, nicht das der imitierten Bewegung. Die Chronofotografie ist dabei nur ein technischer Sonderfall, an dem eine allgemeine Wis-

---

10 Diesen Begriff übernehme ich von Bruno Latour, *Der Berliner Schlüssel*, Berlin 1996, 262.
11 Weitere Beispiele nennt Ludwig Jankau, *Die Photographie in der praktischen Medizin*, München 1894, 4–5.

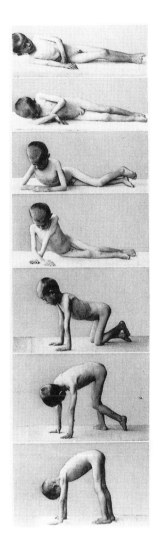
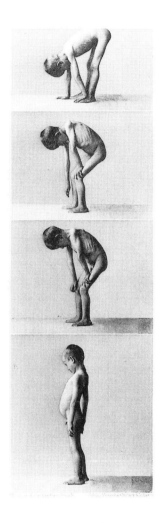

Abb. 2. Heinrich Curschmann, Klinische Abbildungen, 1894

senshaltung ablesbar wird, die an Veränderungen und Prozessen interessiert ist. Um zur Erkenntnis zu kommen, setzt man symbolische Schnitte an die Wirklichkeit, erzeugt Ausschnitte. Festhalten, was in der Veränderlichkeit zu verschwinden droht – das ist eine wichtige Bildfunktion, die mit der Fotografie besonderes Gewicht erlangt (siehe Quellen 1).

Qullen 1: Die fixierte Zeit

„M. Nélaton, the eminent French surgeon, has had attached to the *clinique* of the School of Medicine in Paris an artist, whose special duty it is to take representations of the cases before and after operation." (*British Medical Journal*, Vol. I,1858, 192.)

„The first of a series of lectures on Photography [...] was delivered by Mr. Skaife, chiefly with the view of presenting to notice his new 'pistol camera', a small apparatus easily held in the hand, and which, by peculiarity of the lens, as stated, is capable of photographing an object instantaneously, and of the very moment when it is most desirable that an exact representation should be taken. The successive steps of a surgical operation could be most accurately delineated by means of this highly ingenious instrument. [...] The rapidity with which light may now be made to serve the purpose of science is something quite marvelous." (*Lancet*, Vol. I, 1859, 549.)

„The character of disease, the varying conditions which mark its progress, could thus be permanently recorded, and those which precede and follow treatment accurately noted, all peculiarities of original development, of expression, or of structure being thus faithfully represented." (*The Photographic Journal*, 1867, 203.)

„Now [...] in physiology, we hear of the application of instantaneous photography to the study of the action of the heart. By means of an instantaneous drop-shutter, giving an exposure of one-sixtieth of a second, Dr. W. Thompson [...] has succeeded in obtaining photographs of the heart itself, in successive phases. By taking a series of such photographs, the whole cycle of the heart's action can be studied at leisure, in a series of pictures, reproducing with absolute faithfulness the aspect of the heart before, during, and after systole. The peristaltic movements of the intestines can also be photographed [...]" (*British Medical Journal*, Vol. I, 1886, 653.)

„I my add, finally, that there is a laboratory annexed to the service of Dr. Déjerine, containing a great number of pathological preparations of the anatomy of the nervous system, and a photographic service which supplies the *clinique* with a rich series of illustrations of the phases of disease in various stages of progress [...]" (*British Medical Journal*, I,1889, 910.)

„One of the chief uses to which photography has been applied in connexion with disease is the fixation of the different stages of a surgical operation. Its rapidity and accuracy are here invaluable, whether the result obtained be intended for a permanent memorial or to serve as the basis of a still more accurate drawing." (*Lancet*, Vol. II^1, 1893, 758-759.)

„In dem Maße, wie sich Veränderungen ergeben, werden diese [Auskünfte] mit größter Sorgfalt notiert, bis zur Heilung [...] oder bis zum Hinscheiden [...]. In vielen Fällen mag die Beobachtung für den Arzt ausreichend sein, in anderen aber wäre es von Vorteil, sie durch ikonographische Dokumente ergänzt zu sehen. [...] Auch um die Spur eines vorübergehenden Zustands festzuhalten, wird nichts besser sein, als ein Cliché herzustellen [...]. Jedesmal wenn eine Veränderung in seinem [des Kranken] Zustand auftritt, ist ein neuer Abzug erforderlich; auf diese Weise wird man den Fortschritt in der Heilung oder in der

Krankheit verfolgen können. [...] Bei der Erforschung gewisser nervöser Affekte [...], die wesensmäßig vorübergehend sind, drängt sich die Photographie auf, um ein genaues Bild dieser Phänomene zu erhalten, die zu wenig dauerhaft sind, um durch direkte Beobachtung analysiert zu werden." (Albert Londe [1893], *La photographie médicale*, zit. n. Georges Didi-Huberman, *Erfindung der Hysterie*, München 1997, 318-319.)

„Die Photographie [...] kann die Zeichnung auch in jenen Fällen ersetzen, wo [...] der praktische Arzt oder der gerichtliche Sachverständige einer vor allen documentarisch wahrheitsgetreuen Fixirung einer wieder schwindenden, äusserlich sichtbaren Alteration bedarf." (Richard Kretz, „Die Anwendung der Photographie in der Medicin", in: *Wiener Klinische Wochenschrift*, 44 [1894], 832.)

„Wenn wir also sehen, daß einige in bestimmten Zwischenräumen gemachte photographische Aufnahmen desselben Körpers es uns ermöglichen, die verschiedensten Entwicklungsphasen zu studieren, so werden wir daraus bald den bedeutenden Vorteil erkennen, den diese Möglichkeit für das Gebiet der Diagnosenstellung gewährt." (Ludwig Jankau, „Die Photographie im Dienste der Medizin", in: *Internationale Medizinisch-photographische Monatschrift*, 1 [1894], 3.)

Medizinische Ästhetisierung im Bild geschieht durch Analyse, durch ein Von-einander-Sch(n)eiden. Die Fixierung ist gerade dort von Nöten, wo es keinen Halt gibt. Im Sinne des Museums: Bewahren, was vergehen wird.

Wenn also das Leben onto- und phylogenetisch, physiologisch und pathologisch sich zwischen Werden und Vergehen abspielt, wenn die Bilder ständig zu vergehen drohen, dann beginnt auch das Fragen nach dem *richtigen Bild*. Wie kommt man an das Wahre im Strudel der Zeit?

Mit diesen Fragen schärft sich die Problemlage. Die Diskussion über Bildleistung und -funktion bekommt einen Schub, der Realismus bekommt Kontur. In aphoristischer Pointierung bringen es die Brüder Goncourt 1856 zum Ausdruck: „Der Realismus entsteht und entwickelt sich, wenn die Daguerreotypie und die Photographie aufzeigen, wie groß der Unterschied zwischen der Kunst und dem Wirklichen ist."[12]

So ist es mit der Abbildung: Immer geht bei dem Übergang von der Realität zum Realismus etwas verloren (oder wird zuviel gewonnen). Jede Form der Fixierung zeigt etwas und schattet anderes ab; immer droht, etwas Inadäquates sich einzuschleichen. Man stellt fest, daß Sehen und Zeigen nicht dasselbe ist. Das Bild, das der Erkenntnis auf die Sprünge helfen soll, wird selbst zum Erkenntnisproblem.

---

12 Edmond und Jules Goncourts, *Tagebücher*, Frankfurt/M. 1966, 57.

Die Wirklichkeit ersetzen

Als Bouvard und Pécuchet in ihrem enzyklopädischen Wissensdrang sich der Medizin zuwenden, beginnen sie ihr Studium mit der Betrachtung anatomischer Bildtafeln. Da das Bildwerk aber keinen Text hat, kommen sie nicht weit und müssen sich mit einem Handbuch behelfen. Die beiden Clowns machen die Erfahrung, daß in den Bildern Ansatzstellen und Gelenke hinter Bändern und Höhlungen nicht zu finden sind. Schon wollen sie ihre Recherche aufgeben, da erzählt Bouvard, daß er von „künstlichen Leichen" gehört habe, die bei einem Herrn Auzoux zu bestellen seien. Als die auseinandernehmbare Puppe vor ihnen liegt, sehen sie, daß das Ding mit einer Leiche wenig Ähnlichkeit hat, „vielmehr an ein sehr sauber ausgeführtes, aber häßliches Spielzeug [erinnert]". Als der Arzt sie besucht, schimpft er über die Puppe, „die kaum der Natur ähnlich sei, benutzt aber die Gelegenheit, sie zu belehren."[13]

Auch wenn Flaubert zwei Naivlinge auftreten läßt, mit denen er Wissenschaft zu karikieren sucht, spielt er doch auf einen Komplex an, der in der Entwicklung der positiven Medizin eine Rolle gespielt hat: Anatomische Tafel und Modell zeigen und verbergen, bilden ab und verzerren. Für den zeitgenössischen Benutzer der Bildwerke ergeben sich wichtige Fragen: Was heißt es, ähnlich zu sein? Was ist die Referenz, auf die sich die Ähnlichkeit beziehen soll? Und wie kommt das Wissen aus den Bildern? Ist Hilfe vom Medienwechsel zu erwarten, wenn ich vom Bild zum Text zum dreidimensionalen Bild zum gesprochenen Wort übergehe?

Man kann nicht sagen, daß in der Medizin des 19. Jahrhunderts eine Mediendebatte auf explizit theoretischem Niveau geführt wurde. Was heute *imaging science*/Bildwissenschaft heißt, die die Bedingungen der Darstellung von wissenschaftlichen Sachverhalten untersucht und nach der angemessenen oder richtigen Repräsentation fragt, hat im 19. Jahrhundert nicht existiert. Das Bild wird benutzt, wenn man glaubte, einen Gewinn daraus ziehen zu können. Eine kritische Reflexion auf das Bild und seine Kapazität innerhalb des Verwendungskontextes erfolgt in der Regel nicht. Anderseits sind hin und wieder die Erfinder und

---

13 Gustave Flaubert, *Bouvard und Pécuchet*, Frankfurt/M., Leipzig 1996, 101, 103. Flaubert erlaubt sich hier einen Scherz, denn die Modelle von Louis Auzoux (1797–1880), französischer Anatom und Erfinder einer festen Masse zur Herstellung von anatomischen Modellen, galten als sehr naturgetreu.

Benutzer von Bildtechniken daran interessiert, die Bildverwendung als Teil des wissenschaftlichen Fortschritts zu legitimieren. Auf dieser Ebene wird erkennbar, was ich als proto-theoretische Mediendebatte bezeichnen möchte. Schrittweise wird über Medienvergleich nach dem optimalen Modus der Wirklichkeitsdarstellung gefahndet. Der Findungsprozeß läuft über eine Ausgrenzungsmechanik: 1. Von der Sprache zum Bild. 2. Vom gemalten Bild zur Fotografie. 3. Von der In-Szenierung zur Ob-Szenität.[14]

Die Effektivität des Bildes liegt für die Propagandisten der Ikonographie darin, daß es schneller, genauer und unmittelbarer ist als Sprache (siehe Quellen 2).

Die Marginalisierung der wissenschaftlichen Beschreibung gründet nicht allein auf der Überzeugungskraft des Fotos. In ihr artikuliert sich implizit das neue Wissenschaftsverständnis, das erst das Bild zu adeln in der Lage ist. Nicht das Bild weiß zu überzeugen, sondern aufgrund epistemologischer Vor-Eingenommenheit ist man bereit, die Leistung des Bildes zu erkennen und zu nutzen.

Die alte Naturgeschichtsschreibung konnte sich literarisch entfalten, weil sie es im Prinzip mit einem endlichen, überschaubaren Dingkosmos zu tun hatte. Zudem fand sie ihr wissenschaftliches Ende in der Deskription. Die Gegenstände waren gewissermaßen nicht auf der Flucht.[15] Im Zeitalter der Bewegung und Historisierung hat die Beschreibung lediglich dienende Funktion bei der Erforschung von Entwicklungsgesetzen. Was einmal Hauptsache war, ist nun nicht mehr als Vorspiel. Jetzt geht es darum, Sequenzen zu bilden, Prozessualitäten aufzufinden und nicht darum, Gattungen zu unterscheiden. In seiner Rede zur Eröffnung der anatomisch-pathologischen Sammlung an der Königl. Friedrich-Wilhelms-Universität spricht Rudolf Virchow diese Haltung aus. Mit Blick auf teratologische Präparate schreibt er:

---

14 Ähnliche Forschungsmotive, wie ich sie in meinem Text vorschlage, werden von Lorraine Daston und Peter Galison in ihrem Aufsatz „The Image of Objectivity", in: *Representations*, 40 (1992), 81–128 verfolgt. Ihre Analyse von wissenschaftlichen Atlanten des 18. und 19. Jahrhunderts hat jedoch nicht die Temporalisierungsproblematik im Zentrum, sondern die Unterscheidung von Typus und Individualität.

15 Zum Prozeß der Entliterarisierung siehe Wolf Lepenies, *Das Ende der Naturgeschichte*, München 1976; ders., „Der Krieg der Wissenschaften und der Literatur", in: ders., *Gefährliche Wahlverwandtschaften*, Stuttgart 1989, 61–79.

Quellen 2: Die Ökonomie des Bildes

„Eine Beschreibung, und sei sie noch so vollendet, quält sich von Detail zu Detail und kann doch nur ein ungenügendes Abbild nachzeichnen, dunkel, verwaschen und oft verzerrt von einer vorgefaßten Meinung des Beobachters. Eine getreue Zeichnung ist ewig wie die Natur, unabhängig vom Hin und Her der Systeme zeigt sie stets das selbe Abbild; ruft dem einen, der das Bild schon sah, es wiederholt ins Gedächtnis zurück, und lehrt es den anderen, der es noch nicht beobachtete, richtig erkennen; es macht das Lesen langweiliger Ausführungen überflüssig und vermittelt dem Geiste ebenso tiefe wie dauerhafte Eindrücke." (Jean Cruveilhier [1828], zit. n. Helmut Vogt, *Das Bild des Kranken*, München 1980, 51.)

„[...] das vorgezeigte Bild überhebt uns jeder Erläuterung." (H.W. Berend, „Über die Benutzung der Lichtbilder für heilwissenschaftliche Zwecke", in: *Wiener Medizinische Wochenschrift*, 19 [1855], 292.)

„Da verfiel ich eines Tages auf das Zeichnen. Ich könnte mir ja meine Naturgegenstände, dachte ich, ebenso gut zeichnen als beschreiben, und die Zeichnung sei am Ende noch sogar besser als die Beschreibung. Ich erstaunte, weshalb ich denn nicht sogleich auf den Gedanken geraten sei." (Adalbert Stifter, *Der Nachsommer* [1857], München 1999, 34.)

„The Photographer [...] needs in many cases no aid from any language of his own, but prefers rather to listen, with the picture before him, to the silent but telling language of nature." (H.W. Diamond, „On the Application of Photography to the Physiognomic and Mental Phenomena of Insanity" [1856], in: Adrienne Burrows/Iwan Schumacher, *Portraits of the Insane. The Case of Dr Diamond*, London 1990, 153.)

„Photographic figures that represent, as in nature, the expressive traits assigned to the muscles that interpret the emotions, teach a thousand times more than extensive written descriptions." (G.-B. Duchenne de Boulogne, *The mechanism of human facial expression* [1862], edited and translated by R.A. Cuthbertson, Cambridge 1990, 37.)

„It is a truism that after actual demonstration there is nothing so essential to reality in description as accurate pictorial illustration." (*Lancet*, Vol. II^1, 1893, 758.)

„Die neuen deutschen Lehrbücher sind sämtlich mit Abbildungen ausgestattet, die zur Erläuterung der Kranheitstypen dienen sollen, und es ist ja nicht zu bestreiten, daß sie dem Lernenden mit einem Blick mehr bieten, als die mühevollste Beschreibung." (Friedrich Scholz, „Ein Fall von Melancholie; drei Fälle von Paranoia", in: *Internationale Medizinisch-photographische Monatsschrift*, 1 [1894], 293)

„[...] so vermag in schwer zu beschreibenden Fällen ein gutes photographisches Bild, dem eine kurze Erläuterung beigegeben ist, mehr zu sagen, als schwerfällige Beschreibungen". (Richard Kretz, „Die Anwendung der Photographie in der Medicin", in: *Wiener Klinische Wochenschrift*, 44 [1894], 833.)

„In many cases no verbal description can surpass a good photograph of the patient". (*British Medical Journal*, Vol. I, 1895, 1402.)

„Es kommt also im Prinzip darauf an, die Darstellung der Erscheinungen, welche in den alten Krankengeschichten eine verbale, bzw. graphisch verbale war, in einer der Natur des Eindrucks angepaßten Weise, nämlich in einer sichtbaren Art zu geben." (Robert Sommer, „Neurologie und Psychiatrie", in: K.W. Wolf-Czapek, *Angewandte Photographie in Wissenschaft und Technik*, Teil 2, Berlin 1911, 103.)

Das kann man erst begreifen und man kann erst eine Vorstellung von der Art der Bildungen gewinnen, wenn man die ganze Genesis übersieht. Um aber die Genesis zu ermitteln, dazu gehört viel Material, es sind viele Vergleichungen erforderlich [...] Diese Präparate werden genügen zu zeigen, dass ein vollständiges Verständnis dieser bizarren Missbildungen nur durch die Betrachtung ganzer Reihen gewonnen werden kann, wie sie nur ein reich ausgestattetes Museum und die Erwerbungen vieler Jahre oder gar vieler Decennien aufweisen.[16]

Spricht Virchow hier von Präparaten, stützt Curschmann das gleiche Argument mit der Fotografie:

[Die Photographie] leistet mir in der Vorlesung wie beim klinischen Unterricht täglich die besten Dienste. Ich brauche nicht auszuführen, was es bedeutet, am Krankenbett die Darstellung des einzelnen Falles durch Abbildungen gleicher, ähnlicher, oder auch abweichender Zustände jeden Augenblick ergänzen oder erweitern zu können.[17]

Präparat und Fotografie stehen im gleichen Erkenntnisanspruch, der auf eine Sequenzierung der Phänomene bedacht ist. Von entscheidender Bedeutung ist nicht das Eine, das seinen Schatten auf all die gleichen oder ähnlichen Anderen wirft. Man muß die Wirklichkeit in ihrer Vielfältigkeit registrieren. Da die Fotografie gegenüber dem Präparat im Herstellungsmodus sich durch Schnelligkeit und Reproduzierbarkeit auszeichnet, erlaubt sie eine ökonomische Weise des Sammelns und der Darstellung. Mit der Kamera kann der Arzt auf den Moment reagieren, ihn vervielfältigen, *Realitäten* mit einander konfrontieren. Die Fotografie wird, wie Curschmann behauptet, zum „Hauptmittel, den sogenannten 'praktischen Blick' des Mediziners zu schärfen"[18].

---

16 Robert Virchow zit. n. Peter Krietsch, Manfred Dietel, *Pathologisch-Anatomisches Cabinet*, Berlin, Wien 1996, 104.
17 Heinrich Curschmann, *Klinische Abbildungen*, Berlin 1894, o.S. [Vorwort].
18 Ebenda.

Moment neben Moment neben Moment – darum geht es bei der Suche nach einem wissenschaftlichen Realismus. Daß vor diesem Imperativ auch die Zeichnung und die Malerei versagen, ist nur zwingende Konsequenz. Zwar hat das handgefertigte Bild in der Anatomie, die es ja mit fixen Sachverhalten zu tun hat, noch eine gewisse Berechtigung, doch vor den neuen Aufgaben der Pathologie und Physiologie muß es in die Kritik geraten. Als Robert Froriep, Pathologe und anatomischer Zeichner an der Charité und Vorgänger Robert Virchows, in den fünfziger Jahren einen großen Atlas mit Stichen plant, der nicht nur die deskriptive, sondern auch die spezielle pathologische Anatomie behandeln soll, trägt der neue wissenschaftliche Geist zum Abbildungsproblem bei. In einem Brief, der bei Virchow um Mitarbeit wirbt, schreibt Froriep:

> [...] es fragt sich nun, ob Sie glauben, daß es durchführbar wäre, [...] die pathologische Anatomie der einzelnen Systeme [...] getrennt in so viel Theilen abzuhandeln; mir scheint es so, weil ich dabei immer mehr den praktischen Gesichtspunkt festhalte, indem ich zugebe, daß alsdann der allgemeine Gesichtspunkt der pathologischen Anatomie, der von den Processen ausgeht, aufgegeben oder in ein Einleitungsheft verwiesen werden müßte.[19]

Froriep steht vor einem ähnlichen Dilemma wie Bouvard und Pécuchet: Bild oder Text, zeichnen oder schreiben? Sein klassifikatorisches Konzept könnte man als räumlich charakterisieren, es zielt auf Übersichtlichkeit. Die Konzentration auf die Prozessualität, wie sie die neue pathologische Anatomie vertritt, hätte einen enormen Zuschuß an Bildinformationen zur Folge. Denn jetzt hat das Bild nicht das Allgemeine und Exemplarische zu erfassen und wiederzugeben, es ist eine symbolische Stichprobe aus dem kontinuierlichen Wandel. Jede signifikative Entwicklung im Krankheitsverlauf müßte durch ein Bild repräsentiert werden. Wäre die Lösung ein fotografischer Atlas gewesen, der zu diesem Zeitpunkt aus technischen Gründen noch nicht möglich war?

Medialitätsform und Wissensform haben offenbar Entsprechungen: Das handgefertigte Bild steht auf der Seite der Langsamkeit und Endgültigkeit, das Foto registriert Verlaufsformen. Sie ist eine Bildform der Zeit. In diesem Sinne schreibt S.T. Stein:

---

19 Robert Froriep, Brief vom 21. April 1852, in: Manfred Stürzbecher, *Beiträge zur Berliner Medizingeschichte*, Berlin 1966, 207.

> Während die Zeichenkunst und Malerei nur Gegenstände, die neben einander in dem Raume existieren, mit ihren sichtbaren Eigenschaften darzustellen im Stande sind, wurde es Aufgabe der Lichtbildkunst, nicht allein alle im Raume existierenden Körper, sondern auch deren fortdauernde Bewegungen, welche in jedem Augenblicke der Dauer sich ändern können, sowie augenblicklich entstehenden und vergehenden Erscheinungen im Bilde zu fesseln. Die Zeichenkunst stellt jene sichtbaren Eigenschaften der Körper in einem bestimmten Momente dar, die Photographie dagegen verstattet die bildliche Wiedergabe rasch sich aneinander reihender Handlungen in zeitlicher Folge.[20]

Froriep steht an der Schwelle zweier Wissenschaftskonzeptionen, die in *einem* Darstellungsmodus nicht unterzubringen sind. Wenn man von den Prozessen ausgeht, dann ist die langsame Hand des Zeichners schon der Verlierer.

In einem außerordentlich kleinen Zeitraum fixieren: „The rapidity with which light may now be made to serve the purpose of science is something quite marvelous."[21] Der fotografische Rapport, der auf Augenblicklichkeit fußt, gewinnt in der Folge auch für andere Bildformen strukturierende Funktion. Als in den 90er Jahren chemische Verfahren entwickelt werden, die eine farberhaltende Konservierung von Präparaten ermöglichen und so „der Monotonie der alten weissen Sammlungspräparate ein Ende [...] machen", kommentiert Virchow diesen Fortschritt wie folgt:

> Man sah immer etwas Anderes, als den ursprünglichen Zustand, ja, wenn das Präparat durch Alkohol u. dgl. ganz entfärbt war, blasse Körper, die kein Bild gaben von dem, was im Leben und auch bald nach dem Tode zu sehen war. [...] Was Ihnen da vorgeführt wird, das sind wirkliche Bilder, wie man sie früher nur aus Abbildungen kannte, weil an den Sammlungs-Präparaten Alles so verändert war, dass es für die Demonstration nur wenig geeignet war.

Das alte Verfahren der Alkoholkonservierung konnte den Zerfall der Farben nicht aufhalten. Das Präparat war weiterhin dem Sterbensprozeß ausgesetzt. Es geht aber um die Fesselung des Moments, darum, „die pathologischen Präparate dauerhaft in den Farben zu erhalten, welche sie unmittelbar in dem Augenblick der Section darbieten."[22] „Wirkliche Bilder" sind mithin jene, die im richtigen Moment dem Prozeß der Veränderung abgenommen werden. Auf diese

---

20 Sigmund Theodor Stein, *Das Licht im Dienste der wissenschaftlichen Forschung*, Bd. 1, 2. Aufl., Halle a.S. 1885, V-VI. Das Zitat stammt aus dem Vorwort der ersten Ausgabe von 1876.
21 *Lancet*, Vol. I, 1859, 594.
22 Virchow zit. n. Krietsch, Dietel, *Cabinet*, 91.

Weise kann sogar ein Präparat zum Bild werden. Naturtreue entspringt demnach nicht nur einem Illusionierungsvorgang, der das Abbild an die Stelle der Sache zu setzen scheint, sondern ist gebunden an eine signifikative Momenthaftigkeit, die im Bild zur Erstarrung kommt.

Curschmann begründet die Bildauswahl in seinem Fotoband *Klinische Abbildungen* entsprechend dieser Erfahrung: „Mehr noch waren massgebend [für die Auswahl] der Grad oder bestimmte Arten der Ausbildung eines Zustandes, bezeichnende Stadien derselben sowie charakteristische Haltungen und Bewegungen des Kranken."[23]

Durch das geschärfte Bewußtsein für Zeitlichkeit, Variabilität und kommunikativer Notwendigkeit in einer sich ausdifferenzierenden Medizin werden deskriptive Sprache und Zeichnung/Malerei mit Konkurrenzmedien konfrontiert. Man argwöhnt Ineffektivität und Verzerrung bei der Übertragung der Realität in die Welt der Zeichen. Dabei übernehmen die Propagandisten der Fotografie die Rolle der Avantgarde, die die Modernisierung der Ikonographie über eine vergleichende Vorteil-Nachteilrechnung betreibt. Diese (um einen Neologismus zu gebrauchen) Fotografisten entscheiden sich für die Apparatur und gegen die Subjektivität. Wirklichkeitsnähe heißt: Nähe zum Körper ohne Zeitverlust und ohne gestalterische Vermittlung.

Denn letztlich ist ja auch der Wahrnehmung nicht zu trauen, ohne die zwar nichts geht, die aber immer der Korrektur durch das Wirkliche bedarf. Jonathan Crary hat das Verdienst, darauf hingewiesen zu haben, daß die Wahrnehmung im 19. Jahrhundert nicht mehr im Sinne eines Spiegels aufgefaßt wurde.[24] Man muß die Wahrnehmung schulen und überzeugen. Sie wird gewissermaßen im Bild ausgelagert und dadurch objektiviert. Wenn in zeittypischer Manier in einer medizinischen Zeitschrift geschrieben steht, daß der Wert der Fotografie für die Wissenschaft darin liege, die Erfahrung des Auges zu notieren („recording the experience of the eye"[25]), dann ist diese „Erfahrung" weder die des freien Subjekts der Erkenntnis noch der Kunst. Die Fotoapparatur richtet einen Schirm zwischen Welt und Betrachter auf, wodurch dieser den Eindrücken nicht ausgeliefert ist. Diese Wahrnehmungsempirie kann sich auf die Objektivität berufen, weil das *Objektiv* der Kamera vor die Stelle der Subjektivität tritt.

---

23 Curschmann, *Abbildungen*, o.S.
24 Jonathan Crary, *Techniken des Beobachters*, Dresden, Basel, 1996.
25 *Medical Times and Gazette*, Vol. I, 1866, 319.

„Die Wirklichkeit ersetzen" – so hat es der Autor in der *Wiener Medizinischen Wochenschrift* ausgedrückt. Das, was der Kunst zukommt, nämlich die Wirklichkeitserscheinungen durch ein konzipierendes Subjekt laufen zu lassen, ist für den Geist des Positivismus ein Frevel. Wissenschaft möchte auf der Ebene der Darstellung dem Idealismus, der den Sachverhalt ohne Zeugen nicht kennt, eine Absage erteilen. Verleugnet wird die Transformation, und sei es auch nur für den Moment der schauenden Rezeption, die der Referent durch die Wanderung ins Bild erfahren hat.

Die Kunst verabschieden

1820 erscheint ein Werk mit anatomischen kolorierten Kupferstichtafeln, das den erklärenden Titel trägt: *Anatomische Tabellen nach der Natur gezeichnet, gemalt und systematisch gemäß der Wachspräparaten-Sammlung der kaiserl. königl. Josephs=Akademie zu Wien, geordnet von J. Scherer, gestochen von Paul Johann Weindl*.[26] Dieser Titel bleibt rätselhaft, denn er macht nicht wirklich klar, in welchem Verhältnis Zeichnung, Malerei, Kupferstich, Wachspräparat und Natur zueinander stehen: Was bildet die Vorlage für welches Medium? Aber es war offenbar von Nöten, das *Nach-der-Natur* zu exponieren, um die wissenschaftliche Glaubwürdigkeit des Werkes abzusichern.

Nach – das bedeutet nach *Maß*, nach dem *Vorbild* der Natur. In dekonstruktivistischer Wendung läßt sich diese Sprachform aber auch als Angabe einer Reihenfolge lesen: Es geht um das, was danach kommt, was man erhält, wenn man die Natur verläßt. Welche Sphäre jedoch betritt man, wenn die Erkenntnisprozeduren die Natur ergreifen und transformieren: Kunst? Wissenschaft?

Hier könnte sich für den Wissenschaftler des 19. Jahrhunderts ein Problem auftun, das jedoch mit dem Blick auf die fotografische Produktion nicht zu Bewußtsein kommt: Die Wirklichkeit wird im Bild unmittelbar gemacht und doch ersetzt; ihr wird eine Differenz abgerungen, in der die Realität *aufgehoben* ist, ohne sie zu verfälschen. In einer Besprechung von Alexander Squires *Photographs (coloured from life) of the Diseases of the Skin* aus dem Jahre 1865 heißt es:

---

26 Siehe Nora Fischer-Martin/Gerhard Fischer (Hg.), *Die Blumen des Bösen*, Bd. II, Wien 1994, 253.

Quellen 3: Die Wahrheit der Fotografie

„Aber ich fand hiebei nicht geringe Schwierigkeiten in der mangelhaften Auffassungsweise Seitens der Künstler, die, ohne eine Sachkenntnis, erst nach und nach der Eine mit mehr, der Andere mit geringerer Vollendung ihr Augen üben und schärfen mussten, um in prägnanten Zügen das pathognomische wiederzugeben, und mit strenger Vermeidung jedes auf diesem Terrain ganz tadelnswerten Idealisierens nur die Natur treu zu copiren." (H.W. Berend, „Über die Benutzung der Lichtbilder für heilwissenschaftliche Zwecke", in: *Wiener Medizinische Wochenschrift*, 19 [1855], 292.)

„The influence of suggestion [...] is certainly more than sufficiently strong to make the hand of the draughtsman deviate from the strict imitation which he should observe as his guiding law of design; and if the artist be also the theorist, it is certain that visible objects will arrange themselves to his eye in accordance with his theory, and far otherwise than as they are seen by others than himself. And so he draws the ideal rather than the actual. The great solar artist has no such preconceived notions, and invariably represents things to us as they are." (*Lancet*, Vol. I, 1859, 89.)

„Da auch die sorgfältigsten Zeichnungen den Gegenstand nicht in voller Treue des Details wiederzugeben, noch weniger aber in seiner Plastizität darzustellen vermögen, so muss es uns als guten Gedanken bezeichnen, dass Dantscher die Leistungen der Photographie herangezogen und die gewonnen Bilder unter dem Stereoskope zur Ansicht gebracht hat. Es ist durch diese Abbildungen, welche alles das wiedergeben, was der Gegenstand zeigt, die Wirklichkeit ersetzt, so dass die Bilder thatsächlich statt der Präparate zur Demonstration verwendet werden können. [...] Das Präparat wird also nicht blos ersetzt, sondern geradezu vervielfältigt, in gleicher handsamer wie belehrender Form." (*Wiener Medizinische Wochenschrift*, 47 [1877], 1148.)

„Jedem Kenner unserer Literatur werden solche immer wiederkehrende, unglückliche Bilder vor Augen stehen, Abbildungen, welche die Anschauung des Autors kaum erkennen lassen, die natürlichen Verhältnisse aber nur falsch und ungeschickt widergeben." (*Centralblatt für Gynäkologie*, 19 [1878], 443.)

„We have seen many good handproductions of hospital artists, who always were able to command their price, but there have been none who can touch the beautiful and truthful delineations which Dr. Gibbs has laid out on paper before us." (*British Medical Journal*, Vol. II, 1886, 171.)

„Die Thatsache aber, dass die Photographie uns jeden Gegenstand naturgetreu wiedergibt, d.h. ohne dass subjective Anschauungen wie z.B. durch den idealisirend wirkenden Zeichenstift des Zeichners hineingetragen werden können, musste doch endlich durchdringen, und es erfreuen sich heute alle medicinischen Disciplinen der regen Unterstützung der Photographie, welche 'die allgemeine unbestechliche Protokollführerin der Naturwissenschaften, der unanfechtbaren, unparteiische und sichere Zeuge' für jeden, besonders in der Einsamkeit gemachte wissenschaftliche Untersuchung genannt werden muss." (Ludwig Jankau, *Die Photographie in der praktischen Medicin*, München 1893, 1–2.)

„In der That sieht man in den letzten Jahren Publicationen aus den verschiedenen Gebieten der Medicin mit photographischen Abbildungen versehen, die zum Theil, was Deutlichkeit und Schönheit betrifft, guten Zeichnungen vollkommen gleichgestellt werden können, an Naturwahrheit dieselben aber bei weitem übertreffen." (Richard Kretz, „Die Anwendung der Photographie in der Medicin", in: *Wiener Klinische Wochenschrift*, 44 [1894], 832.)

„Wenn man sich erst in Abbildungen nach photographischen Aufnahmen hineingewöhnt hat, so wird man herausfinden, daß dieselben allen kolorierten Zeichnungen vorzuziehen sind, welch letztere den Krankheiten häufig ein unnatürliches Aussehen verleihen." (*Internationale Medizinisch-photographische Monatsschrift*, 1 [1894], 23–24.)

When we first brought these representations of disease of the skin before the notice of the profession, we declared such as we had seen were of the most successful character – were, in fact, to use a common expression, „life itself", and that disease had never found a more truthful representer than it had in Mr. Squire.[27]

Diese Wendungen – „from life", „life itself" – sind das nur „gewöhnliche Redeweisen", die nicht wirklich meinen, was sie sagen? Der Rezensent scheint zu wissen, daß das „Leben selbst" und die Repräsentation nicht dasselbe sind. Doch sagt er nicht, wie das eine ins andere kommt. Weder diskutiert er die transkribierenden Eigenheiten der Fotografie noch den Eingriff durch die Hand in Gestalt der Kolorierung. Ein Paradoxon scheint sich aufzutun: Das *Nach-der-Natur* führt zum *Leben selbst*. Zurück zur Natur über die Repräsentation der Natur?

Die Proto-Philosophie zur Fotografie in der Medizin nimmt sich des Komplexes der symbolischen Transformation nicht wirklich argumentativ an, sondern konstatiert den Vorteil des neuen Mediums mit drei wiederkehrenden Begründungen: 1. Die Fotografie idealisiert nicht. 2. Die Fotografie bringt keine Subjektivität ins Bild. 3. Sie ist naturtreu. Den Gegner – das handgefertigte Bild – trifft das Verdikt der Wirklichkeitsverfehlung (siehe Quellen 3).

Die Aussagen gegen die Kunst werden nie an einem vorgestellten Material verifiziert. Nirgends wird einmal ein Bild besprochen, die Bildleistung am Beispiel erörtert. Offenbar speist sich die Überzeugungskraft des Urteils nicht aus der unmittelbaren Anschauung. Bei der Suche nach der Quelle für diese Diskursivierung stößt man auf die kunsttheoretische Debatte des 19. Jahrhunderts. Man kann die Aussagen der Mediziner zum Bildproblem als Abbreviatur der

---

27 Lancet, Vol. II, 1865, 486.

dort gemachten und ausgearbeiteten Positionen lesen. Von der Romantik über den Realismus und Impressionismus bis hin zum Naturalismus werden bestimmte Schlüsselwörter wieder und wieder von der Kunsttherorie argumentativ ausgefaltet, die in der Medizin ihr Echo haben: Natur, Wahrheit, Wirklichkeit, Leben. Ich insinuiere hier keinen Einbahnaustausch Kunst → Wissenschaft, denn natürlich wurde umgekehrt auch die Kunstproduktion und -betrachtung von wissenschaftlichen Weltbildern und Erkenntnissen nachhaltig durchdrungen. Doch ist der Bereich der ästhetischen Reflexion als originärer Bestandteil der Kunstsphäre im vorliegenden Komplex dominant. Wenn auch – je nach kunsthistorischer Epoche und Theorie – Verschiedenes mit den genannten Begriff bezeichnet wird, so ist doch *ein* verbindendes Moment hervorzuheben: Sie werden eingesetzt, um das Ideal/die Idealisierung abzuwehren (siehe Quellen 4). Klassizismus und Akademismus geraten unter Beschuß. Das Ideal ist das Falsche, Unechte, Unauthentische, Wirklichkeitsferne

Die Medizin geht, wenn sie ihr Argument vom abgewehrten Idealisieren zugunsten wahrhaftiger Naturwiedergabe aus der Kunsttheorie entleiht, eine rhetorische Allianz mit einem kulturellen Mainstream ein. Wo es in der Kunst allerdings um eine Neubewertung des Darzustellenden geht, dort kann die Medizin mit dem gleichen Argument ihre Positivität legitimieren. Die Naturtreue wird über eine ästhetisch-epochale Absetzbewegung begründet – jedoch nicht zeichentheoretisch erörtert. Der Realismus in der Medizin gewinnt entscheidend Kontur durch die Diskreditierung von Naturgeschichte und klassizistischem Darstellungskonzept. Die medizinische Ikonographie des 19. Jahrhunderts (auch die vorfotografische) ist in ihrer fachspezifischen Hinwendung zum „Häßlichen, Anomalen und Krankhaften" radikaler Opponent zur idealistischen Kunstauffassung. Paradigmatisch kommt diese Haltung bei Rudolf Virchow zum Ausdruck, der sich als Arzt in die Kunstdebatte einmischt. Ein kurzer Text zu einem Aussatzbild Hans Holbeins endet mit einem Absatz, in dem Wirklichkeit und Krankheit als kunstleitende Aspekte aufgerufen werden. Der selbstbewußte Naturwissenschaftler kritisiert eine Ästhetik, die eine falsch-schönende, anschauungslose Kunst wünscht.

> Nichtärzte, besonders Kunstästhetiker werden vielleicht die Frage aufwerfen, ob eine Krankheit, insbesondere eine solche Krankheit [der Aussatz] noch der Gegenstand künstlerischer Thätigkeit sein dürfe. Ihnen kann man erwidern, dass unsere Zeit mit ihrem verschämten und in vielen Dingen anschauungslosen Wesen überhaupt wenig geeignet ist, sich zu der reinen und überall aus dem wirklichen Leben schöpfenden Anschauung der älteren deutschen Kunst zu erheben, und dass selbst vom bloss künstlerischen Standpunk-

te ein kranker Mensch ebenso sehr geeignet ist, den Gedanken eines Kunstwerks ausdrücken zu helfen, als ein zerfallendes Haus oder ein verkrüppelter Baum.²⁸

Wie anders konnte da noch Goethe sprechen: „Die höchste Absicht der Kunst ist, menschliche Formen zu zeigen, so sinnlich bedeutend und so schön, als es möglich ist."²⁹

Die Beziehung zwischen Kunst und Wissenschaft, die in der alten anatomischen Abbildung noch harmonisch funktionierte, steht in der Krise. Es kommt zu einer Koinzidenz: Der formal-ästhetische Aspekt der Fotografie, der für einen ultimativen, ungeschönten Realismus einsteht, koaliert sich im Falle der Medizin mit einem als häßlich erachteten Inhalt. Dieser Umstand einer doppelten Absetzung vom traditionellen Kunstverständnis impliziert ein Problem in der Legitimation des medizinischen Bildes: Wenn das Objekt das Kunst-Unschöne ist, das mit kunstlosen Mitteln dargestellt wird, dann ist das medizinische Bild im ästhetischen Verständnis nur noch obszön. Wie läßt sich die Situation retten? Um die Tragweite des kulturellen Schnitts zu bezeichnen, kann auf Karl Rosenkranz verwiesen werden, der in seiner *Ästhetik des Häßlichen* (1853) exemplarisch die Position des Ideals vertritt, aber darin sich der zeitgenössischen Problematik einer Öffnung des Wissens stellt, das vom Ästhetischen sich absetzt. Sein dialektischer Rettungsversuch des Ideals bringt ihn in die Nachbarschaft des medizinischen Arguments. Er möchte Kunst und Wissenschaft auseinander stellen, um beiden ihren eigensinnigen Grund zu geben:

---

28 Rudolf Virchow, „Ein Aussatz-Bild des älteren Holbein", in: *Archiv für pathologische Anatomie und Physiologie und der klinischen Medicin*, 22 (1861), 192. Siehe weitergehend dazu Rudolf Virchow/v. Hessling, „Das Holbeinsche Aussatzbild", in: *Archiv für pathologische Anatomie und Physiologie und der klinischen Medicin*, 23 (1862), 194–196.
Daß auch die Medizin nicht immer frei von der Suche nach einer Ästhetik des Schönen war, zeigt sich bei Duchenne de Boulogne, der zu den Pionieren der medizinischen Fotografie gehörte. Er schreibt: „Isn't the exaggeration of morbid anatomical science one of the principal causes of the decline of art?" G.-B. Duchenne de Boulogne, *The mechanism of human facial expression* [1862], edited and translated by R.A. Cuthbertson, Cambridge 1990, 33. Cuthberston weist allerdings auf den Widerspruch zwischen idealistischem Anliegen und realistischer Praxis bei Duchenne hin. Siehe R. Andrew Cuthbertson, „The highly original Dr. Duchenne", in: Duchenne, *mechanism*, 225–241.
29 Johann Wolfgang von Goethe, *Werke XII*, München 1994, 469.

Quellen 4: Das abgewehrte Ideal

„The *ideal* [...] is the height of the pleasing, that which satisfies and accords with the inmost longing of the soul: the picturesque is merely a sharper and bolder impression of reality." (William Hazlitt 'On the Picturesque and the Ideal' [1821-22], in: *Art in Theory*, edited by Charles Harrison/Paul Wood with Jason Gaiger, Oxford 1998, 116.)

„The muse of the Ancients was a purely epic one: as a result they studied only one face of Nature, and, in their restricted form of imitation, merciless excluded from art anything which did not fit in with a certain category of the beautiful. [...] The modern muse [...] will bring a wider, all-embracing vision. It will acknowledge that not everything in creation is beautiful to the human eye, that the ugly co-exists side by side with the beautiful, the deformed beside the gracious, the grotesque by the sublime". (Victor Hugo on the Grotesque [1827], in: *Art in Theory*, 45.)

„This could be achieved only by making art base itself exclusively on real life, eschewing all ideals. [...] only talent can render a faithful copy of actual life; and [...] the more it strikes us as being true to nature the more indubious is the talent of the author." (Vissarion Grigorievich Belinsky 'A View of Russian Literature in 1847', in: *Art in Theory*, 357, 358.)

„ What is the purpose of painting?
'To express the Ideal', a chorus of enthusiasts cries out, 'To represent the Beautiful'.
Empty words! [...] Let us place our feet a littel more firmly on the ground, for it is there that the truth is to be found." (Jules-Antoine Castagnary 'The Three Contemporary Schools' [1863], in: *Art in Theory*, 411.)

„The search after truth, peculiar to modern artists, which enables them to see nature and reproduce her, such as she appears to just and pure eyes, must lead them to adopt air almost exclusively as their medium". (Stéphane Mallarmé 'The Impressionists and Edouard Manet' [1876], in: *Art in Theory*, 589.)

„Stand die Kunst sonst im Dienste der Schönheit und des Ideals, so steht sie nun unter der viel härteren Botmäßigkeit der Wirklichkeit. [...] Muß es nicht jeder fühlen, der jenen modernen naturalistischen Leistungen einige Aufmerksamkeit zuwendet, daß die prätendierte Erlösung der Kunst in die Freiheit von Natur und Leben nur ein falsches Vorgeben ist". (Konrad Fiedler, „Moderner Naturalismus und künstlerische Wahrheit" [1881], in: ders., *Schriften zur Kunst*, Bd. 1, München 1971, 166-167.)

„[...] ich will keine Bilder, die gemalt sind nach einem überlieferten Ideal oder geformt sind nach einem Stile aus den zusammengelesenen Trümmern der Ideale aller Zeiten. Ich mag nichts wissen von allem, was nicht eigenes Leben, eigenes Temperament und wahrhaftige Wirklichkeit ist." (Emil Zola, „Aussprüche über die bildende Kunst" [1885], in: *Theorie des Naturalismus*, herausgegeben von Theo Meyer, Stuttgart 1984, 112.)

„Kein hochmütiges, verachtungsvolles Abwenden von der wirklichen Welt [...] wie die Kunst des Idealismus verlangt, die ihren stärksten und kennzeichnendsten Ausdruck in Schillers Gedichten »Das Ideal und das Leben« und »Die Götter Griechenlands« findet. Nein, festes Ergreifen und Darstellen der Wirklichkeit, in ihrer Wiedergabe plastische Verkörperung des Ewigen in der vorübergehenden Erscheinung, des unwandelbaren Naturgesetzes und der Kreuzungen desselben, künstlerische Durchbildung des scheinbar Anomalen, Krankhaften, Seltsamen durch bedeutsames Erscheinenlassen jener unabänderlichen, diese Zustände bewirkenden Naturgesetze und ihrer Kreuzungen." (Conrad Alberti, „Natur und Kunst" [1890], in: *Theorie des Naturalismus*, 159.)

> So [...] ist es wahr, daß die Kunst auch das Häßliche idealisieren, d.h. nach den allgemeinen Gesetzen des Schönen, die es durch seine Existenz verletzt, behandeln muß; nicht, als sollte die Kunst das Häßliche verbergen, verkleiden, verfälschen, mit ihm fremden Auspuz verzieren, wohl aber dasselbe, der Wahrheit unbeschadet, nach dem Maß seiner ästhetischen Bedeutung gestalten. Dies ist notwendig, denn die Kunst verfährt in dieser Weise mit aller Wirklichkeit. Die Natur, welche die Kunst uns darstellt, ist die wirkliche und doch nicht die gemein empirische Natur.[30]

Rosenkranz unterscheidet also das Wirkliche vom Empirischen. Gehört die erste Kategorie zur Kunst, steht die zweite für Wissenschaftlichkeit ein. Und so kann er beruhigt feststellen: „In einem Atlas der Anatomie und Pathologie zu wissenschaftlichen Zwecken ist natürlich auch das Scheußlichste gerechtfertigt"[31]. Wir müssen nicht die Legitimität oder analytische Angemessenheit dieser Begriffsdifferenzierung beurteilen, entscheidend ist, daß Rosenkranz sich auf der Linie der impliziten Bildtheorie der positiven Medizin bewegt. Beide haben es, im Angesicht eines aufkommenden Bedarfs an ungeschönter Bildinformation, mit dem Problem zu tun, einen Bildmodus zu begründen, der *nicht* Kunst ist. Je von der Seite der Kunst und der Wissenschaft bemühen sich Rosenkranz und die medizinischen Autoren um eine Scheidung, indem sie die Idealisierung als Absetzungsbegriff benutzen. Das wissenschaftliche Bild muß – auch und gerade im Zeitalter des Realismus – mit einer Begründung versehen werden, die klarstellt, daß es in der wissenschaftlichen Sphäre nicht darum gehen kann, das perfekte realistische Bild zu *malen*. Der realistische Kunstdiskurs prangert zwar auch das Ideal an und bemüht nicht selten die Wahrheit der Wissenschaft für seine Zwecke, doch hält er dem gestaltenden Subjekt die Treue. Baudelaire bezeichnet eine realistische Kunstauffassung, die glaubt, ohne Subjekt auszukommen, als „Gerede einiger Banausen". Dieses Lager der Künstler, „das wir", so der Autor, „das »positivistische« nennen wollen, sagt: »Ich möchte die Dinge so darstellen, wie sie sind oder wie sie wären, angenommen, ich existiere nicht.«

---

30 Karl Rosenkranz, *Ästhetik des Häßlichen*, Leipzig 1990, 41.
31 Ebenda, 256.

Das Universum ohne den Menschen."[32] Wo Rosenkranz das Wirkliche vom Empirischen scheidet, dort setzt Baudelaire das Positivistische vom Imaginativen ab. Hinter der Rhetorik der Denunziation dem positivistischen Realismus gegenüber steckt unüberhörbar ein Hinweis auf die Fotografie, die aus dem Kontext der Kunst genommen wird. Genau in diesem Sinne des künstlerischen Banausentums möchte die Medizin die Wendung fort von der Kunst nehmen, sie möchte eine Entkunstung ihrer Bilder betreiben. Dies gelingt, und hier gibt es im 19. Jahrhundert zwischen Künstlern und Wissenschaftler ein weitgehendes Einverständnis, mit der Fotografie. In der Auffassung der Zeitgenossen kommt sie gänzlich ohne *Autor* aus (Namen der Fotografen spielen in der medizinischen Fotografie nur eine untergeordnete oder gar keine Rolle). Positivismus: Es geht um die Sache, das Empirische, das unverstellt, gleichsam wie unvermittelt darzubringen ist. Das Bild soll sich an die Stelle der Realität schieben: „It is a truism that after actual demonstration there is nothing so essential to reality in description as accurate pictorial illustration."[33]

Offenkundig kommt die Medizin nicht umhin, sich mit dem Ruch der Kunsthaftigkeit ihrer Bilder herumzuschlagen, d.h. mit Einlassungen an Phantasie, Subjektivität, Konzeptionalität, Expressivität und Symbolizität. Sie muß alles daran setzen, eine Austreibung dieser Dimensionen zu bewirken. Der Auftritt der fotografischen Technik auf der historischen Bühne befördert das Auseinandertreiben von Ästhetik und Szientismus. Es wird die Erkenntnis darüber befördert, was der Kunst gehört und was der Wissenschaft. Daß an der Fotografie die ästhetische Distanzierung vom Realen kaum wahrgenommen wurde (es wird allenfalls auf die fehlende Farbigkeit verwiesen), kann nur damit erklärt werden, daß sie in Konkurrenz zu den klassischen Kunsttechniken gesehen wurde. Die Realismuswahrnehmung schärft sich also nicht nur an einem Konzept von Realität, sondern mindestens ebenso an traditionellen Kunstformen.

Gewiß hat die Fotografie die Kunstfertigkeit bedroht. Sie war aber nicht eine wirkliche Gefährdung für die Kunst. Die Fotografie war von Beginn an szientifiziert. Durch ihre chemo-physikalische und apparative Kondition führte sie für die Zeitgenossen die wissenschaftliche Konnotation unübersehbar mit sich: „Photography may be said to hold a middle place between the arts and the

---

32 Charles Baudelaire, „Leben und Werk von Eugène Delacroix", in: Eugène Delacroix, *Mein Tagebuch*, Zürich 1993, 266.
33 *Lancet*, Vol. II1, 1893, 758–759.

sciences, trenching on the sphere of the former, but based essentially upon the latter."³⁴, schreibt die medizinische Zeitschrift *Lancet* im Jahre 1855. Und noch ganz unter dem Eindruck, daß das fotografische Bild ein hybrides Kind aus Kunst und Wissenschaft ist, heißt es einige Jahre später in der gleichen Zeitschrift: „Photography is so essentially the Art of Truth – and the representation of Truth in Art – that it would seem to be the essential means of reproducing all forms and structures of which science seeks for the delineation."³⁵

So kommt die Fotografie in der Medizin zu dem paradoxen Status, daß sie eine Kunst ohne Kunsthaftigkeit ist, und Lebensechtheit vermittelt, ohne Leben zu sein.

Die Fotografie kritisieren

Trotz der propagandistischen Anstrengungen der Fotografisten unter den Medizinern, die Fotografie als Gewinn für die Wissenschaft zu begründen, kann man nicht sagen, daß sie in der Medizin des 19. Jahrhunderts flächendeckend Anwendung findet. 1886 stellt das *British Medical Journal* fest: „Even now, the whole art of photography appears to be yet in its infancy."³⁶ Und noch ein Jahr vor Erfindung der Röntgenfotografie schreibt Jankau, daß „die Photographie in den medizinischen Wissenschaften nur spärlich angewandt [wird], obgleich jeder wissenschaftlich wie praktische thätige Arzt täglich Gelegenheit hätte, sich der Photographie zu bedienen."³⁷

Bis zum Ende des Jahrhunderts sind vor allem technische Hindernisse bei der Produktion für wissenschaftliche Werke gravierend. Vor diesem Hintergrund wird verständlich, daß eine Kritik an der Fotografie kaum stattfindet. Es geht vor allem um die technische Durchsetzung und Legitimierung dieses Mediums. Wo Kritik Tritt faßt, geht sie zumeist auf die Dimension technischer Unzulänglichkeiten ein, um mit Forderungen nach Behebung ihren Bestand zu sichern. Medizinische Zeitschriften berichten von Erfindungen und Verbesserungen, und nur selten werden ungenügend erscheinende Bilder explizit rezensiert.³⁸

---

34 *Lancet*, Vol. I, 1855, 588.
35 *Lancet*, Vol. I, 1859, 89.
36 *British Medical Journal*, Vol. I, 1886, 162.
37 Jankau, „Die Photographie", 2.
38 Eine Ausnahme ist der Artikel in: *British Medical Journal*, Vol. I, 1886, 162.

Wird einmal grundsätzliche Kritik am Medium geäußert, dann mit dem Hinweis auf die *Obszönität* der Darstellung. Unter der lauten Überschrift „The Craze for Photography in Medical Illustration" schreibt ein William Keiller, daß es Mode geworden sei, Fotografien in gynäkologischen Werken zu benutzen. Die Exponierung der nackten Frauen erscheint ihm gänzlich unnötig und indezent. Nicht nur würfen diese Publikationen ein zweifelhaftes Licht auf die Profession, entscheidender sei: „These photographs teach nothing that could not be equally well or better taught by a good diagram [...]".

Mit ähnlichem Argument kritisiert ein Autor des *British Medical Journal* die Veröffentlichung eines Stichs nach einer Fotografie in *The Lancet*, die den damals berühmten Freak Juan Dos Santos zeigt. Santos besaß nicht nur ein drittes verkümmertes Bein, sondern auch ein doppeltes Genital. Der Autor verurteilt die Veröffentlichung als „physiology [...] as a mere mask for obscenity"[39].

So marginal und speziell die Kritik erscheint, sie wirft ein Licht auf den Umbau am Bild. Auch wenn hier auf den Bereich des Sexuell-Obszönen rekurriert wird: Es geht in den Aussagen um mehr. Der besondere Status der Fotografie, der durch Kunstferne und Wirklichkeitsnähe ausgezeichnet sein soll, vernüpft die Begriffe Naturtreue/Empirie/Ob-Szenität und stellt damit ein Wissensproblem dar. Ist das Ungeschönte, Entidealisierte schon per se im Zustand der Wissenschaftlichkeit? Wenn das Bild distanzlos, von ausuferndem Detailreichtum und ohne In-Szenierung zu sein scheint, dann fragt sich, wo die Erkenntnis, die ja immer vom Subjekt kommt, aufzufinden ist. Keiller: „How many published photographs teach us nothing except that the surgeon had a specimen and photographed it!" Das Foto funktioniere als Wissensspeicher und -kommunikator nicht, gerade weil es unkritisch, nicht-selektiv der Sache gegenüber stehe. „Even an *artistically* correct engraving often fails in showing too much and neglecting to emphasize what is important." Hier klingt ein Einwand an, der schon lange vorher im Bereich der Kunstkritik geübt wurde: In einer Fotografie sei alles gleich interessant und in diesem Sinne *zu wahrhaftig*.[40] Die Fotografie, so die Wahrnehmung, zeige zuviel. Darum fordert Keiller den Rückschritt zur Handzeichnung: „[...] every medical artist knows how artistic effect must be sacrificed [...] to that little touch of exaggeration or diagrammatic simplification which is

---

39 *British Medical Journal*, Vol. II, 1865, 185.
40 Siehe „Eugène Delacroix on Realism and Naturalism" und „Francis Frith 'The Art of Photography'", beide in: Charles Harrison/Paul Wood (eds.), *Art in Theory*, Oxford 1998, 362 u. 664.

constantly necessary to make the drawing tell its story."⁴¹ Ganz ähnlich argumentiert ein Rezensent im *Centralblatt für Gynäkologie* aus dem Jahre 1878, wenn er über ein Werk mit Lichtdruckabbildungen schreibt: „Zu Anfang gefallen oft manche Bilder weniger. Stört sonst die Ungenauigkeit, so schadet hier das zu deutliche Detail, so wird hier der Blick nicht genug unwillkürlich concentriert, wie das bei einem geschickten Holzschnitt oder Steindruck möglich ist."⁴²

Es gilt, die Ob-Szenität, das Zuviel an Bild und Zuwenig an Wissen in den *Griff* zu bekommen. Bemerkenswert an dieser Argumentation ist m.E., daß sie bildkritisch auftritt, jedoch gleichzeitig dem Bildhaften eine bedeutende Rolle als Wissensträger zumißt. Ins Bild muß die Spur eines Wissenden sich eintragen. Was von all den anderen Autoren als Gewinn gerühmt wurde, erscheint nun als Verlust: Der Realismus und Empirismus der Fotografie ist nicht mehr als ein restloses Notat, idiotische Nachzeichnung durch einen Apparat. Daher kann man in der Logik Keillers sagen: Das Foto kommuniziert nichts, weil niemand da ist, der etwas zu sagen hat. There is nobody to tell a story.

Keillers Kritik am Naturalismus und die pathetische Rückrufung der Kunst in die Wissenschaft zeigen an, daß die Bildfunktion in der Medizin mit der Fotografie eine stille Evolution erfahren hat. Mit der Apparatifizierung der Bildnahme wird nicht die Registratur und Speicherung von Erkenntnis verbunden (wie z.B. in der klassischen anatomischen Abbildung); was vielmehr geschieht, ist ein protowissenschaftlicher Akt der Wirklichkeitsaufbereitung.

Bachelard hat in *Die Bildung des wissenschaftlichen Geistes* auf den Aspekt der Nicht-Wissenschaftlichkeit des Bildes hingewiesen. Er schreibt:

> Die übertriebene Präzision im Reich der Quantität entspricht ganz genau der übertriebenen Bildhaftigkeit im Bereich der Qualität. Die numerische Präzision ist häufig ein Aufstand der Zahlen, wie das Bildhafte, mit Baudelaire zu sprechen, »ein Aufstand des Details« ist. Man kann darin eines der deutlichsten Zeichen für einen nicht-wissenschaftlichen Geist sehen, und dies selbst in einer Zeit, da dieser Geist Anspruch auf wissenschaftliche Objektivität erhebt.

Wissenschaftlichkeit, so Bachelard, beweist sich in der Meßmethode und in der Methodenkritik. Dagegen nimmt der Realist, „den Gegenstand sogleich in die

---

41 William Keiller, „The Craze for Photography in Medical Illustration", in: *New York Medical Journal*, June 23, 1894, 788–789. Genau in diesem Sinne äußert sich auch Goldschmid noch gut 30 Jahre später. Siehe Edgar Goldschmid, *Entwicklung und Bibliographie der pathologisch-anatomischen Abbildung*, Leipzig 1925, 8.

Hand. Weil er ihn besitzt, beschreibt und mißt er ihn. [...] Der Wissenschaftler glaubt mehr an den *Realismus* der Messung als an die *Realität* des Gegenstandes."⁴³

Bachelards Urteil trifft mehr die Kritik der Fotografie als die Theorie der Fotografisten. Denn das Foto ist vor allem ein Medium, symbolisch Zugang zur Realität zu erhalten. Erst nach dem Foto beginnt die Wissenschaft. Die Bildnahme gehorcht wohl einem wissenschaftlichen Interesse, aber es erschöpft sich nicht darin. Das Bild soll die rohe Wirklichkeit zeigen, sie als Reihe oder Segment offenlegen, um als Material für ein existierendes oder zu schaffendes Wissen zu dienen. Die neue Wirklichkeit im 19. Jahrhundert ist ein Dickicht aus einer unendlichen Anzahl von Sachverhalten und verschiedenen Geschwindigkeiten. Das Bild, vor allem die Fotografie, fungiert als Durchdringungsmedium, das zu *lichten* hilft. In der Tat: Das Foto an sich bedeutet gar nichts. Keiller hat Recht: „... the surgeon had a specimen and photographed it!" Mehr nicht. Daher kann man mit Bachelard das Bild als nicht-wissenschaftlich – oder in meiner Terminologie – als protowissenschaftlich bezeichnen. Wie oben ausgeführt, wird zwar dem neuen Bild-Realismus gehuldigt, doch mit der Intention, dem beschreibenden und messenden Geist der klassischen Epoche eine Abfuhr zu erteilen. Paradox formuliert: Die Idiotie und Ob-Szenität der Fotografie beweist gerade, daß der wissenschaftliche Geist in der positiven Medizin, der auf Experiment, Sektion, Fallempirie und Vergleich fußt, seine Begründung gefunden hat.

Die Fotografie bringt mit dem Naturalismus ihrer Darstellung auch eine Ernüchterung. Ohne wissenschaftlichen Geist ist sie uns, was die Puppe für Bouvard und Pécuchet war: ein häßliches Spielzeug.

---

42 *Centralblatt für Gynäkologie*, 19 (1878), 443.
43 Gaston Bachelard, *Die Bildung des wissenschaftlichen Geistes*, Frankfurt/M. 1987, 308, 309. Bachelards Anspielung auf Baudelaire bezieht sich wahrscheinlich auf eine Passage in „Der Maler des modernen Lebens", die von der „Gedächtniskunst" handelt. Darin setzt Baudelaire jene wirklichen Künstler, die nach dem „Bild in ihrem Kopf" zeichnen, von denen ab, die „nach der Natur" arbeiten. „Ein Künstler [...] sieht sich dann gleichsam einer aufrührerischen Menge von Details ausgesetzt, die allesamt mit der Wut einer nach absoluter Gleichheit lechzenden Menge ihr Recht fordern. Dabei wird alle Gerechtigkeit unweigerlich verletzt, jede Harmonie zerstört, geopfert; manch eine Trivialität drängt sich ungebührlich in den Vordergrund." Charles Baudelaire, „Der Maler des modernen Lebens", in: ders., *Sämtliche Werke*, Bd. 5, München 1989, 229–230. Auch wenn Baudelaire hier von der Zeichnung spricht, greift die gleiche Argumentation in seiner Kritik der Fotografie. Siehe ders., „Der Salon 1859", in: Ebenda, 137.

„Sein Blick war schärfer als sein Messer [...]"
Gustave Flaubert, *Madame Bovary* (1856)

DIE IKONOGRAPHIE DES REINEN SYMPTOMS

DIE MACHT DES BILDES

1828 veröffentlicht Jean Cruveilhier den ersten pathologisch-anatomischen Atlas mit farblithografischen Abbildungen. Die wissenschaftliche Begründung für diese buch- und drucktechnische Neuerung im Felde der Medizin lautet wie folgt:

> Eine getreue Zeichnung ist ewig wie die Natur, unabhängig vom Hin und Her der Systeme zeigt sie stets das selbe Abbild; ruft dem einen, der das Bild schon sah, es wiederholt ins Gedächtnis zurück, und lehrt es den anderen, der es noch nicht beobachtete, richtig erkennen; es macht das Lesen langweiliger Ausführungen überflüssig und vermittelt dem Geiste ebenso tiefe wie dauerhafte Eindrücke.[1]

Cruvelhiers Aussage atmet den Geist zweier aufeinanderprallender Epochen. Noch spricht sich das naturgeschichtliche Ethos des Wiedererkennens aus, das sich aus der Regelmäßigkeit der Naturerscheinungen ergibt. Das Bild wird auf das Niveau der Natur gestellt, die ihr Sein in ihrer Unwandelbarkeit zeigt. *Richtig erkennen* bedeutet, dem „Ideal einer erschöpfenden Beschreibung"[2] nachzukommen. Aber eben am Modus der Beschreibung schert Cruveilhier aus. Spielte die Abbildung in der klassischen Auffasung nur eine geringe Rolle[3], geht die Aufwertung der „getreuen Zeichnung" einher mit der positivistisch-empirischen Wende in der Medizin, die die Unmittelbarkeits- bzw. Authentizitätsforderung

---

1 Jean Cruveilhier zit. n. Helmut Vogt, *Das Bild des Kranken*, München 1980 (1969), 51.
2 Michel Foucault, *Die Geburt der Klinik*, Frankfurt/M., Berlin, Wien, 1976, 127.
3 Zum wissenschaftlichen Bild im 18. Jahrhundert siehe Michel Serres, „Paris 1800", in ders. (Hg.), *Elemente einer Geschichte der Wissenschaften*, Frankfurt/M. 1994, 613. Wolf Lepenies, *Das Ende der Naturgeschichte*, München 1976, 30–32; Vogt, *Das Bild*, 42 ff.; Edgar Goldschmid, *Entwicklung und Bibliographie der pathologisch-anatomischen Abbildung*, Leipzig 1925. Goldschmid notiert auf 26 Seiten die Titel für das 18. Jahrhundert, die Titel für das 19. Jahrhundert umfassen hingegen 140 Seiten.

an die Beobachtung auch aufzeichnungslogisch zu bewältigen hat. 1806 schreibt Jean Alibert im Vorwort zu *Description des Maladies de la Peau*:

> Kurzum, ich wollte durch die schrecklichen Farben des Gemalten gewissermaßen den Blick durch die Ansicht schulen, vor allen die Eigentümlichkeiten der Hautkrankheiten hervorheben und gegeneinander absetzen, die geringsten Feinheiten festhalten, in einem Wort, die Sinne meiner Leser prägen und die verschiedenen Phänomene, die meinen Blick erstaunt hatten, lebendig vor ihnen reproduzieren.[4]

Mit der Erfindung der Fotografie wird in dieser Hinsicht eine neuer Standard gesetzt. Ihre unvergleichliche Echtheitsillusion schien künstlerische und literarische Darstellungsformen als ineffektiv und überkommen zu denunzieren.[5] Zumal die moderne Medizin, die die Pathologie auf wissenschaftliche Basis stellen will, ihr Augenmerk auf die vielfältigen Abweichungen, den Reichtum des Besonderen, auf den Durchlauf bei Veränderungen richtet. Notiert werden *Fälle*, die zur Überprüfbarkeit freigegeben werden müssen.

Zwar hatte schon die Naturgeschichte die Exaktheitsforderung ins Zentrum ihrer Methodologie gestellt[6], doch ging es ihr allein um das Notat des Kanons der Natur. Eine Wissensdisposition jedoch, die nicht auf Wiedererkennung, sondern auf Erkenntnis des Unbekannten sich richtet, muß dem heranströmenden Neuen medial beggenen und es in einer sich ausweitenden Wissenschaftskultur kommunizierbar machen. Das apparativ generierte Bild kam zur rechten Zeit, denn mit ihm konnte jeder Verdacht des Vorurteils ausgeräumt werden. Robert Koch:

> Nur wer für die Photographie nicht das geringste Verständnis hat, kann darin etwa besondere Kunstgriffe argwöhnen, mit Hilfe deren sich mehr photographieren ließe, als in Wirklichkeit vorhanden ist. Aber [...] vergesse man nie, daß das photographische Bild nicht allein eine Illustration, sondern in erster Linie ein Beweisstück, gewissermaßen ein Dokument sein soll, an dessen Glaubwürdigkeit auch nicht der geringste Zweifel haften darf.[7]

---

4 Jean Alibert zit. n. Susanne Dahm, *Frühe Krankenbildnisse*, Köln 1981, 193. [Übersetzung G.S.]
5 Siehe dazu ausführlich „Nach der Natur" in diesem Band.
6 Siehe Wolf Lepenies, „Fast ein Poet: Johann Joachim Winckelmanns Begründung der Kunstgeschichte", in: ders., *Autoren und Wissenschaftler im 18. Jahrhundert*, München 1988, 95.
7 Robert Koch, „Mitteilungen des kaiserl. Gesundheitsamtes 1881", in: W. Baier, *Quellendarstellungen zur Gesichte der Fotografie*, Halle 1964, 394.

Der „Übergang vom Sehen zur Visualisierung"[8] wird forschungs- und kommunikationsstrategisch als Objektivierungsprozeß erfahren: Das beobachtende Subjekt, immer von Irrtümern, verzerrenden Konzeptionen und Philosophien bedroht, gibt der entsubjektivierten Darstellungsform Platz. Die illusionsmächtige Qualität des fotografischen Bildes besteht für den zeitgenössischen Forscher offenbar darin, daß es den geforderten „einbildungslosen Blick"[9] oder die sachliche „Augenbeziehung"[10] in sich aufzuheben in der Lage ist. So konnte man glauben, daß die Sache selbst, trotz Transformation ins Ikonographische, vor das Auge des Beobachters trete: „as though the actual specimens were laid out on paper before us"[11]. Die Überzeugungskraft schnürt Medium und wissenschaftlichen Blick zusammen.

Mit der Verbreitung der Fotografie kommt es dazu, daß in analogischer Spiegelung mal die Fotografie für die Beobachtung einsteht, dann wieder die Beobachtung als fotografischer Akt allegorisiert wird. Nicht nur der oft zitierte Ausspruch Albert Londes, Direktor des fotografischen Dienstes der Salpêtrière, ist hier in Erinnerung zu rufen – „Die photographische Platte ist die wahre Netzhaut des Gelehrten"[12] –, sondern auch der seines Dienstherrn Charcot: „Aber in Wahrheit bin ich hier gänzlich nur Photograph; ich schreibe auf, was ich sehe [...]."[13] Beide Stimmen sind wie das Echo auf Claude Bernard, der fast zwanzig Jahre zuvor in seinem methodologischen Grundlagenwerk *Einführung in das Studium der experimentellen Medizin* geschrieben hat: „Der Beobachter muß der Photograph der Vorgänge sein; seine Beobachtung muß genau die Natur wiedergeben. Er muß ohne vorgefaßte Meinung beobachten; der Geist des Beobachters muß passiv sein [...]."[14]

Man fordert Genauigkeit: die Sache, nichts als die Sache. Das ist *eine* Leistung, die das Bild zu erbringen hat. Man fordert aber auch Schnelligkeit in der Herstellung und damit Effizienz, die unter dem Druck beschleunigter Erkenntnisgewinnung entsteht. Mit dem neuen wissenschaftlichen Ethos einer ver-

---

8   Paul Virilio, *Die Sehmaschine*, Berlin 1989, 41.
9   Foucault, *Geburt*, 121.
10 Jean-Paul Sartre, *Der Idiot der Familie*, Bd. 5, Reinbek b. Hamburg, 1980, 272.
11 *British Medical Journal*, Vol. II, 1886, 171.
12 Albert Londe zit. n. Georges Didi-Huberman, *Erfindung der Hysterie*, München 1997, 43.
13 Jean Martin Charcot zit n. ebenda, 39.
14 Claude Bernard, *Einführung in das Studium der experimentellen Medizin* [1865], Leipzig 1961, 41.

meintlich systemgebundenen Registratur von Objekten geht man daran, die Daten gleichsam kapitalistisch zu akkumulieren. Die entstehende Zeitschriftenkultur und die Fachspezialisierung zeugen von diesem Prozeß der Rationalisierung, der allerdings eigene forschungsstrategische Probleme im Schlepptau hat. 1867 schreibt der Chirurg Theodor Billroth:

> Ich glaube, daß man dahin kommen muß, daß die Aerzte auf großen Naturforscherversammlungen sich über gewisse Prinzipien und große Grundzüge in der Anordnung des zu sammelnden Materials einigen [...], Arbeitspläne, Arbeitsbureaus errichten, um alles benutzen zu können, was zusammengeschrieben wird. [...] Doch bei allen solchen fabrikartigen Arbeiten kommt doch vielleicht nicht so viel heraus, wie man sich vorstellt. Virchow, der stets gegen die Autorität kämpfend die Souveränität des einzelnen Beobachters predigte, kann wie Goethe's Zauberlehrling das Wort nicht wiederfinden, die Geister zu beschwören![15]

Können in dieser Situation die (vor allem fotografischen) Bilder helfen, das Feld übersichtlich zu gestalten? Machen sie, wie Cruveilhier behauptet hat, das Lesen langweiliger Ausführungen überflüssig? Wohl kaum. Und doch treten sie auf, um zwischen den souveränen Beobachtern Wissenschaftlichkeit und informatorischen Transfer sicherzustellen: In den Bildern materialisiert sich die Anforderung an überprüfbarer Beobachtung, genauer mimetischer Darstellung und Vergleichbarkeit.

Damit wäre eine allgemeine Funktion beschrieben. Was aber zeigen die Bilder, was sollen sie kommunizieren? Was sind die ausgesprochenen und unausgesprochenen „gewissen Prinzipien", nach denen das (Bild-)Material gesammelt wird?

Die ikonographische Klinik

Das Bild einer Frau mit krankhaft vergrößertem Kropf aus den 40er Jahren gehört zu den ersten medizinischen Fotografien (Abb. 3).

Es stammt von dem berühmten schottischen Fotografenpaar Adamson/Hill. Über die Entstehungs- und Verwendungsgründe dieses in dem Œuvre der

---

15 Theodor Billroth, *Briefe*, Hannover 1922, 62–63.

Die Ikonographie des reinen Symptoms 37

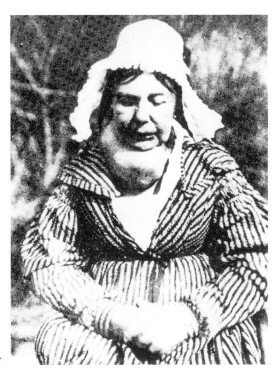

Abb. 3. Adamson/Hill, ca. 1843–47

Künstler-Fotografen einzigartigen Bildes ist nichts Gesichertes auszusagen.¹⁶ Ist diese Fotografie überhaupt als medizinisch einzustufen? Denn weder waren die Fotografen Mediziner, noch gibt es im Bild direkte Hinweise, die auf einen medizinischen Kontext hindeuten: medizinische Geräte, erläuternde Legende, die Person des Arztes. Gleichwohl zeigt es Merkmale, die für die medizinische Fotografie der folgenden Jahrzehnte genreprägend sind. Für die frühe medizinisch-pathologische Fotografie ist es charakteristisch, daß die Krankheit nicht in ihren subtilen Ausdrucksformen gesucht und entsprechend feinblickhaft ins Bild gebracht wird. Im Gegenteil: In der Regel bleibt die Kamera auf Halbdistanz, das Bild zeigt den ganzen Körper oder das Brustporträt – ganz nach Art der zeitgenössischen Atelierfotografie (Abb. 4–5).

---

16 Siehe G. M. Wilson, „Early Photography, Goitre, and James Inglis", in: *British Medical Journal*, 1973, 104.

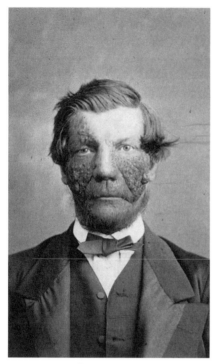 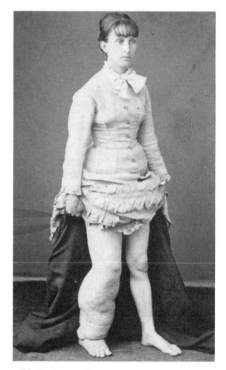

Abb. 4. Anon., o.J.   *Abb. 5. Anon., o.J.*

Die Person wird auf die ikonographische Bühne gestellt mit ihrer Alltagskleidung, den Requisiten, den Posen. Aber es tritt hinzu, was den Übergang signalisiert. Bei Adamson/Hill: das geöffnete Kleid, der gesenkte Blick, (die Scham?). Das sind Details, die das Bild weniger als mißlungen denn als funktionsverändert ausweisen. Auch wenn es noch nicht die totale Nacktheit, noch nicht das abgetrennt ob-szene Symptom und noch nicht den gesichtslosen Körper zeigt, die Krankheit tritt deutlich genug in den Sichtmittelpunkt, um eine medizinische Intention vermuten zu können.

Eindeutiger verfahren da bereits die berühmten pathologischen Abbildungen von z.B. Cruveilhier und Alibert vom Beginn des 19. Jahrhunderts, die als Stiche und Lithografie verbreitet wurden (Abb. 6–7).

Diese Bilder setzen auf Objektnähe und parzellierte Wahrnehmung; sie sind gewissermaßen medizinischer als die Fotografie der frühen Epoche. Sie fokussieren das Symptom und grenzen aus, was von ihm ablenken könnte.

Die Ikonographie des reinen Symptoms 39

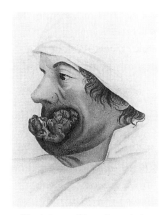

Abb. 6. Jean Alibert, Description des maladies des peau, 1806–27

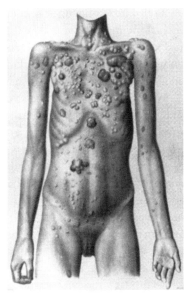

Abb. 7. L.-J-Cruveilhier, Anatomie pathologique du corps humain, 1828–42

Man könnte meinen, daß hier vorweggenommen wird, was der Fotografie erst später gelingen wird. Wenn es der Fotografie – anders als bei den Kunsttechniken – zunächst nicht gegeben zu sein scheint, die Tradition der anatomischen Abbildung produktiv aufzunehmen, hat sie doch unzweifelhaft *einen* Vorteil: So genau die medizinischen Kunstbilder auch die Krankheit zeigen mögen und die kranke Person hinter der Fiktion schützen, haftet an ihnen etwas des Idealtypischen und Verallgemeinerten. Dagegen die Fotografie: Sie ist in ihrer referentiellen Unmittelbarkeit Empirie. Mag auch die Verwendung der Fotografie für medizinische Zwecke zögerlich beginnen (in der Frühphase durch komplizierte Handhabbarkeit und nicht vorhandene drucktechnische Reproduktionsmöglichkeiten begründet) und erst ab den 60er Jahren größere Verbreitung finden, sie trifft mit ihrem unabweisbaren Innovationspotential auf einen Wissenschaftsprozeß, der aufnahmebereit für sie ist. Die Kamera ist, wie Roland Barthes geschrieben hat, eine Uhr zum Sehen.[17] Mit ihr *mißt* man die Wirklichkeit

---

17 Roland Barthes, *Die helle Kammer*, Frankfurt/M. 1985, 24.

in ihren einzigartigen, unwiederholbaren Aspekten. Die Technifizierung der Bildnahme macht es möglich, die Realität als Serie zu erfassen.

Damit ist der formale und technische Wandel charakterisiert. Welche Inhalte, welche methodischen Verfahren zur Wissenserstellung gehen aber in die bildlichen Repräsentationen ein?

Wenngleich das Bestreben vorhanden ist, die Räume für die Bilderfassung stetig auszuweiten, so kann man nicht davon sprechen, daß die gesamte medizinische Realität einem umfassenden Blickpunkt unterworfen wird. Die scheinbar stilfreie fotografische Linse wird nicht auf jedes beliebige Objekt des Wissens gerichtet; eher entsteht der Eindruck, daß sie in den Dienst einer strukturierenden Blickobsession gerät. 1858 heißt es in einer Notiz in *The Lancet*: „[...] the surgeon employs it but very seldom, and then only to delineate some case of extraordinary deformity or unusual interest."[18] Die in dieser Bemerkung kritisch beschriebene Haltung wird – was die Patientenfotografie betrifft – die Bilderfassung im 19. Jahrhundert bestimmen. Nicht den Durchschnitts- oder Normalfall einer Erkrankung, sondern die Ausnahme erachtet man für bildwürdig, „facts which are very rarely met with."[19] Die fotografierende Forschergemeinde arbeitet an der Herstellung eines ikonographischen Korpus morphologischer Erscheinungen, in dem die Körper nicht von den dargestellten Personen erzählen, sondern von den Krankheiten – den furchtbaren Krankheiten.

Auf diese Weise werden Sammlungen angelegt, die die seltensten, absonderlichsten und extremsten Krankheitsausformungen zeigen. Im Vorwort der *Photographic Review of Medicine and Surgery* (1870–72) heißt es: „It has been our aim to select the most striking and remarkable from the cases offered, especially those whose interesting points would admit of clear representation."[20] Bildwürdigkeit entsteht durch den Sonderbarkeits- oder Kuriositätencharakter der Phänome. Der Neurologe Duchenne des Boulogne beispielsweise kann sich kaum eine „bizarrere" Krankheit als die progressive muskuläre Atrophie vorstellen, und so veröffentlicht er Bilder von Extremformen dieser Krankheit in seinem pathologischen Atlas (1862).[21] Und in der *Revue photographique des Hôpitaux de*

---

18 *The Lancet*, Vol. II, 1858, 68.
19 *British Medical Journal*, Vol. I, 1858, 192.
20 Zit. n. Kenneth Bussy, „Duhring and his short-lived *Photographic Review of Medicine and Surgery*", in: *The American Journal of Dermatopathology*, 7(2) 1985, 154.
21 Siehe Andrew Cuthbertson, „The first published clinical photographs?", in: *The Practitioner*, 221 (1978), 276.

Paris wird der Intention Ausdruck verliehen, in der Zeitung die „interessantesten Fälle", „das seltenste Material" zu veröffentlichen.²² Am Ende des Jahrhunderts fassen Gould/Pyle in ihrem Buch *Anomalies and Curiosites of Medicine* diese für die Epoche typische Haltung bildhaft zusammen. Dazu schreiben sie: „Even when medical science became more strict, it was largely the curious and rare that were thought worthy of chronicling, and not the establishment and illustration of the common, or of general principles."²³

Man möchte glauben, daß die Gegenstände der Medizin, die wie eine Hypertrophie des Sichtbaren auftreten, eine Huldigung an das Symptom sind. Soll sich in ihm das Wesen der Krankheit offenbaren? Der Körper scheint sich auszustülpen, bloß zu geben. Glaubt man, dem Leben in einem Moment erhellten Seins ansichtig zu werden?

Zur Beantwortung dieser Frage nehme ich einen Umweg über eine literarische Erzählung. Sie ist zu lesen als Widerhall einer Neuorientierung, die das Leben an einer Auffassung vom Symptom definiert. Leben, Symptom – das läßt sich übersetzen in zuständige Disziplinen: Physiologie/Ästhetik.

Diese Zusammenstellung mag ungewöhnlich erscheinen, würde man doch am Platz der Ästhetik die Pathologie erwarten. Der literarische Text gibt den Hinweis einer Kombinatorik: Das Wissen vom Leben, das sich zwischen Sehen und Eingriff auffaltet, kommt nicht ohne eine Bewertung des Körperscheins aus.

An den Grenzen der Sichtbarkeit

1843 veröffentlicht Nathaniel Hawthorne eine erstaunliche Geschichte – „The Birthmark"²⁴ –, in der der Frankenstein-Mythos vom Wissenschaftler, gefangen in verhängnisvoller Hybris, variiert wird. Erstaunlich ist die Erzählung deshalb, weil Hawthorne zu einem historisch frühen Zeitpunkt nicht nur im Streit befindliche medizinisch-epistemologische Paradigmen, sondern bereits den medialen Aspekt im Erkenntnisprozeß literarisch erfaßt. Die Geschichte kann wie

---

22 Zit. n. Georges Didi-Huberman, *Erfindung*, 315.
23 George M. Gould/ Walter L. Pyle, *Anomalies and Curiosities of Medicine*, Philadelphia 1900 [1896], 2.
24 Nathaniel Hawthorne, „The Birthmark", in: ders., *Tales*, edited by James McIntosh, New York, London 1986, 118–131.

eine Allegorie auf die Entstehung medizinischer Fotografie gelesen werden: die Erkenntnis des Körpers durch die Häßlichkeit, die Monströsität, die Pathologie.[25]

Die Erzählung: Eine schöne junge Frau heiratet einen Mann der Wissenschaft. Was perfekt zu sein scheint, ist in den Augen des Mannes mit einem Makel behaftet: Georgiana hat auf einer Wange ein kleines Muttermal in der Form einer winzigen Hand. Bei all der Schönheit seiner Frau kommt dem Mann dieses Mal wie das sichtbare Zeichen irdischer Mangelhaftigkeit („visible mark of earthly imperfection") vor. Er vergleicht den kaum sichtbaren Fleck gar mit den kleinen blauen Steinsverfärbungen, die eine Marmorstatue, wie er meint, in ein Monster zu verwandeln vermögen.[26] Aylmer überzeugt seine Frau, daß eine Entfernung des Muttermals zu bewerkstelligen ist. Er erstrebt den Triumph über das, was die Natur – seiner Ansicht nach – schadhaft gelassen hat.

In einer phantastischen Laborszene mit manchem chemischen und optischen Experimentierzauber, in der auch das Mißglücken thematisiert wird, kommt es zu einer Fotografier-Episode. Die Erfindung der Daguerreotypie wird hier – vier Jahre nach ihrer öffentlichen Bekanntmachung – dem fiktiven Wissenschaftler Aylmer zugeschrieben. Im Text heißt es:

> [...] he proposed to take her portrait by a scientific process of his own invention. It was to be effected by rays of light striking upon a polished plate of metal. Georgiana assented; but, on looking at the result, was affrighted to find the features of the portrait blurred and indefinable; while the minute figure of a hand appeared where the cheek should have been. Aylmer snatched the metallic plate and threw it into a jar of corrosive acid.[27]

Was dem idealistischen Naturforscher wie ein Mißgeschick vorkommt, ist in Wirklichkeit Erkenntnis im Bild. Wie die Fotografie von Adamson/Hill, die das Symptom vor die soziale Person schiebt, zeigt sich in der Aufnahme Aylmers das Muttermal als das Eigentliche. Was ausgemerzt werden soll und klein erscheint, nimmt eine monströse Gegenwärtigkeit an. Das Bild, dies wird die

---

25 Claudia Benthien hat diese Erzählung ebenfalls interpretiert, jedoch das Motiv des Makels als Unreinheit hervorgehoben. Claudia Benthien, *Haut*, Reinbek b. Hamburg 1999, 163–167.
26 Man könnte hier einen Nachhall Lessings vernehmen, der mit klassizistischem Selbstverständnis schreibt: „Ein einziger unschicklicher Teil kann die übereinstimmende Wirkung vieler zur Schönheit stören." Gotthold Ephraim Lessing, *Laokoon*, Stuttgart 1998, 167.
27 Hawthorne, „Birthmark", 124.

Erzählung erbringen, bekundet darin die wahre Bedeutung des Symptoms. Es ist mehr als nur eine unschöne Spur auf der Hautoberfläche, es ist ein Zeichen für den Lebensprozeß, der allerdings unsichtbar abläuft. Aylmer ist nicht in der Lage, durch die Pathologie die Physiologie zu entdecken.

Die Analogie zur medizinischen Fotografie im 19. Jahrhunderts drängt sich auf, die die hypertrophe Gestalt des Symptoms zu ihrem Gegenstand hat, eines Symptoms, das in seiner ausgereiftesten, demonstrativsten Form gezeigt wird. Aylmer produziert ein solches Bild. Er verkennt es jedoch, möchte nicht wahrnehmen, daß das Bild zur Wahrheit aufreißt. Lieber vernichtet er das Dokument eines Mehr-Sehens und geht blind voran mit seiner Behandlung. Er verabreicht seiner Frau eine Droge. Die Operation scheint zu gelingen, das Mal schwindet. Aber der Eingriff endet fatal: „As the last crimson tint of the birth-mark – that sole token of human imperfection – faded from her cheek, the parting breath of the now perfect woman passed into the atmosphere [...]"[28]

Was enthüllt dieser Tod? Das Körperzeichen erschöpft sich nicht in seinem Sein als sichtbares Faktum. Hawthorne deutet an, daß die anatomische Wahrnehmung mit ihren statuarischen Implikationen dem, was man Leben nennt, nicht angemessen ist. Das klassizistische Schönheitsideal Aylmers fetischisiert die Leblosigkeit und legt sich petrifizierend über das Leben. Für Aylmer ist das Mal lediglich ein Fremdkörper, der sich parasitär in die Schönheit eingenistet hat und den man von der Haut einfach abwischt. Solche Oberflächlichkeit wird mit dem Tod bestraft. Die Perfektion, das Gleichgewicht, die Abwesenheit von Irritation sind der Tod.

Die Erzählung führt als kritischen Subtext das physiologische Epistem, wonach, wie Rudolf Virchow bald nach Hawthorne sagen wird, die „Krankheiten nichts für sich Bestehendes, in sich Abgeschlossenes, keine autonomischen Organismen, keine in den Körper eingedrungene Wesen, noch auf ihm wurzelnde Parasiten sind, sondern daß sie nur den Ablauf der Lebenserscheinungen darstellen"[29]. In diesem Sinne artikuliert sich auch Claude Bernard, der den Krankheitszustand als Übersteigerung, Verzerrung und Disharmonie der normalen Phänomene definiert, wobei „die Kenntnis des pathologischen oder anormalen

---

28 Ebenda, 130.
29 Rudolf Virchow, „Ueber die Standpunkte in der wissenschaftlichen Medicin", in: *Archiv für pathologische Anatomie und Physiologie*, 1 (1847), 3.

Zustandes nur nach Kenntnis des normalen erhalten werden [kann]"[30]. Die Extremzustände stellen danach eine Art Enthüllung der Produktionskapazität des Lebens dar.

Ästhetik, Pathologie, Physiologie sind bei Hawthorne Instanzen, die als Ensemble die Erkenntnis strukturieren. Seine Figur des Wissenschaftlers nimmt sie jedoch als Konkurrenzkategorien wahr und scheitert daher. Er kann nur sehen, aber nicht erkennen.

Ästhetik, *aisthesis*, Wahrnehmen: Zwischen Schönheit und Häßlichkeit zu unterscheiden, das genügt nicht. Die Erzählung gibt zu verstehen, daß Sehen auch bedeutet, dechiffrieren zu können. Ästhetik muß Semiologie werden.

Das Risiko der Täuschung

Mehr sehen, die Knospe zur Blüte bringen. Bei der Betrachtung der Bilderwelt der Medizin des vorigen Jahrhunderts gewinnt man den Eindruck, daß hier der Sorge Rechnung getragen wird, etwas könne übersehen werden. Die Mediziner des 19. Jahrhunderts verfolgen nicht die Politik der Blindheit Aylmers, im Gegenteil, alles muß überdeutlich zu Tage treten: die riesige Geschwulst, der syphilitisch zerfressene Körper, die absonderliche Mißbildung. Es entsteht ein ikonographischer Überbietungsdiskurs, in dem pathologische oder teratologische Fundstücke in den Wettbewerb oder Vergleich gebracht werden. So wollen Gould/Pyle mit ihrem Buch der Rekorde im Bereich medizinischer Abbildungen die Referenzmarken für die Konkurrenz setzen:

> If, as we believe, reference may here be found to all such cases in the literature of medicine [...] as show the most extreme and exceptional departures form the ordinary, it follows that the future clinician and investigator must have use for a handbook that decides whether his own strange case has already been paralleled or excelled.[31]

Je exzessiver, bedrohlicher oder entstellender die Symptome sind, desto eher erhalten sie Aufnahme in die Sammlung besonderer Fälle. Man arbeitet an der pathetischen *Vergrößerung*. Und es entsteht das (scheinbare?) Paradox, daß gera-

---

30 Bernard, *Einführung*, 16. Dazu ausführlich Georges Canguilhem, *Das Normale und das Pathologische*, Frankfurt/M., Berlin, Wien 1977.
31 Gould/Pyle, *Anomalies*, 2.

Die Ikonographie des reinen Symptoms 45

de die seltenen Fälle vervielfältigt, verbreitet und für den interessierten Mediziner allgegenwärtig werden. Zur Illustration dieses Bilderwettbewerbs sollen zwei Beispiele angebracht werden.

In der vierten Auflage von 1888 seines Lehrbuchs der Hautkrankheiten publiziert Edmund Lesser eine Tafel, die, wie der Autor in einer Fußnote sachlich anmerkt, „einen Fall von multiplen Fibromen bei einer 35jährigen Frau darstellt"[32] (Abb. 8).

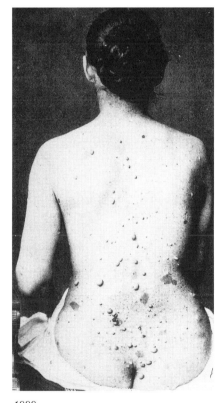
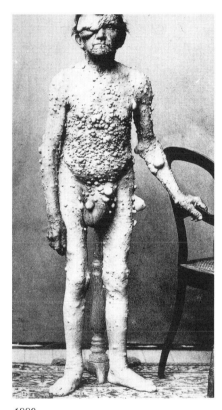

1888 *1889*
Abb. 8, 9. Edmund Lesser, Lehrbuch der Haut- und Geschlechtskrankheiten

---

32 Edmund Lesser, *Lehrbuch der Haut- und Geschlechtskrankheiten, Erster Theil. Haut-Krankheiten.* 4. Auflage, Leipzig, 1888, 220.

Deutlich sind die Hautsäckchen auf dem Bild zu erkennen, die auf der Körperoberfläche verstreut sind. Ein Jahr später, in der 5. Auflage, ist dieses Lichtbild verschwunden und ersetzt worden durch zwei Aufnahmen eines 52jährigen Mannes, die „einen *ausgezeichneten* [Kursivierung G.S.] Fall von multiplen Fibromen darstellen"[33] (Abb. 9).

Der Wildwuchs der Tumore, der hier zur Anschauung kommt, erscheint wie ein anderes Leben, das den Körper befallen hat. Der Austausch der Fotografien, die in exemplarischer Funktion dem Buch beigegeben sind, wirkt wie ein propagandistischer Eingriff in das Konzept der Körperbilder: vom kranken zum entstellten Körper. Das Bild stellt heraus, überzeugt den Blick, zeichnet aus. „In einem Buch, wie dem vorliegenden," schreibt Lesser im Vorwort, „kann überhaupt nur eine beschränkte Anzahl ganz besonders prägnanter Krankheitsbilder gebracht werden [...]."[34]

Das zweite Beispiel eines Überbietungsdiskurses entstammt dem *British Medical Journal* des Jahres 1896. In der Ausgabe vom 31. Oktober veröffentlicht ein Dr. Young einen Fall von *Leontiasis Ossea*.[35]

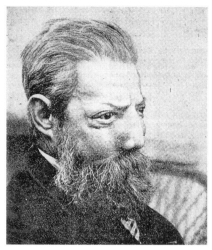

Abb. 10. British Medical Journal, 1896

---

33 Edmund Lesser, *Lehrbuch der Haut- und Geschlechtskrankheiten, Erster Theil. Haut-Krankheiten.* 5. Auflage, Leipzig, 1889, 224.
34 Ebenda, vii.
35 *British Medical Journal*, Vol. II, 1896, 1303–1304.

Dem Bericht sind drei Fotografien beigefügt – zwei Krankenporträts in Seiten- (Abb. 10) und *en-face*-Ansicht und eine nicht-medizinische Atelierfotografie.[36] Die Logik der Vorher-Nachher-Bilder, die für gewöhnlich den Kranken in den Vergleich mit dem Geheilten stellt, ist in diesem Beispiel verkehrt: Das Bild des Gesunden belegt im Kontrast mit dem Krankenporträt die anomale Produktionskapazität des Organismus'.

Ein Dr. Noble nimmt in der Ausgabe vom 5. Dezember den Vergleich auf und treibt ihn durch die Übersendung zweier Fotografien (Abb. 11) ins Extrem. Er schreibt:

> The case of leontiasis ossea reported by Dr. James Young [...] induces me to record a still more remarkable instance of the same disease that occured in my practice thirty-seven years ago [1859], and which, perhaps, is better shown in the accompanying illustrations from photographs than by any written description.[37]

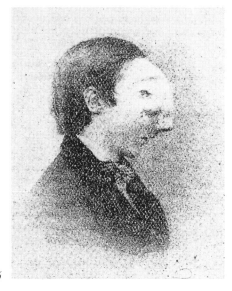

Abb. 11. British Medical Journal, 1896

---

36 Siehe dazu „Bilder zum Tod" in diesem Band, wo der Fall ausführlicher behandelt wird.
37 *British Medical Journal*, Vol. II, 1896, 1637. Alison Gernsheim reproduziert in „Medical Photography in the 19th Century", in: *Medical and Biological Illustration*, Vol. XI, No. 2, 1961, 151 ebenfalls die Profilfotografie dieses Falles; sie gibt als Quelle aber die Sammlung der *Royal Society of Medicine* an und datiert das Bild auf das Jahr 1865.

Neben der Schilderung der Krankengeschichte erfahren wir, daß der Patient weniger unter Schmerzen als unter der erschreckenden Unansehnlichkeit („frightful unsightliness") litt; lieber wollte er sterben, als mit dieser abscheulichen Entstellung („horrible disfigurement") leben. Tatsächlich stirbt der Patient während der Operation, die ihm Linderung bringen sollte. Man mag eine bittere Ironie in dem Umstand erkennen, daß er nicht nur in der Fotografie weiterhin den Blicken ausgesetzt ist, sondern darüberhinaus sein Fall für derart sonderbar erachtet wurde, daß die erkrankten Teile konserviert im Hospitalmuseum von Middlesex aufbewahrt wurden.

Man muß die Abweichung suchen. Was aber lehrt die Erscheinung, die im Regelfall die ärztliche Heilkunst, zumal im 19. Jahrhundert, in ihre Schranken weist? Die Aufzeichnung und Archivierung von Extremformen körperentstellender Krankheiten ist wissenschaftslogisch zunächst darin motiviert, das Phänomen *Krankheit* im Sinne einer reinen Gestalt erfahrbar zu machen. Bereits Alibert, der am Beginn der modernen medizinischen Ikonographie steht, schreibt:

> Der Pinsel des Malers wird lebhaft jedes der Leiden in seinem vollendeten Zustand vor Augen führen, wenn es nur noch seinem Ende zugehen oder sich vermindern kann. Ich werde den exakten Botaniker nachahmen, der eine Blume erst dann unserer Wißbegier vorführt, wenn sie ganz aufgeblüht ist und alle Teile der Fruchtentwicklung herausgebildet sind.[38]

Und Rudolf Virchow gut vierzig Jahre später:

> Je weiter man in der Erkenntniß dieser Bildungen vorrückt, um so mehr wird man sich überzeugen, daß es nur darauf ankommt, die Erscheinungen in ihrer Reinheit aufzufassen, und genau festzustellen, was aus einem Dinge werden kann, um seine prognostische Bedeutung daraus folgern zu können.[39]

Man beobachtet, wie die Erscheinung bis an ihr Ende treibt, wie sie sich, so Virchow, „erschöpft". Daraus ist jedoch nicht zu schlußfolgern, daß mit der Kenntnisnahme des finalen Symptoms die Erkenntnis auch ihr Ziel erreicht hätte. Dies würde bedeuten, daß die fotografische Sammlung das medizinische Wissensar-

---

38 Jean Alibert zit. n. Dahm, *Krankenbildnisse*, 193. [Übersetzung G.S.]
39 Rudolf Virchow, „Über die Reform der pathologischen und therapeutischen Anschauungen durch die mikroskopischen Untersuchungen" [1847], in: ders., *Sämtliche Werke*, Bd. 4, Abteilung I, Bern 1992, 119.

chiv schlechthin wäre. Die bloße Betrachtung des Krankheitsprodukts verurteilt Virchow als „traurige Pathologie". Worum es wirklich geht, ist dies:

> In der Produktion, in dem Werden und Entstehen die krankhaften Dinge zu erfassen, das ist der Triumph der Wissenschaft, das Objekt denkender Köpfe. Nie und nimmermehr kann und darf die Klinik [...] identisch mit Morphologie des krankhaften Produkts sein, eine solche Auffassung ist eine tiefe logische Verirrung. Morphologie des krankhaften Produkts ist weiter nichts, als eine pomphafte Paraphrase von pathologischer Histologie [...].[40]

Morphologie ist die Erfassung und Klassifikation von Gestalt, Bauplan, Typus. Ihr geht es um die universelle Norm. Die Klinik hat aber eine andere Aufgabe. Statt zu ermitteln, was der Ist-Zustand ist, muß sie aufdecken und Geschichte schreiben.

Dem entspricht auf der Darstellungsebene, daß die bloße Wiedergabe des äußerlich Wahrgenommenen einer Überantwortung an den Schein gleichkommen würde. Ein tiefgreifender Wandel in der Anschauung vollzieht sich in den ersten Jahrzehnten des 19. Jahrhunderts: Konnte L.V.F. Amard 1821 noch schreiben. „Die Kunst der Beschreibung der Tatsachen ist die höchste Kunst in der Medizin; vor ihr verblaßt alles."[41], so konntert Virchow 1847: „Der descriptive Theil ist nur ein propädeutischer, der in seiner höchsten Gelungenheit immer nur ein künstlerisches Interesse haben kann [...]."[42] 1890 äußert sich Hippolyte Taine in diesem Sinne, wenn er schreibt: „In einem halben Jahrhundert werden wir die beschreibende Periode überwunden haben; in der Biologie hat sie bis zu Bichat und Cuvier gedauert"[43]. Taine weist damit der Medizin und Biologie offenbar eine Avantgardeposition in der Epistemologie zu.

Man muß weiter gehen, über das Sichtbare hinaus. Für den Erkenntnisprozeß muß man den Körper öffnen, um von dort die *Geschichte* der Krankheit ermitteln zu können. In seinen Vorlesungen über die krankhaften Geschwulste bemerkt Virchow:

---

40 Ebenda, 120.
41 L.V.F. Amard zit. n. Foucault, *Geburt*, 128.
42 Rudolf Virchow, „Ueber die Standpunkte in der wissenschaftlichen Medicin", in: *Archiv für pathologische Anatomie und Physiologie*, 1 (1847), 11.
43 Hippolyte Taine zit. n. Wolf Lepenies, „Der Krieg der Wissenschaften und der Literatur", in: ders., *Gefährliche Wahlverwandtschaften*, Stuttgart 1989, 66.

Vielmehr halte ich es für ganz unmöglich, irgend einen befriedigenden Gesichtspunkt der Classification aufzufinden, der nicht in der inneren Natur der Geschwülste selbst begründet ist, der nur von äusseren Beziehungen, nicht von ihrer inneren Einrichtung und ihrer Entstehung ausgeht.[44]

In Anlehnung und gleichzeitiger Absetzung vom Begriff der Morphologie möchte ich diese Erkenntnishaltung *morphemologisch* nennen. In der Sprachwissenschaft ist das Morphem als die kleinste bedeutungstragende Gestalteinheit definiert. Mit dieser begrifflichen Übertragung soll das prekäre Verhältnis von Erscheinung und „innerer Natur" bezeichnet werden. Der Mediziner verfährt morphemologisch, weil er der Gestalt eine Bedeutung zumessen muß, d.h. das Körpermorphem muß in seiner Relation zur inneren Verfaßtheit und Entstehung aufgeklärt werden.

Claude Bernard folgt dem gleichen Credo, wenn er seine *Einführung* mit dem Satz beginnt: „Der Mensch kann die ihn umgebenden Erscheinungen nur in sehr beschränkten Grenzen beobachten; der größte Teil entgeht seinen Sinnen, und die einfache Beobachtung genügt ihm nicht." Aus diesem Umstand wird die Folgerung für die Forschung gezogen, die dazu bestimmt ist, „uns die mehr oder weniger verborgenen Vorgänge, die uns umgeben, entdecken und feststellen zu lassen."[45] Der Mediziner muß also hinter den Schein, die Erscheinungen schauen. Dabei kann er sich nicht – dies ist entscheidend – auf eine eindeutig festgeschriebene Relation zwischen Körpermorphem und Bedeutung verlassen. Denn die Körper bringen allerhand zum Vor-Schein, worin sie zu täuschen vermögen. Virchow: „Dem gegenüber müssen wir vor Allem feststellen, dass die äussere Form keineswegs immer nothwendig mit dem inneren Wesen zusammenhängt."[46]

Diesen Satz lesend, möchte man an Freud denken, der dem manifesten Inhalt eines Traums den latenten beistellt, welcher ungleich reicher und nur durch die Deutungsarbeit zu erhalten ist. Freud wie Virchow setzen kein fixiertes Signifikant-Signifikat-Verhältnis voraus. Das Manifeste/Symptom steht in einem beweglichen Verhältnis zum Latenten. Entwirft Virchow einen Traumkörper, einen Körper, der die tollsten Formen hervorzubringen in der Lage ist und in dem die Maschination des Lebens stets nur als Effekt zu *sehen* ist? Eines kann man sa-

---

44 Rudolf Virchow, *Die krankhaften Geschwülste*, Bd. 1, Berlin 1863, 8.
45 Bernard, *Einführung*, 19.
46 Virchow, *Geschwülste*, 10.

Die Ikonographie des reinen Symptoms   51

gen: Das Symptom im Reinzustand ist gleichzeitig Maskerade; der Krankheitsprozeß *artikuliert* sich im „erschöpften" Symptom und verhüllt sich darin.⁴⁷

Als Beispiel einer sinnfälligen Inszenierung dieser Haltung können Virchows veröffentlichte Vorlesungen über die krankhaften Geschwülste gesehen und gelesen werden. Auch wenn Virchow 1863 noch keine Fotografien verwendet, wie er es später tun wird, ist er ganz blick-empiristisch orientiert. 25 Vorlesungen sind mit über 240 Illustrationen versehen, auf die, wie es im Vorwort heißt, „Sorgfalt" verwendet worden ist.

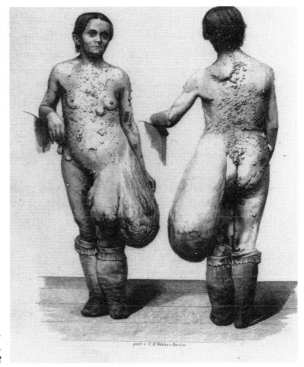

Abb. 12. Rudolf Virchow, Die krankhaften Geschwulste, 1863

---

47 Das Leben als Täuschung und das Zeichen als Travestie – diesen Zusammenhang haben Wolfgang Schäffner und Joseph Vogl auch in der medizinischen Debatte des 19. Jahrhunderts um den Hermaphrodismus dargestellt. Siehe Wolfgang Schäffner/Joseph Vogl, „Nachwort", in: dies. (Hg.), *Herculine Barbin*, Frankfurt/M. 1998, 215–246.

Virchow legitimiert die Abbildungen mit seiner wissenschaftlichen Autorität, räumt implizit den Verdacht künstlerischer Willkür aus, wenn er schreibt: „Sowohl die Originalzeichnungen, als auch die Holzschnitte und Kupferstiche sind unter meiner Aufsicht ausgeführt worden [...]."[48]

Die erste Abbildung ist ein Titelkupfer der Vorder- und Rückenansicht einer 47jährigen Frau, die über und über mit Auswachsungen bedeckt ist und einen riesigen Tumor zeigt (Abb. 12). Abgesehen von einem eher schematischen Holzstich eines Säuglings, ist dies das einzige Bild innerhalb der Abhandlungen, das einen Patienten zeigt. Auch hier das schon beschriebene Modell: die krasse Ausprägung, der Reichtum in der Erscheinung in sorgfältiger, detailgenauer Ausführung. Virchow beginnt also sein Thema mit einem Bild, wortlos, welches die äußeren morphologischen Gegebenheiten zeigt. Von diesem Realismus der Kranken verengt sich der Fokus hin zu einem Realismus des Befundes. Die weiteren Darstellungen geben makroskopische Details wider: Schnitt ins Gewebe, Erkundung der inneren Struktur. Man muß die Hülle zerreißen, um zur „inneren Natur" vorzudringen. Aber der Begründer der Zellularpathologie und Förderer der Mikroskopie findet den Grund nicht im Gewebe. Die Repräsentation histologischer Sachverhalte, so Virchow, unterbleibe nur deshalb, weil alles nötige dazu – die „mikroskopischen Anschauungen"[49] – in der *Cellularpathologie* niedergelegt sei.

Virchow geht von Schicht zu Schicht, von Ebene zu Ebene. Es gibt immer ein Davor – räumlich und zeitlich –, das herauszubringen ist. „Ja, ohne Zweifel, der Experimentator zwingt die Natur sich zu enthüllen, indem er sie angreift [...]"[50], schreibt auch Bernard.

Enthüllung heißt, nicht nur die eingeschlossenen Sachverhalte ans Tageslicht zu befördern, sondern auch die abgeschlossenen und kommenden Prozesse zu verstehen. Der Körper ist mehr als eine Schachtel, in die man hineinschaut. Die Bildverwendung in der Medizin des 19. Jahrhunderts ist demnach nicht hinreichend mit dem zeitgenössischen Wunsch nach wirklichkeitstreuer Widergabe erklärt, was kaum mehr, um noch einmal das Wort Virchows aufzunehmen, als von „künstlerischem Interesse" ist. Man bindet das Bild in einen zeitlichen Horizont und eine räumliche Vertikale ein. Weil es Fragment, Ausschnitt ist, fordert

---

48 Vichow, *Geschwülste*, VI.
49 Ebenda.
50 Bernard, *Einführung*, 43.

es zur Ergänzung durch ein Mehr-Sehen und Mehr-Sagen auf. In diesem Sinne ist das Ende der Beginn, das Sichtbare ein Hinweis auf das Nicht-Sichtbare und Unsichtbare. Das Bild vereinigt im Idealfall den Moment der Krankheit im Erschöpfungszustand und den des Beginns ärztlicher Tätigkeit: graphieren, operieren, sektionieren, medikamentieren.

Gewiß, man findet immer Bilder, die ohne Kommentar sind – verloren, nicht notiert, als selbstverständlich vorausgesetzt. Verdienen diese Bilder die Bezeichnung wissenschaftlich? Ohne Legende, Anamnese-, Sektions- oder Therapiebericht bleiben sie im Zustand der Naturgeschichte. Naturgeschichte ist im Jahrhundert der positiven Medizin nicht mehr das Anliegen.

Man darf sich von der Wucht der Deutlichkeit nicht täuschen lassen. Es geht nicht um Wunder, vor denen die Augen aufgerissen werden, der Mund aber erklärungslos verschlossen bleibt. Die ikonographische Sammlung herausragender Fälle entspricht nicht den vorwissenschaftlichen Wunderkammern, in denen die singulären Anomalien als Widerspruch zur klassifizierbaren Natur eingingen. Die Deutlichkeit der pathologischen Erscheinung ist ein Hinweis auf die Ausprägekraft des Physiologischen, auf das Werden der Körper.

Gerade die Fotografie, die im Herstellungsmodus die Momenthaftigkeit hervorkehrt, kommt der zeitlichen Strukturierung der medizinischen Erkenntnis entgegen. Sie verklärt die Erscheinung der Krankheit nicht zum Bild ästhetischer Endgültigkeit, sondern gibt ihr den Charakter des Jetzt. Dieses Jetzt ist gleichzeitig die Anmahnung fehlender Zeitlichkeit: Was war, was wird sein? Anamnese, Prognose: Das Rätsel, das der Arzt zu lösen hat, besteht darin, den Körper in der Zeit zu strukturieren – zwischen Rekonstruktion und Vorausschau.

Die Normalität der Abweichung

Ein epochaler Paradigmenwechsel zeigt sich hier an. Man ent-deckt das Leben im Ausnahmezustand, im Unfall.

1872 veröffentlicht George Eliot ihren Roman *Middlemarch*, dessen Handlung um das Jahr 1829 spielt. Darin gibt es eine kurze Szene, die den Umbruch anzeigt: Der Wechsel der Objekte ist auch ein Wechsel der Philosophien.

Lydgate, ein junger Arzt, in Paris ausgebildet und in dem Traum befangen, die Forschungen Bichats vorantreiben zu können, besucht den Geistlichen Farebrother. Dieser Vikar ist in seiner Freizeit ein begeisterter Naturhistoriker. Stolz zeigt er dem Arzt seine Sammlung heimischer Insekten, die er als vollständig preist. Statt den aufgreihten Insekten Interesse zu schenken, greift Lydgate nach einem Glasbehälter. „Ah! you have got hold of that glass jar" bemerkt Farebrother, „you are looking into that instead of my drawers. You don't really care about these things?" Worauf Lydgate ehrlich erwidert: „Not by the side of this lovely anencephalous monster."[51]

Der Mann der Religion vertritt das Prinzip *Ordnung*, die Taxonomie, das überschaubare System. Der Mann der Wissenschaft widmet sich der Abweichung, dem Sonderfall. Die Suche nach einer Struktur, darf sich nicht an äußeren Similaritäten ausrichten; darum soll das Glas mit dem Monster in den Besitz des Arztes übergehen. Damit es vom naturhistorischen Standpunkt zum wissenschaftlichen wechseln kann, muß es aus der starren Anordnung klassifizierbarer Morphologien herausgenommen werden. Struktur ist eine innere Verfassung, die wiederum Ausdruck eines nachzuvollziehenden Vorgangs ist.

Die neue Wissenschaftsphilosophie bricht mit dem Gedanken der Invarianz des klassischen Zeitalters. Galten hier die Gesetze der Mechanik, der Taxonomie, endlicher Räumlichkeit, der Morphologie, der Reversibilität, die die Universalität von Normen zu begründen halfen, so betrachteten die Kliniker den Körper als transitorisches oder Mischwesen, das in einem Augenblick des Anhaltens zur Anschauung kommt.

Das Patientenbild mit den wuchernden Symptomen ist vor diesem Hintergrund als Ausdruck einer Enigmatisierung des Lebens/Lebendigen zu verstehen, dem sich die Medizin gegenübergestellt sieht. Die entgrenzende Gestalt zeigt das Leben als instabil und (ver)wandlungsmächtig. Die Wissenschaften vom Leben gewinnen in ihrer Entwicklung an Momentum, weil sie das „Problem der Besonderheit der Krankheit und der von ihr in die Lebewesen eingeführten Schwelle"[52] aufgreifen und das Monströse, die Krankheit, die Anomalie als bedeutungstragende Komplexe befragen. Emil Du Bois Reymond hat diese epistemologische Haltung als grundsätzlich für die Natur- und Lebenserkenntnis erachtet. Die Abweichung ist das, worin die Gesetzmäßigkeit erscheint:

---

51 George Eliot, *Middlemarch*, London, Sydney 1973, 155.
52 Michel Foucault, „Das Leben: die Erfahrung und die Wissenschaft", in: Marcelo Marques (Hg.), *Der Tod des Menschen im Denken des Lebens*, Tübingen 1988, 66.

Für die philosophische Betrachtung giebt es keinen Unterschied zwischen Abweichung von der Norm in einem menschlichen Körper, wie ein Infectionsfieber sie darstellt, und Störungen des Planetensystemes durch einen fremden Weltkörper; zwischen einer Krebsgeschwulst oder Monstrosität und einer unregelmäßigen Kristallbildung. [...] Ohnehin ist hier die Grenze zwischen gesetz- und ungesetzmässigem Vorgang auffindbar. Bewegen sich nicht viele physiologische Versuche auf pathologischem Gebiet, sofern sie unter Umständen angestellt werden, die mehr oder minder von denen des unversehrten Lebens abweichen? Und ist nicht die Pathologie selber gleichsam die Geschichte von Versuchen, welche die Natur für uns anstellt? Als solche ist sie unmittelbar eine Fundgrube physiologischer Entdeckungen, ohne welche die Physiologie geradezu undenkbar ist [...].[53]

Daraus ist zu schließen: Wenn die Medizin des 19. Jahrhunderts Bildsammlungen des Absonderlichen anlegt, dann ist das keine karikaturhafte oder pervertierte Imitation der naturhistorischen Kollektion. Gegen den Schein geht das Wissen auf das, was sich dem Blick entzieht. Sie öffnet eine verschlossene Zeit, die das Leben ist: „it may be the stain goes as deep as life itself."[54]

---

53 Emil Du Bois-Reymond, „Antwort auf die in der Leibniz-Sitzung der Akademie der Wissenschaften am 2. Juli 1874 gehaltenen Antrittsvorlesungen der HH. Werner Siemens und Rudolph Virchow", in: ders., *Reden*, Leipzig 1887, 540.
54 Hawthorne, „Birthmark", 121.

> „Die Formen schwanden hin und waren nur ein Traum noch, fast nicht erkennbar auf vergeßner Leinwand ein Entwurf, den der Künstler aus dem Gedächtnis nur vollendet."
> Charles Baudelaire, *Die Blumen des Bösen* (1857)

BILDER ZUM TOD

Die Zeichen auffinden

1880 erscheint als neuntes Buch des Rougon-Macquart-Zyklus' Emile Zolas Roman *Nana*. Erzählt wird die Geschichte einer jungen Frau, die in der Schauwelt des Theaters lebt und ihr Geld durch Prostitution verdient. Aus Zolas langem Text möchte ich zwei *Bilder* herausschneiden – gewissermaßen ein Vorher- und ein Nachher-Bild –, die den Tod je unterschiedlich thematisieren. Dabei ist es nicht ohne Signifikanz, daß die Bilder den Roman einrahmen, Anfang und Ende, Durchlauf, Geschichte markieren.

Lesen wir, sehen wir also, wie Zola Nana vorstellt. Erstes Kapitel: Nanas Auftritt als Schauspielerin in einem Singspiel, in dem sie die Rolle der Venus verkörpert.

> Nana war nackt. Sie war völlig nackt und trug ihre Blöße mit ruhiger Kühnheit zur Schau, im sichern Selbstgefühl der Allmacht ihrer Fleischespracht. Einzig ein dünner Schleier hüllte sie ein. Ihre rundlich-fülligen Schultern, ihre amazonenhaften Brüste, deren rosigen Knospen starr wie Lanzen emporstanden, ihre breiten Hüften, die sich wollüstig ausladend wiegten, ihre vollen Schenkel, wie sie nur eine üppige Blondine aufzuweisen hat, kurzum, ihr ganzer Leib lockte und schimmerte deutlich wahrnehmbar unter dem hauchdünnen, schaumweißen Schleiergewebe. So entstieg wohl vorzeiten Venus den Fluten, nur von ihrem Haar umhüllt. [...] Es war, als sei ein Wind vorübergeweht, ein linder, milder Windhauch zwar, doch geschwängert mit einer dumpfen Drohung. Jäh und unerwartet bäumte sich in dem gutherzigen Kind das Weib auf, beklemmend und ängstigend, mit dem Wahnsinnsausbruch ihres Geschlechts, und ließ sie das unbekannte Reich des Verlangens schauen. Nana lächelte unentwegt, aber es war ein böses Lächeln, das Lächeln eines männerfressenden Weibchens. [...] Aug in Aug mit diesen fünfzehnhundert zusammengepferchten Menschen, die völlig erschöpft und mit ihren Nerven am Rande waren, vor diesen überreizten, schaummüden und abgespannten Zuschauern stand Nana, sieghaft in ihrem marmorweißen Fleisch, mit ihrem Geschlecht, das stark genug war, alle diese Menschen zunichte zu machen, ohne doch von ihnen auch nur einen Hautritzer abzubekommen.[1]

---

1 Emile Zola, *Nana*, München 1992, 38, 41.

Dies ist das Klischee der *femme fatale*, die in ihrer scheinbar unbegrenzten Jugendlichkeit und mit ihrer inszenierten kalten Wollüstigkeit den Tod zu bringen vermag. Dabei ist sie selbst so gehärtet – Inbild verführerischer Unveränderlichkeit –, daß sie die Verwundung nicht zu erleiden scheint. Nanas Körper verneint den Tod.

Die Unverletzlichkeit ist jedoch nur eine Behauptung. Und da Zola kein Allegoriker ist, der allein der Bildstarre sich verpflichtet fühlt, sondern ein Autor, der an Dynamik, Veränderung, Lebensprozessen interessiert ist, setzt er auch die Antithese: Im Schlußabsatz des Romans zeichnet Zola mit ungemilderter Unbarmherzigkeit das amorphe Fleisch der Verwesung, das kaum mehr Erinnerung an die jugendliche Venus der Theateraufführung zuläßt. Das „marmorweiße Fleisch" ohne „Hautritzer" hat sich in eine wüste Wunde verwandelt.

> Nana blieb allein, ihr aufwärtsgerichtetes Gesicht lag im hellen Kerzenschein. Sie war nichts weiter mehr als ein Häuflein Gebeine, Flüssigkeit und Blut, eine Schaufel voll verwesenden Fleisches, das da auf ein Kissen hingeworfen lag. Die Blattern hatten das ganze Gesicht ergriffen, eine Pustel saß neben der andern. Sie waren eingeschrumpft und zusammengefallen, boten einen grauen, erdigen Anblick und wirkten jetzt schon wie Moder und Verwesung auf diesem unförmigen Brei, in dem man keine Züge mehr erkennen konnte. Ein Auge, das linke, war gänzlich in das eitrige Fleisch eingesunken; das andere stand halb offen und versank wie ein schwarzes modriges Loch in der Höhle. Die Nase eiterte immer noch. Eine ganze rötliche Kruste zog sich von einer Wange quer hinüber zum Mund und verzerrte ihn zu einem grauenvollen Grinsen. Und über diese scheußliche, groteske Maske des Nichts floß in einem goldenen Geriesel ihr schönes Haar, das immer noch seinen Sonnenglanz bewahrt hatte. Venus ging in Verwesung über. Es sah aus, als wäre der Krankheitskeim, den sie in der Gosse auf den nicht weggeräumten Äsern aufgelesen hatte, dieser Zersetzungsstoff, mit dem sie ein ganzes Volk vergiftet hatte, ihr ins Gesicht gestiegen und hätte es in Fäulnis aufgehen lassen.[2]

Das, was zwischen diesen Bildern geschieht, ließe sich unter dreifachem Blickwinkel beschreiben: 1. Moralisch: Zola zeigt die todbringende Frau, die selbst den Tod erleiden muß, weil sie sich am moralischen Gesetz vergangen hat. 2. Wissenschaftlich: Der Text übersetzt ins Szenische allgemeine Begriffe, die zentral für das wissenschaftlich-technische Wissen des 19. Jahrhunderts sind: Unterschied oder Differenz, Gefälle, Prozessualität, Irreversibilität, Übertragung, Produktion, Zirkulation.[3] Zola inszeniert Energie, die am Körper Umformungen,

---

2 Ebenda, 557–558.
3 Siehe Michel Serres, *Hermes VI. Verteilung*, Berlin 1993, 65. Wie überhaupt unübersehbar dieses Buch Spuren in meinem Text hinterlassen hat.

Veränderung der Zusammensetzung, Transformationen bewirkt. Gleichzeitig erweist er sich als Mikrobiologe und Mediziner, der im Zeitalter Pasteurs und Kochs die Fäulnis, den Schmutz, Bakterien, Viren, Mikroben, Übertragungsmedien, Ansteckung reflektiert. Zola zeigt, daß Nana auch als eine bio-chemische Maschinerie betrachtet werden kann. Und 3. Ästhetisch: Das Schlußbild eines sich zersetzenden Antlitzes folgt einer Ästhetik des Häßlichen, die seit Baudelaires lyrischer Beschreibung eines faulenden Kadavers Beunruhigung in die Literatur gebracht hat. Der Tod tritt auf als Skandalon deformierter, entseelter Kreatürlichkeit, verfremdeter Anthropomorphie.

Dem ästhetischen und wissenschaftlichen Bedeutungshorizont der Bilder gilt besondere Aufmerksamkeit nicht nur, weil Zola den Roman mit wissenschaftlicher Strenge durchzuführen suchte[4], sondern weil er darin ein anschauliches Modell einer zeitgenössischen Wissenskonfiguration vorstellt, in der die Frage nach dem Leben vor dem Hintergrund des Todes gestellt wird.[5]

In Zolas antithetischem Bildentwurf ist eine dynamische Konzeption enthalten, die einen Konnex herstellt zwischen initialem todbringendem Sexus und finaler erlittener Verflüssigung des Fleisches, zwischen aktiver Beherrschung und passivem Todesschicksal, zwischen sichtbarer skulpturaler Oberflächlichkeit und geheimer unsichtbarer Keimlebendigkeit, zwischen heiß und kalt. Es ist ein Kraft-Modell des Übergangs, der Wandlung. In *Doctor Pascal*, dem letzten Roman des Rougon-Macquart-Zyklus', wird Nana noch einmal kurz besprochen und an ihrem Leben die metamorphotische Dialektik konstatiert. Entsprechend ihrer Existenz zwischen Schmutz und Glanz wird sie doppelsinnig als „goldene Fliege" beschrieben, „die aus der Fäulnis [...] aufgeflogen war, die im Schwirren ihrer Flügel den Gärungsstoff der Zerstörung mit sich nahm" und „ein solcher Bazillus in der verspesteten Luft dieser Zeit [war], daß sie selbst in Fäulnis überging und an den schwarzen Blattern verendete"[6].

Leben hat zur Voraussetzung einen Austauschprozeß mit der Außenwelt. Männer, Geld, Waren, Keime sind es, die Nana einzieht und wieder investiert, zur Zirkulation bringt. Am Ende jedoch stockt der Austausch. Im Schlußbild des

---

4 Zola nennt sein Zyklus-Projekt „Natur- und Sozialgeschichte einer Familie unter dem Zweiten Kaiserreich".
5 Siehe Michel Foucault, „Das Leben: die Erfahrung und die Wissenschaft", in: Marcelo Marques (Hg.), *Der Tod des Menschen im Denken des Lebens*, Tübingen 1988, 65–66.
6 Emile Zola, *Doktor Pascal*, München 1977, 162.

Todes zeigt sich der entropische Zustand der Differenzlosigkeit. Es herrschen die Keime.

Zwei Bedeutungsrichtungen lassen sich hier ablesen. Zum einen beschreibt das literarische Bild einen biochemischen Verfallsprozeß: Destruktion. Zum anderen wird auf der Ebene der Bilder-Differenz von *vorher* und *nachher* ein energetischer Prozeß veranschaulicht, der einen umgeformten Körper hervorbringt: Produktion.

Für den Empiriker oder Diagnostiker birgt dieser Prozeß ein semiologisches Problem; er fragt: Wie kann ich die Grenze zwischen Leben und Tod erkennen; wie stellt sich der Punkt des Übertritts dar? Dazu muß er wissen: Was sind die Zeichen des Todes, der noch nicht eingetreten ist? Die goldene Oberfläche täuscht den Blick des Empirikers, der mit der Unsicherheit des Erkennens konfrontiert ist: Was ist ein Zeichen, was bedeutet es? Zola führt uns an die Paradigmen der Sichtbarkeit heran: Wir sehen entweder die obszöne Gegenwärtigkeit des zerstörten Fleisches oder den betörenden Schein der Lebendigkeit: Pathologie oder Physiologie, Thanatos oder Eros. Diese Dichotomie trägt nicht, denn jenseits der wahrnehmbaren Oberflächen, in der Dunkelheit des Leibes, im Bereich des Kleinen und Atomaren vermischen sich Gesundheit und Krankheit, Tod und Leben, die Maschine und der Abfallhaufen.

Das literarische Beispiel reflektiert eine Problemlage, die in der Medizin des 19. Jahrhunderts medial bearbeitet wird. Sie beginnt dort, wo Zola aufhört. Die medizinische Ikonographie inszeniert in ihrer Ästhetik krankhafter Verunstaltung die Ankündigung des Todes. In die ikonographische Klinik kommt eine Vielzahl jener Fälle, die die Krankheitszeichen in expressiv-bedrohlicher Form präsentieren: der Körper am Punkt des Todes.

Diese Bilderwelt ohne Innerlichkeit ließe sich deuten als zeichenhafte Kulmination, in der Symptom und Signum übereinkommen. Georges Canguilhem hat diese begriffliche Unterscheidung getroffen, um die epistemologische Grundhaltung moderner Medizin zu charakterisieren: Das Symptom bekundet der Kranke; darüber hinaus kann es Krankheitssigna geben, noch bevor das Subjekt Symptome bemerkt. Canguilhem: „Die Wirklichkeit, über die der Arzt sein Urteil fällt, reduziert sich auf die Gesamtheit der Zeichen, die er zum Vorschein bringt."[7] Damit hat es der Arzt aber mit einer annähernd unendlichen Räum-

---

7 Georges Canguilhem, „Der epistemologische Status der Medizin", in: ders., *Grenzen medizinischer Rationalität*, Tübingen 1989, 76.

lichkeit – bis ins Molekulare – zu tun, die er durchforsten muß. Die Techniken und Technologien zur Auffindung der Zeichen werden im 19. Jahrhundert erst entwickelt und allmählich verfeinert: Experiment, Vivisektion, Mikroskopie. Wenn das Problem also darin besteht, Zeichen zum Vorschein zu bringen, dann ist der Blick auf den aufgebrochenen Körper am Ende seiner Existenz nur allzu verständlich. In ihm sind vielleicht die Signa enthüllt, die die Zeit verborgen gehalten hat. Gibt es eine Teleologie der Krankheit, die von ihrem Ende her zu verstehen ist? Dies scheint die Frage gewesen zu sein. Für den Mediziner des vorigen Jahrhunderts war der Tod die Stelle, von dem aus die pathologische Produktivität studiert werden konnte. Der Tod lenkt den Blick auf das Leben.

Die Zeit aufnehmen

Im Jahre 1896 veröffentlicht ein Dr. Young einen Fall von *Leontiasis Ossea*. Dem Bericht sind drei Fotografien beigefügt – zwei Krankenporträts in Seiten- und *en-face*-Ansicht und eine nicht-medizinische Atelierfotografie (Abb. 13–14).

Wir finden hier die gleiche Logik der Vorher-Nachher-Bilder, die auch bei Zola vorlag: Von der Gesundheit zur Krankheit, vom Leben zum Tod.

Der Mann ist 28 Jahre alt, als er sich fotografieren läßt. Wenig sprechend ist das feierlich-ernste Porträt, das ganz im Stil der normierten Atelierästhetik seiner Zeit aufgefaßt ist. Wir sehen einen unauffälligen Menschen, der die Jugend hinter sich hat und nun in die Zukunft eines langen Erwachsenenlebens zu schauen scheint. Doch die Zukunft ist nur kurz: 18 Jahre nach der Aufnahme, im Mai 1896, stirbt der Mann.

Wie wird der Krankheitsverlauf beschrieben? Irgendwann entdeckt die Ehefrau eine kleine Schwellung im Gesicht ihres Gatten. Man wird sich zunächst nicht sonderlich darum bekümmert haben, denn die Schwellung stellt keine Behinderung dar und Schmerzen verspürt der Gatte auch keine. Ganz allmählich jedoch wächst die Geschwulst. Als schließlich ein Arzt den Mann sieht, ist das Gesicht von dem Geschwür verunstaltet. Der Mann ist nicht mehr zu retten.

> He was then 39 years of age, and a photograph in his wife's possession, taken some eighteen years ago [...] shows no indication of the disease having commenced at that time at least. [...] The patient died quite suddenly on May 27th, 1896, at the age of 46.[8]

---

8 *British Medical Journal*, Vol. II, 1896, 1304.

Bilder zum Tod   61

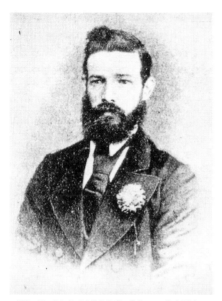 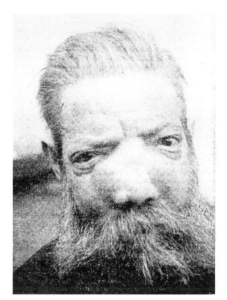

Abb. 13, 14. British Medical Journal, 1896

Der Arzt macht in seinem Artikel die Bemerkung, das die Krankheit bereits zum Zeitpunkt der fotografischen Atelieraufnahme ausgebrochen sein muß. Dem Gesicht ist nichts anzusehen, und doch ist diesem Körper ein Schicksal eingegeben. In der Undurchsichtigkeit des Gewebes versteckt sich die herannahende Zeit. Die Fotografie wird durch die nachträgliche Diagnose des Arztes unversehens zum Ausweis einer Zukunft – einer Zukunft, die schon vollendet ist. Paradox: Wir sollen sehen, das etwas Existierendes nicht zu sehen ist.

Die ursprünglich konventionelle Atelieraufnahme hält sich aufgrund des medizinischen Kommentars nicht mehr an die Zeitlogik herkömmlicher Fotografieverwendung. Gemeinhin betrachten wir fotografische Bilder als festgehaltene kurze Momente aus der Vergangenheit. Die Punktualität des Mediums gibt dem Aufgenommenen eine präzise Stelle in der Geschichte.

Der Arzt belehrt uns jedoch eines anderen: Noch ganz unsichtbar wird eine Zukunft ins Bild gesetzt. In wenigen Sätzen wird ein Zeitrahmen von achtzehn Jahren abgesteckt, nachträglich die Anwesenheit der Krankheit und des kommenden Todes im Unsichtbaren diagnostiziert. Der Körper ist im wesentlichen eine opake Gegebenheit; das, was er zu zeigen gibt, hat in der Tiefe seine Ursache. Und so wird der Gewißheitsabschluß erst am Ende durch die Leichenöffnung herbeigeführt: Die stichwortartigen Befunde der Sektion beenden den Bericht. Wir lesen/sehen einen Entwicklungsbericht, der vom Ende, vom Tod her seine Sinnstruktur erhält. Von diesem Punkt aus erlangt das Unscheinbare wie auch das Offensichtliche seine Bedeutung. Ablauf des pathologischen Lebensprozesses: „Der Tod ist der Spiegel, in dem das Wissen das Leben betrachtet."[9] So sagt es Michel Foucault. Eugène Sue läßt in seinem 1842 erschienen Roman *Die Geheimnisse von Paris* den Doktor Griffon das Gleiche zum Ausdruck bringen: „Für jeden, der darin zu lesen versteht, ist der Kadaver ein Buch, in dem man lernt, Kranken das Leben zu retten."[10]

Auch wenn die medizinischen Fotografien als starre Jetzt-Gegebenheit erscheinen, die nichts weiter als das nackte Faktum des sichtbaren Symptoms darzustellen scheinen, so funktionieren sie im Kontext der Wissenschaft vor allem als Zeitgeber, an die sich der Blick ins Gewebe, in die Dunkelheit jenseits der Oberfläche anschließt. Ein zweites Beispiel soll dies verdeutlichen.

In einer Vorlesung des Jahres 1887 stellt ein Arzt den Fall eines 32jährigen Mannes mit einem enormen Kiefertumor vor.[11] Der Arzt beschreibt die Lage, das Gewicht, Umfang des Tumors. Es werden Fotografien hergestellt, ein Stich nach den Fotografien für die Veröffentlichung (Abb. 15–16) und ein Präparat nach der Operation.

Was wird uns mitgeteilt? Die Krankheit hatte ihren Anfang elf Jahre vor der Bildnahme mit einer Schwellung unter dem rechten Eckzahn genommen. Das Großwachstum hatte die Zeit von vier bis fünf Jahren gedauert. Nach einer falschen Behandlung kommt der Mann entkräftet in die Klinik. Er wird operiert, um dennoch am sechsten Tag zu sterben. Es erfolgt die Sektion des Tumors und Beschreibung der Gewebe.

Das Bild zeigt nur einen Moment – zwischen Bildung und Vergehen. Der Arzt notiert die Geschichte, den Gang des Wachstums, stellt das Produkt aus. Nach der Operation legt das Skalpell die dunklen *Oberflächen* frei. Man muß an der Gewebesubstanz nachvollziehen, was geschehen ist. Das ist die Arbeit am Tod.

---

9 Michel Foucault, *Die Geburt der Klinik*, Frankfurt/M., Berlin, Wien 1976, 160.
10 Eugène Sue, *Die Geheimnisse von Paris*, Köln 1984, 399.
11 Christopher Heath, „Lectures on Certain Diseases of the Jaw", in: *British Medical Journal*, Vol. II, 1887, 87.

Bilder zum Tod 63

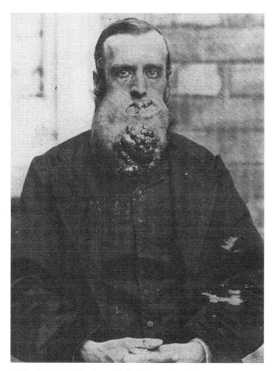

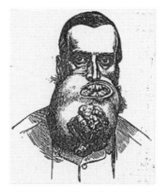

Abb. 15. Royal Society of Medicine, c. 1865 *Abb. 16. British Medical Journal, 1887*

In der Wahrheitsuche wird zwar der Jetzt-Zustand beschrieben, doch mit dem Ziel, auf das Davor und Dahinter zu kommen. Man muß Ursachen benennen, Entwicklungen vorhersagen können. Rudolf Virchow hat in seinem programmatischen Aufsatz „Ueber die Standpunkte in der wissenschaftlichen Medizin" das neue Ethos der wissenschaftlichen Erkenntnis formuliert:

> Die eigentliche Wissenschaft hebt erst mit der Geschichte der Körper an; sie forscht nach dem Mechanismus und den Bedingungen ihres Entstehens und Entwickelns, nach den zeitlichen und ursächlichen Beziehungen zwischen den Körpern [...] sie hat es [...] mit den Vorgängen an den Körpern, mit der Erscheinung und Bewegung zu thun.[12]

---

12 Rudolf Virchow, „Ueber die Standpunkte in der wissenschaftlichen Medicin", in: *Archiv für pathologische Anatomie und Physiologie*, 1 (1847), 11.

Erscheinung und *Bewegung*: Energetische Konzeption und Semiologie werden zusammengebracht, um den theoretischen Grund wissenschaftlichen Erkennens zu bilden. Befragt wird die sichtbare Zuständlichkeit, um jedoch Aufschluß über etwas Unsichtbares zu erhalten, das in der Tiefe lagert: ein Potential, das die Produktion oder das Wachstum von Mannigfaltigkeiten unterhält. Das Körperkonzept in der sich modernisierenden Medizin zeigt sich konform zur Industrialisierung. Hier wie dort: Betriebsamkeit, Rohstoffverarbeitung, Geschichte.

Mit diesem analogischen Blick auf die medizinische Fotografien wird diese Bildgattung vor allem lesbar als stummer Ausweis einer Wahrnehmung, die die Bewegung aus der Abweichung begreift: der Organismus als Zeitmaschine.

Daraus ergibt sich, daß die Leben-Tod-Differenz eine virtuelle Gleichzeitigkeit ist. Mit einer paradoxen Formulierung könnte man sagen, daß auf den medizinischen Bildern oftmals lebende Tote zu sehen sind. Wenn die medizinischen Autoren in den bildbegleitenden Texten nicht selten den Tod des Abgebildeten vermerken, die extremen Krankheitsäußerungen nachträglich in eine Relation mit dem Tod gebracht werden, dann kann dies nur heißen: nachträglich vom Bild die zukünftige Zeit ablesen, das Heranwachsen des Todes sehen, der sich vollendet hat. Mit der Nosographie verbindet sich eine Thanatographie.

Dieses semiologische Konzept spielt mit der Vorstellung vom verteilten Tod: Der Tod ist nicht die finale Grenze des Lebens; die Erkrankung eines Organs kann als partielle Vorwegnahme des Todes verstanden werden. Anders als in den naturphilosophischen, animistischen oder vitalistischen Theorien, die das Leben als Ganzheitsprinzip betrachteten, steht das einzelne, regional begrenzte Krankheitszeichen im Verdacht, das Sein des Tods im Sein des Lebens anzudeuten. Der Körper ist nicht einfach etwas, das in jedem Fall entweder lebt oder leblos ist, sondern in einem Übergang sich befinden kann. Einer der Begründer der modernen Medizin, der Anatom und Physiologe Xavier Bichat, hat den Tod als Verzeitlichungs- und Verräumlichungsprozeß beschrieben, worin die Lebensfunktionen sukzessive aufhören zu existieren. Der Organismus wird dabei nicht als ein Nebeneinander anatomischer Entitäten aufgefaßt, sondern als ein durch eine Vielzahl verschiedener Gewebe strukturierter Kommunikationsraum. Der Tod durchwandert diesen Raum. Es bleibt für den Forscher allerdings das Rätsel, wann der Partialtod in den „allgemeinen Tod"[13] übergleitet. Das Foto, das

---

13 Xavier Bichat, *Physiologische Untersuchungen über den Tod*, ins Deutsche übersetzt und eingeleitet von Rudolf Boehm, Leipzig 1912, 3.

ja über einen genauen Zeitinhalt verfügt, wird deshalb oft in zeitliche Relation zum Eintritt des Todes gebracht. Das Symptom auf dem Bild kann als eine Art Zeitanzeiger gedeutet werden – als Vor-Bild des Todes.

Die Gleichzeitigkeit erkennen

Ich möchte in diesem Zusammenhang auf Emil Zola zurückkommen, der in seinem ersten naturalistischen Roman die Bild- und Zeitproblematik, den Riß zwischen Sehen und Erkennen thematisiert hat. Zola, der die Schriften Claude Bernards, des Begründers der methodisch geleiteten experimentellen Medizin, studiert hatte, schreibt *Thérèse Raquin* genau zu dem Zeitpunkt, als man beginnt, die kranken Körper für fotogen zu halten. Im Vorwort behauptet er, daß er nichts weiter getan habe, als „an zwei lebendigen Körpern die analytische Arbeit durchzuführen, die die Chirurgen an Leichen vornehmen."[14]

Zolas literarische Figurenanalyse ist in erster Linie darauf gerichtet, minutiös die Formen und Stufen des Hinübergehens von der lebenden Materie zur leblosen Gegenständlichkeit zu notieren. Er versucht sich als Semiologe der Lebensprozesse: Eine Dahinsiechende wird vom Autor mit einem Oxymoron als „halb lebendige Leiche"[15] charakterisiert; er schreibt von den „aufgelösten Zügen einer Toten [...], in die hinein zwei lebendige Augen verpflanzt worden waren"[16]. Diese Formulierungen sind in ihrer Wörtlichkeit zu verstehen: Sie entwerfen einen Körper aus anatomischen Einzelteilen, in denen der Tod sich regionalisiert und vervielfältigt.[17]

Das Thema des gestreuten Todes veranschaulichend, webt Zola dann das Motiv des Bildes in seinen Text ein. Wenngleich der Autor sich für das Genre des Gemäldes entscheidet, so finden wir doch die Kontur einer Ästhetik des Häßlichen formuliert, die auch für die medizinische Fotografie Geltung beansprucht, eine Ästhetik, in die unter anderem die Zeichen des zukünftigen oder prozessualisierten Todes eingetragen sind. Der Held des Romans, Laurent, fertigt ein Porträt seines Freundes Camille an. Er ist ein Maler ohne Inspiration und

---

14 Emile Zola, *Thérèse Raquin*, Stuttgart, 1988, 5.
15 Ebenda, 196.
16 Ebenda, 197.
17 Siehe Foucault, *Die Geburt*, 156.

Kunstfertigkeit. Da er nicht mit den Farben umzugehen weiß, malt er ein vulgäres, schlecht komponiertes Bild. Im Verlauf des Romans ertränkt Laurent seinen Freund in der Seine und begegnet ihm vierzehn Tage später wieder im Leichenschauhaus: eine aufgedunsene Wasserleiche mit verzerrten, grimassierenden Gesichtszügen, ein „Haufen aufgelösten Fleisches"[18]. Nach dieser Leichenschau erhält das Gemälde einen unvorhergesehenen Wahrhaftigkeitswert, denn es erscheint mit einem Mal als ikonographisch-halluzinatorische Vorwegnahme von Camilles Tod: „Sein Werk erstaunte und erdrückte ihn durch seine wüste Häßlichkeit; vor allem die weißen, schwimmenden Augen in den weichen und gelblichen Höhlen erinnerten ihn genau an die verwesten Augen des Ertrunkenen in der Morgue."[19]

Die Abwesenheit der Kunsthaftigkeit, der Idealisierung des Jetzt bringt die Zukunft des Leibes, seiner Verwesung zum Vorschein. Das Bild zeigt bereits, was das Wissen erst in der Nachträglichkeit erfaßt.

Das Bild ist ein geheimer Geschichtslieferant – nicht nur der Schriftsteller, auch die medizinischen Zeitschriften erzählen davon. Im Jahre 1864 wird von einem spektakulären Fall, von einem fotografischen Wunder berichtet: Von einer Frau wurde ein fotografisches Porträt angefertigt. Die Haut der Fotografierten zeigte keinerlei Merkmale einer Erkankung. Nach der Entwicklung der fotografischen Platte waren jedoch deutlich Flecken auf dem abgebildeten Gesicht zu erkennen. Die Emulsion war für bestimmte Anteile aus dem Farbenspektrum sensibel, die das bloße Auge nicht wahrnehmen konnte. 24 Stunden nach den Aufnahmen zeigten sich die Pockenflecken als manifeste Krankheitssymptome, die zunächst unsichtbar geblieben waren. Die Frau soll kurz nach Ausbruch der Pocken gestorben sein.[20]

Auch wenn dieses Ereignis eher eine Anekdote in der Geschichte der medizinischen Fotografie darstellt, so wird an der Aufmerksamkeit, die ihr zugemessen wurde, deutlich, daß es einen Wunsch nach der erkennenden Inblicknahme des „chronologischen Tableau[s] sukzessiver Tode"[21] gab.

---

18 Zola, *Thérèse Raquin*, 100.
19 Ebenda, 159.
20 Siehe *The Lancet*, Vol. II, 1875, 187. *The Lancet*, Vol. I, 1883, 760. Alison Gernsheim, „Medical Photography in the Nineteenth Century", in: *Medical and Biological Illustration*, Vo. XI, No. 2 April 1961, 147.
21 Foucault, *Die Geburt*, 156.

Es zeigt sich, daß hinter der Schicht der Sichtbarkeit Spuren vermutet werden müssen, um deren Enthüllung der Mediziner ringen muß. Sein Handeln ist an die Vorausschau geknüpft. Veränderung geschieht nur allzu oft im Unsichtbaren, Geschichte wird im Verborgenen gestiftet.

Oscar Wildes Roman *Das Bildnis des Dorian Gray* nimmt diese Problematik von Sichtbarkeit und Unsichtbarkeit literarisch ins Visier. Die Geschichte ist bekannt: Dorian Gray erlangt durch einen teuflischen Tauschakt ewige Jugend, während ein Gemälde, das der Maler Hallward von Dorian angefertigt hat, die Lebensprozesse und -einwirkungen, die Krankheits- und Todeszeichen in einem Prozeß steter Wandlung zur Ansicht bringt. Wilde operiert mit der gleichen Konstellation wie Zola im *Nana*-Roman: Dorians Geschichte spielt sich im differentiellen Bildgefüge von scheinbarer Unverletzlichkeit und erotisierender Oberflächlichkeit einerseits und abschließendem Verfall andererseits ab. Während Dorians Hauthülle keine Veränderungen zeigt, ist das Gemälde der Ort der energetischen und Formprozesse: Im Laufe der Erzählung verzerren sich die Gesichtszüge mehr und mehr und zeichnen bald die Fratze der Verwüstung. Dorian verbannt das Bild in eine abgelegene Dachkammer hinter einen Vorhang, um der Öffentlichkeit das Wissen von seiner Verderblichkeit vorzuenthalten. Oscar Wilde nimmt mit dieser Konstruktion die Elemente auf, die auch im medizinischen Diskurs das epistemologische Feld bestimmen: Gegensatz von Sichtbarkeit und Unsichtbarkeit, Topologie von luzider täuschender Oberfäche und opaker Tiefe, Bildwerdung als Historisierungsvorgang, Ästhetik des Häßlichen als Vorstufe des Todes. Sein mortales Ende (das auch das Ende der Erzählung ist) leitet Dorian dadurch ein, daß er nach langen Jahren der Geheimhaltung das Gemälde vor seinem Schöpfer Hallward enthüllt. Ein Moment des Erschreckens vor diesem Kranken- und Totenbild:

> Ein Ausruf des Entsetzens kam von den Lippen des Malers, als er in der schlechten Beleuchtung das häßliche Gesicht auf der Leinwand sah, das ihn angrinste. Es lag etwas in dem Ausdruck, das ihn mit Widerwillen und Ekel erfüllte. Großer Gott! es war Dorian Grays eigenes Gesicht, auf das er blickte! Das Gräßliche, was es auch war, hatte die wunderbare Schönheit noch nicht ganz zerstört. Noch war etwas Gold in dem dünnen Haar und etwas Rot auf dem sinnlichen Mund. Die stumpfen Augen hatten etwas von ihrem lieblichen Blau bewahrt, die edeln, geschwungenen Linien um die feingebauten Nüstern und der plastische Hals waren noch nicht ganz geschwunden. Ja, es war Dorian selbst. [...] Er hielt das Gesicht wieder nahe an die Leinwand und untersuchte sie genau. Die Oberfläche schien völlig unangetastet und geblieben, wie sie aus seinen Händen gekommen war. Von innen war augenscheinlich die Verderbnis und das Entsetzen gedrungen. Durch einen seltsamen Zeugungsprozeß inneren Lebens fraß der Aussatz der Sünde langsam an

dem Bilde. Das Faulen eines Leichnams, der im Wasser begraben liegt, war nicht so grauenhaft.[22]

Die bildliche Analogie zum Schlußtableau in Zolas Roman ist offenkundig: Der Verfall beginnt im Verborgenen, hinter dem Schleier, unter der Haut. Sind die Zeichen, die Symptome erst an die Oberfläche getreten, gibt es keine Flucht mehr vor der „selbsterzeugenden Ungestalt"[23] und der Mortalität.

Was die Literatur als phantastische Konstruktion entwirft, ist für die Medizin Erkenntnispraxis: Der Fortgang der Zeichenenthüllung ist Lektüre und Analyse. Das Symptom, das den Körper aufreißt oder zerreißt, betreibt „Obduktion am Lebendigen"[24], eine Arbeit, die der Pathologe am Leichnam fortsetzen wird. In den Krankenberichten, die den medizinischen Fotografien beigegeben sind, werden zuweilen auch Sektionsbefunde mitgeteilt. Sie bilden einen Nachtrag, in dem der Sinn, daß das geheime Wirken der Todeskräfte hinter der Schicht der sichtbaren Zeichen ausgesagt werden soll. Es geht darum, dem Zeitfluß auf die Spur zu kommen, der den Leben-Tod-Prozeß in den Körper einschreibt. Um Brüche in dieser Spurenlese zu vermeiden wird auch, wie Foucault anmerkt, „die Latenzzeit zwischen dem Tod und der Obduktion erheblich verkürzt, [wodurch] der letzte Augenblick der pathologischen Zeit mit dem ersten Zeitpunkt des Leichnams beinahe zusammenfallen [kann]."[25]

Es scheint mir bemerkenswert, daß die unklare Grenze zwischen dem Tod und dem Leben durch die Fotografie ästhetisch unterstützt wird. Die Bilder frieren den abgebildeten Körper ein, lassen die Todesstarre schon zu Lebzeiten auf ihn fallen.

Ein Beispiel, das auf drastische Weise die vorwegnehmende Aufhebung des Todes in der Fotografie anzeigt, ist das Bild eines 12jährigen Jungen (1867) mit einem von der Syphilis zerfressenen Gesicht (Abb. 17).

---

22 Oscar Wilde, *Das Bildnis des Dorian Gray*, Frankfurt/M. 1985, 203, 205.
23 Karl Rosenkranz, *Ästhetik des Häßlichen*, Leipzig 1990, 23.
24 Foucault, *Die Geburt*, 144.
25 Ebenda, 155.

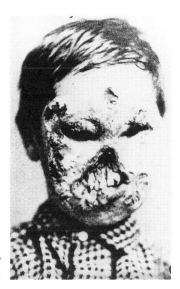

Abb. 17. Photographic Review of Medicine and Surgery, 1870–72

Dieses Bild ist wie die Realisierung der Zolaschen fiktiven Beschreibung eines von den Blattern zerstörten Gesichtes. Das Foto enthält kaum noch Anzeichen der Lebendigkeit, die, glaubt man dem Begleittext, dem realen Körper noch eigen war.

Dieses Foto möchte ich mit einem weiteren literarischen Fall assoziieren, in dem die Gleichzeitigkeit von Leben und Tod thematisiert werden.

Edgar Allen Poe hat in seinen Erzählungen immer wieder den Übertritt vom Leben zum Tod als unscharfe Grenzlinie bearbeitet und vor allem die damit verbundenen Angstphantasien zur Sprache gebracht. Angst entsteht dort, wo apriori ein Erkenntnisproblem vorliegt: „The boundaries which divide Life from Death are at best shadowy and vague. Who shall say where the one ends, and where the other begins?"[26]

In seiner Erzählung „Loss of Breath" spielt Poe mit schwarzem Humor eine Art spiegelverkehrte Frankensteingeschichte durch, die die Frage nach den Zeichen des Lebens stellt – eine Frage, die bis heute aktuell ist, wenn man an die Debatte um den Gehirntod denkt.

---

26 Edgar Allen Poe, „The Premature Burial", in: ders., *Selected Tales*, London 1994, 322.

Worum geht es? Anders als Shelley, die ihre Figur des Victor Frankenstein tote Einzelteile zusammensuchen läßt, um dem montierten Körper Leben einzuhauchen, der dann nach Sprache und seinem Menschsein sucht, berichtet der Ich-Erzähler in Poes Geschichte davon, wie er zuerst den Atem und als Konsequenz seine Sprache verliert. Was literarisch als Phantastik zu qualifizieren ist, wird vom Erzähler medizinisch als „anomaly" bewertet: „alive, with the qualifications of the dead – dead, with the propensities of the living"[27]. Wie Shelleys Monster ist dieser Scheintote ein Umhergetriebener, der jedoch mehr und mehr seine Lebensähnlichkeit verliert: Andere demontieren und sektionieren ihn, weil sie in ihm nur einen Toten sehen.

Alles beginnt wie ein Ungeschick. Während einer Kutschfahrt werden seine Gliedmaßen und sein Kopf von einem dicken Mann verrenkt, der sich einfach auf ihn setzt. In der Folge schlägt man ihm aufs Auge und zerrt an seinen Ohren, um seine Leblosigkeit zu beweisen. Da er weder schreien noch protestieren kann und kein Atem nachweisbar ist, wird sein Tod für erwiesen erachtet. Man wirft ihn aus dem Gefährt, wobei er sich beide Arme bricht. Ein Koffer fällt auf seinen Kopf, was zum Schädelbruch führt. Ein Chirurg nimmt ihn in sein Labor, wo er zunächst die Ohren abschneidet. Er bemerkt Lebenszeichen. Ein Apotheker kommt hinzu, um den Fall zu beurteilen. Man öffnet den Bauch und entfernt einige Eingeweide. Der Gequälte tritt um sich und verzerrt sein Gesicht. Auch das ist kein hinreichender Lebensbeweis, denn die Wissenschaftler sehen darin nur die Wirkung einer galvanischen Batterie, mit der man Experimente an ihm durchführt. Poe scheint an dieser Stelle das berühmte Frosch-Experiment Galvanis auf makabre Weise zu karikieren. Man kann jedoch in der wissenschaftlichen Literatur nachlesen, daß die Elektrifizierung des toten Körpers nicht dem Frosch vorbehalten war. In dem „Bericht über einige an der Leiche eines Enthaupteten angestellte Beobachtungen"[28] wird beschrieben, wie ein Ärztekolleg, darunter auch Virchow, mit dem Duchenne'schen Apparat Galvanisierungen an Kopf und Rumpf vornehmen. Man beobachtet Dilationen der Pupille, Reaktionen der Gesichtsmuskeln, Kontraktionen von Gewebe, Zuckung des Herzmuskels, Bewegung der Prostata und Erektion der Brustwarzen. Das ist die umkehrende Spiegelung dessen, was der Schriftsteller Poe zu lesen gibt: Hier Erotisierung des toten Körpers durch Elektrizität, dort Mortifizierung des lebendigen Körpers.

---

27 Edgar Allen Poe, „Loss of Breath", in: ders., *Spirits of the Dead*, London 1997, 247.
28 „Bericht über einige an der Leiche eines Enthaupteten angestellte Beobachtungen", in: *Verhandlungen der physicalisch-medicinischen Gesellschaft in Würzburg*, 5 (1855), 14–25.

Mit dem physiologischen Experiment hat das Martyrium des Erzählers kein Ende, denn in der Nacht kommen zwei gierige Katzen, die dem Versuchsmenschen noch Fleisch aus dem Gesicht kratzen. Trotz aller Widrigkeit entkommt der Arme, um jedoch für einen Kriminellen gehalten zu werden. Man henkt ihn auf. Am Galgen zeigt er die tollsten Spasmen und Konvulsionen. Ein schwarzes Schauspiel, das Umherstehende als Apotheose des Todes erleben. Schließlich endet er in einer Gruft, um Zwiesprache mit einem Toten zu halten.

Alles scheint auf den Tod zuzugehen. Poes Erzählung hat im Hintergrund ein konkretes medizinisches Problem. Welche Zeichen geben gewisse Auskunft über das, was in der Tiefe des Körpers der Fall ist? Wie ist das Leben zu erkennen, wo finden das Leben und der finale Tod statt? Dies waren Fragestellung auch der sich formierenden naturwissenschaftlichen Physiologie im 19. Jahrhundert.[29] Das Erkenntnisproblem mußte auftreten, weil der Körper als in Regionen aufgeteiltes Ganzes konzipiert wurde. Der Leib wird in Einzelteile zerlegt, sei es in Gewebe, Organe oder organische Systeme, um das Wirken des Todes als isoliertes Geschehen zu gewahren. Poe läßt die Protagonisten die Zeichen beständig falsch deuten. Sie sind gewalttätig, weil sie die Zeichen oberflächlich lesen, ihre Tiefe nicht erkennen. Poe scheint einen zeitgemäßen Erkenntnispessimismus zu reflektieren, denn die zugreifende Sektion fördert keine Wahrheit zu Tage, sondern vermehrt die Mißverständnisse. Es ist, als gäbe es keinen Grund, keine Letztendgültigkeit, als wäre das Signum nicht zu haben.

Das Schwanken zwischen Leben und Tod wird exemplarisch am Problem des Scheintoten. Ist das Zucken in „Loss of Breath" kein genügender Hinweis auf Lebendigkeit, wird in „The Premature Burial" die Starrheit in der „Katalepsie" nicht als Beweis des Todes erachtet. Den medizinischen Diskurs imitierend schreibt Poe:

> He is senseless and externally motionless; but the pulsation of the heart is still faintly perceptible; some traces of warmth remain; a slight colour lingers within the centre of the cheek; and upon application of a mirror to the lips, we can detect a torpid, unequal, and vacillating action of the lungs. Then again the duration of the trance is for weeks – even for months; while the closest scrutiny, and the most rigorous medical tests, fail to establish any material distinction between the state of the sufferer and what we conceive of absolute death.[30]

---

29 Siehe dazu Christiane Sinding, „Vitalismus oder Mechanismus?", in: Philipp Sarasin/Jakob Tanner (Hg.), *Physiologie und industrielle Gesellschaft*, Frankfurt/M. 1998, 76–98. Zum Komplex *Scheintod*, der vom 18. bis weit ins 19. Jahrhundert diskutiert wurde, siehe Ingrid Stoessel, *Scheintod und Todesangst*, Köln 1983.
30 Poe, „Burial", 329.

Zeichenunsicherheit durch Ungleichzeitigkeit im regionalen Gefüge des Körpers, allmähliche Verschiebung der Zeichen – derjenige, der sich der Wahrnehmung öffnet, sieht das eine *und* das andere, Leben *und* Tod – oder er verfällt der Täuschung.

Eine gewisse Parallele läßt sich zu dem jungen Flaubert ziehen, der seine Jugenderzählungen fast zu gleichen Zeit geschrieben hat, als Poe die zitierten Texte veröffentlichte. Flauberts Vater war von Beruf Mediziner, der in einem privaten Labor zu Forschungszwecken Leichen sezierte. Schon früh ist daher der kleine Gustave mit der Realität des toten, zerlegbaren Körpers konfrontiert gewesen. Später dann, in seiner Studentenzeit, hat er die Faszination für die Leiche beibehalten und sich stundenlang in Leichenhallen aufgehalten. Jean Paul Sartre hat in *Der Idiot der Familie* die mythische Passivität des toten Körpers als konstitutiv für Flauberts Erleben dargestellt.[31] Unabhängig jedoch von der individuellen literarischen Signatur scheinen Flauberts Erfahrungen, sein Kontakt mit der medizinischen Welt, seine phänomenologischen, vorwissenschaftlichen Meditationen dazu beigetragen zu haben, die beschriebene szientistische und ästhetische Haltung der Mediziner des 19. Jahrhunderts literarisch bearbeiten zu können. Für ihn ist die Leiche die finale Realisierung einer im Leben gegenwärtigen Vorzeitigkeit.[32] In „Quidquid voluerís" sagt der Erzähler in diesem Sinne: „Es gibt Leute, die ich immer im Zustand eines Skeletts sehe und deren gelber Teint mir aus der Erde geknetet zu sein scheint, die sie enthalten wird."[33] Die gleiche Doppeldeutigkeit der Körperzeichen wird auch an einem hübschen jungen Mädchen erkannt: „... die Frische der Haut war die eines Leichnams."[34] Der Tod ereignet sich nicht, er findet immer schon statt: als Läsion, als Möglichkeit der Krankheit, als Mangel im Stoffwechsel oder in der Differenzierung. Alle Menschen tragen die Leiche im Leib.

Daß dieser Modus eines Todes, der zeichenhaft in der Schwebe gehalten, der vorweggenommen oder aufgeschoben wird, die Auffassung im 19. Jahrhundert strukturiert, zeigt sich nicht nur in der Medizin und Literatur. Auch andere kulturelle Bewältigungs- und Repäsentationsstrategien erzeugten und bearbeiteten das Schwanken zwischen Lebensechtheit und Todeswirklichkeit, zwischen Simulation und Darstellung des Todes bzw. des Lebens. So war es in der populären Fotografie nicht ungewöhnlich, Aufnahmen von Verstorbenen – insbeson-

---

31 Siehe J.-P. Sartre, *Der Idiot der Familie*, Bd. 1, Reinbek b. Hamburg 1980, 476 ff.

dere von Kindern – anfertigen zu lassen, wobei die Toten oftmals mit Zeichen des Lebens ausgestattet wurden: geöffnete Augen, das beste Kleid am Leib, in einem Stuhl sitzend.[35] Die populäre Fotografie nähert sich gleichsam von der anderen Seite der Grenze; sie nimmt nicht wie die medizinische Ikonographie den Tod vorweg, sondern ruft das Leben illusionistisch zurück. Trotz ästhetischer und kontextueller Differenz sind beide Gattungen darin kongruent, daß sie die Leben-Tod-Grenze verwischen. Das medizinische Foto sistiert die Bewegung des Hinübergleitens in den Tod, der räumlichen Abfolge und Chronologie, es steht in der Mitte zwischen Krankenbett und Seziertisch; die populäre Fotografie konserviert den Moment scheinbarer Lebendigkeit.

Ähnlich wie die Fotografie hielten die Naturkundemuseen mit ihren dioramatischen Inszenierungen fest, was in Auflösung sich befand: Tote, ausgestopfte Tiere, die das Leben als erstarrte Konserve vortäuschen.

Was den menschlichen Körper betrifft, so wurde er in den Panoptiken und Wandermuseen als Präparat ausgestellt, vor allem aber in Wachs gegossen und darin zum Bild des Lebens umgeformt. Die Moulagen, oft medizinischen Sammlungen entnommen, riefen den Schrecken des Todes durch ihre scheinhafte Lebensnähe hervor.[36]

Und war es nicht der Kult der Totenmaske im 19. Jahrhundert, der im Antlitz des Verstorbenen die Summe des Lebens feierte?[37]

Die Bildwerke bezeugen den Tod, um dem Schauenden das Leben anschaulich zu machen. Die fixierende Deutlichkeit der Fotografie funktioniert – das ist die Paradoxie – in einem Feld der Undeutlichkeiten. Die Opposition von Todeszeichen und Lebenszeichen hat aufgehört, dichotomisch zu sein, sie ist der Ursprung einer Bewegung, eines Energieaustauschs, der Geschichtlichkeit des Körpers. Der beobachtende Mediziner stellt sich daher Fragen: Wo und wann bricht der Körper auf, wie zeigt er den Prozeß, der als Potential immer schon da ist? So (er-)findet der Wissenschaftler auch die wüste Häßlichkeit, die im Wahrneh-

---

32 Siehe ebenda, 480.
33 Gustave Flaubert, *Jugendwerke*, Zürich 1980, 135.
34 Ebenda, 112.
35 Siehe Phillippe Ariès, *Bilder zur Geschichte des Todes*, München, Wien, 1984, 258–264.
36 Siehe Christine Py/Cécile Vidart, „Die anatomischen Museen auf den Jahrmärkten", in: *Freibeuter*, 27 (1986), 66–77.
37 Siehe Susanne Regener, „Totenmasken", in: *Ethnologia Europaea*, 23 (1993), 153–170.

mungshorizont des 19. Jahrhunderts der Ausweis einer unheimlichen Produktivität, eines Kapitals ist, das seine Wirkungen in der opaken Tiefe des Leibes entfaltet. Seine Forschung setzt bei der Krisis der Zerstörung an, die als natürlicher Vorgang vor seinem Auge abläuft oder die er experimentell herbeiführt. Emile Zola hat in einem Entwurf von *Doktor Pascal* diese medizinische Praxis programmatisch bezeichnet, in der Häßlichkeit, Tod und Wissenschaft alliiert sind.

> Der Doktor kennt das Leben, er hat es durchforscht; er hat seine ganze Abscheulichkeit ausgesprochen ... Und wenn er alles gesagt hat, das Schwarze und Abscheuliche, als Wissenschaftler, der den menschlichen Kadaver ausbreitet ... denn um heilen zu können, muß man die Wunde genau kennen.[38]

> „Durch Kenntnis und Freundschaft der Materie, von der die Naturwissenschaftler nur die physikalisch-chemischen Reaktionen kennen können, bereiten wir die Schöpfung des MECHANISCHEN MENSCHEN MIT ERSATZTEILEN vor. Wir werden ihn vom Todesgedanken befreien, und folglich auch vom Tode [...]."
> F.T. Marinetti, „Technisches Manifest der futuristischen Literatur" (1912)

Postscript zu Freuds Todestriebkonzeption

1920 schreibt Sigmund Freud „Jenseits des Lustprinzips", worin der Begriff des Todestriebes eingeführt wird. Wissenschaftshistorisch finden wir hier – auf anthropologischem Niveau – die ultimative Formulierung für das dynamisch-energetische Epistem, wie es die Wissenschaft des vorangegangenen Jahrhunderts vorformuliert hat. Freud entwirft sein Theorem nicht nur auf der Basis klinischer Erfahrung mit den Neurosen, er geht in seinem Text auch auf die Auseinandersetzung innerhalb der Biologie über Leben und Tod aus der zweiten Hälfte des 19. Jahrhunderts ein. Er knüpft seine Metapsychologie damit an eine Wissen-

---

38 Emil Zola zit. n. Rita Schober, „Doktor Pascal oder vom Sinn des Lebens", in: Zola, *Doktor Pascal*, 532.

schaft, die experimentell Sterblichkeit, Entwicklung und Unsterblichkeit am Organismus untersuchte.[39] Freud nimmt für seine triebdynamische Konzeption eine Opposition auf, die längst in der Debatte war. Für seine eigenen Zwecke geht er davon aus, daß es einen Gegensatz und eine Durchmischung von Lebens- und Todestrieben gibt. Unsichtbar wirkt etwas im Körper, aufgrund dessen Organisches in Anorganisches sich verwandelt, Spannung aufgehoben, die Rückkehr in einen früheren Zustand befördert wird. Leben ist danach ein beständiges Ankämpfen der erotischen Triebe gegen die Auflösungsbestrebungen des Todestriebes bzw. ein dauerndes Suchen nach „Umwegen"[40], die zum Tod führen. Der Triebdualismus hält das System gewissermaßen in einem fortdauernden sich wandelnden Ungleichgewicht. „Jeder dieser beiden Triebarten", schreibt Freud in „Das Ich und das Es", „wäre ein besonderer physiologischer Prozeß (Aufbau und Zerfall) zugeordnet, in jedem Stück lebender Substanz wären beiderlei Triebe tätig, aber doch in ungleicher Mischung, so daß eine Substanz die Hauptvertretung des Eros übernehmen könnte."[41] Leben bedeutet ein permanentes Beschleunigen und Umlenken des Zeitpfeils, der auf den Ruhezustand, auf den Tod hinstrebt. Diese Investition erst garantiert Bewegung. Freud nimmt also in seiner metapsychologischen Reflexion die thermodynamische Konzeption des energetischen Unterschieds auf. Er adaptiert die Vorstellung, daß es einer beständigen – metaphorisch gesprochen – Wärmezufuhr bedarf, um die Unterschiedslosigkeit und die damit verbundene Unbeweglichkeit zu unterbinden. Der Tod ist auch bei ihm der Einbau, ohne den die Lebensprozesse nicht denkbar wären.

Freuds höchst spekulatives Theorem vom Todestrieb soll als Schlußpunkt gesetzt werden, da hier die Spur einer Epoche aufgenommen wird, die – so scheint es – bald der Vergangenheit angehören wird. Mit Blick auf die gentechnologischen Prophezeiungen, die informationellen Bio-Theorien und transplantationsmedizinischen Fortschritte müssen wir den Eindruck gewinnen, daß das Spannungsgefüge von Tod und Leben bald außer Kraft gesetzt wird. Wir gehen, glaubt man den Futuristen in den Labors, auf ein hypertrophiertes Leben ohne Grenzen zu. Der Physiker Ernst Rößler faßt die Situation so zusammen:

---

39 Sigmund Freud, „Jenseits des Lustprinzips", in: ders., *Studienausgabe III*, Frankfurt/M. 1975, 254 ff.
40 Ebenda, 248.
41 Sigmund Freud, „Das Ich und das Es", in: ders., *Studienausgabe III*, Frankfurt/M., 308.

> Und gerade greifen die Biowissenschaftler nach neuen Sternen: Ersatzteillager für den Menschen, Mensch-Maschine-Kopplungen und »artificial life« von Softwaresystemen werden konzipiert. Eine rekombinierte Schöpfung wird neue biologische »Systeme« auf der Erde erzeugen. [...] Kurz: das ewige Leben scheint greifbar nah, und eine Entwicklung zum Transhumanen hat eingesetzt.[42]

Wenn in der transhumanistischen Bewegung das Ende des Todes und das „paradise-engineering" angekündigt werden, dann ist noch nicht abschätzbar, welche metaphysische Krise oder Erleichterung aus der Abschaffung von Krankheit und Alterung erwachsen wird. Eines scheint zumindest die logische Konsequenz: Durch die Eliminierung von Spannung und Gegensatz kann Leben nicht als Prozessualität begriffen werden, weder (wie bei Freud) als Rückkehr noch (wie bei einigen Biologen der Zeit) als Abschluß einer Entwicklung. Die Transformation der Episteme ist zu notieren: Der Blick ins Gewebe, den das 19. Jahrhundert verfeinert hat und mit dem man verstehen wollte, was die Natur des Menschen ist, was seine Potentiale und Grenzen sind, hat sich allmählich in eine Technologie der Montage und Kopplung verwandelt, die den (problematischen) Begriff der Natur außer Kraft setzt. Wird sich die Anthropologie überleben zugunsten einer Hybridologie? Das wäre der Beginn einer neuen Aufklärung mit den alten Figuren in neuer Austattung: Glück, Rationalität, Perfektion, Überschaubarkeit.

---

42 Ernst Rößler, „Nichts scheut der moderne Mensch mehr als die Ruhe", in: *Frankfurter Rundschau*, 15. Mai 1998, Nr. 112, 20.

Bilder zum Tod 77

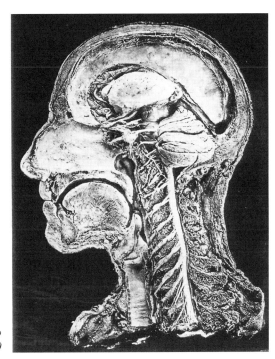

Abb. 18. Alec Fraser, A guide to operations on the brain, 1890

„Nichts ist schön, nur der Mensch ist *schön*: auf dieser
Naivität ruht alle Ästhetik, sie ist deren *erste* Wahrheit.
Fügen wir sofort noch deren zweite hinzu: Nichts ist
häßlich als der *entartende* Mensch, – damit ist das Reich
des ästhetischen Urteils umgrenzt."
Friedrich Nietzsche, *Götzen-Dämmerung* (1889)

MEDIZINISCHE ÄSTHETIK DES HÄSSLICHEN

Der hässliche Körper

Die Krankheit ist Ursache des Häßlichen allemal, wenn sie eine Verbildung des Skeletts, der Knochen und Muskeln zur Folge hat, z.B. bei syphilitischen Knochenauftreibungen, bei gangränen Zerstörungen. Sie ist es allemal, wenn sie die Haut färbt, wie in der Gelbsucht; wenn sie die Haut mit Exanthemen bedeckt, wie im Scharlach, in der Pest, in gewissen Formen der Syphilis, im Aussatz, in Flechten, im Weichselzopf usw. [...] Exantheme und Eiterbeulen sind der Krätzmilbe vergleichbar, die unter der Haut ihre Kanäle gräbt; sie sind gewissermaßen parasitische Individuen, deren Existenz dem Wesen des Organismus als Einheit widerspricht und in welche er auseinanderfällt. Die Anschauung eines solchen Widerspruchs ist so überaus häßlich. – Die Krankheit ist überhaupt Ursache der Häßlichkeit, wenn sie die Gestalt abnorm verändert [...].[1]

Diese Sätze schreibt der Philosoph Karl Rosenkranz 1853 in seiner *Ästhetik des Häßlichen*. Erste Aufgabe der philosophischen Ästhetik war es bis dahin gewesen, das Schöne zu beschreiben und zu lehren. Rosenkranz hebt am Vorabend der Moderne das Element des Häßlichen ins Zentrum der Aufmerksamkeit, das in der Moderne dann derart heranwachsen wird, daß daraus eine neue Qualität entspringt.[2] Doch bleibt Rosenkranz der klassizistischen Haltung treu: Das Häßliche wird nicht als autonome Kategorie begründet, sondern als dialektisches Gegengewicht zum Schönen positioniert, das im Kontrast nur umso heller zu leuchten vermag. Gegen die dialektische Einbindung des Negativschönen steht jedoch immer der Eigensinn. Zeigt das Häßliche Autonomiebestrebung, dann

---

1 Karl Rosenkranz, *Ästhetik des Häßlichen*, Leipzig 1990, 33.
2 Siehe „Häßliche", in: *Historisches Wörterbuch der Philosophie*, herausgegeben von Joachim Ritter, Basel, Stuttgart 1974; *Historisches Wörterbuch der Rhetorik*, herausgegeben von Gert Ueding, Tübingen 1996.

droht das Form- und ethische Gesetz, das jedem Kunstwerk unterlegt ist, ohnmächtig zu werden. Der Philosoph verspürt die Gefahr der Verselbständigung der bedrohlichen Eindrücke und die Faszination für den subversiven Horror, dem die Kultur des 19. Jahrhunderts sich geöffnet hat. Es gilt, das Entsublimierte einzukreisen. Dies betrifft z.B. die Bilder von den Krankheiten, die in die abgezirkelte Sphäre der Medizin verwiesen werden:

> In einem Atlas der Anatomie und Pathologie zu wissenschaftlichen Zwecken ist natürlich auch das Scheußlichste gerechtfertigt, für die Kunst hingegen wird die ekelhafte Krankheit nur unter der Bedingung darstellbar, daß ein Gegengewicht ethischer und religiöser Ideen mitgesetzt wird.[3]

In diesem Sinne äußert sich von medizinischer Seite Ambroise Tardieu. Ähnlich wie Rosenkranz gibt er einem Gefühl Ausdruck, daß in der Begegnung mit der Krankheit eine Grenzverletzung eingebaut ist:

> Keinerlei physischer oder moralischer Jammer, eine noch so faule Wunde darf Demjenigen, welcher den Menschen zum Gegenstand seiner Forschungen erwählt hat, Schrecken einjagen, und da dem ärztlichen Berufe Alles zu sehen, Alles zu erforschen obliegt, so muss ihm auch gestattet sein, Alles zu sagen.[4]

Der Wissenschaft ist nicht nur gestattet, ihr ist es als Auftrag gegeben, den unästhetischen Untergrund zu erkunden, sie muß, wie Claude Bernard schreibt, „die übelriechende, zuckende, lebende Materie bearbeiten". Die Wissenschaft vom Leben ist für ihn „ein prachtvoller Saal [...], in den man nur durch eine lange abscheuliche Küche gelangen kann."[5]

Medizin, Ort des Fleisches, wo die Gestalten mit ihren Wucherungen, Deformationen und Zersetzungen zerlegt und tot zur Schau gestellt werden.

Wenn Rosenkranz den anatomischen und pathologischen Atlas als Beispiel eines Repräsentationsmediums des Häßlichen erwähnt, dann ergibt sich dieses Häßliche aus einem Doppel: aus dem Gegenstand, die „ekelhaften Krankheiten", und der Abwesenheit künstlerischer Durchbildung. Häßlich ist das Rohe, Stoff-

---

3 Rosenkranz, *Ästhetik*, 256.
4 Ambroise Tardieu, *Die Vergehen gegen die Sittlichkeit in staatsärztlicher Beziehung*, Weimar 1860, 2–3.
5 Claude Bernard, *Einführung in das Studium der experimentellen Medizin* [1865], Leipzig 1961, 32–33.

liche. In der Sprache des Idealismus: Der Geist, der in der Form sich ausprägt, ist hier vollständig ausgetrieben. Die kunstlose Kunst des pathologischen Bildwerkes – das ist die Wissenschaft.

Rosenkranz dürfte zum Zeitpunkt der Abfassung seiner *Ästhetik* nicht an fotografische Atlanten gedacht haben. Mit Sicht auf eine historische Bewegung ist dennoch festzuhalten: Das neue Medium, im Begriff in der Medizin Fuß zu fassen, vergegenständlicht geradezu perfekt die Verhäßlichung, wie sie Rosenkranz begreift. Es zeigt die Dinge in ihrer geheimnis-, geistlosen Sachlichkeit. Die Fotografie ist für viele Zeitgenossen das kunstlose Bildmedium schlechthin. Die ästhetische Distanz wird auf ein Minimum verringert, das Real-Häßliche nicht durch künstlerischen Mehrwert verstellt.

Was Mangel in der Kunst ist, soll Gewinn für die Wissenschaft sein? Wenn der Geist aber den Bildern abhanden gekommen ist, welcher Sinn, welcher Informationswert wird dann mit ihnen kommuniziert?

Ab ca. 1860 entstehen systematisch Sammlungen mit medizinischen Fotografien, Museen des Schreckens, wo „jede Ungeheuerlichkeit wie eine Blume blüht"[6]. Man gewinnt den Eindruck, daß eine Ikonographie des biologischen Grotesken hergestellt wird.[7]

Eine gängige medizinhistorische Erklärung für diesen Sachverhalt lautet, daß dem Betrachter alter Fotografien eine Zeit zurückgebracht wird, in der diagnostische und therapeutische Unzulänglichkeiten vorherrschend waren und bestimmte Pathologien Ausmaße annehmen konnten, die heute unbekannt sind.[8] So richtig dieser Hinweis ist, so wenig wird damit etwas über das epistemische Feld ausgesagt, in dem die Bilder entstehen. Man muß vermuten, daß der Medizin an mehr gelegen war, als ihr Scheitern und Unwissen ikonographisch zu be-

---

6 Charles Baudelaire, *Die Blumen des Bösen*, aus dem Französischen übertragen, herausgegeben und kommentiert von Friedhelm Kemp, München 1991, 401. Die Passage lautet: „Zufriedenen Herzens bin ich auf den Berg gestiegen, von dem aus man die Stadt in ihrer Weite betrachten kann, Spital, Bordell, Purgatorium, Hölle, Zuchthaus,/Wo jede Ungeheuerlichkeit wie eine Blume blüht".
7 Der Sonderbarkeitscharakter kommt z.B. auch im Titel des Buches von George M. Gould und Walter L. Pyle aus dem Jahre 1896 zum Ausdruck: *Anomalies and Curiosities of Medicine*, New York 1896.
8 Siehe Stanley B. Burns, „Early medical photography in America (1839–1883). VII. American medical publications with photographs", in: *New York State Journal of Medicine*, July 1981, 1238.

legen. Und gewiß ging es nicht offenkundig darum, Anblicke des Ungeheuren mit dem Effekt ethiklosen Grauens zu erzeugen. Vielleicht aber ist an diesen Fotografien eine heimliche Spannung abzulesen, die sich aus einer Bewegung zwischen mythischem Schrecken und positivem Wissenswunsch ergibt.

Eine medizinische Disziplin, die im 19. Jahrhundert eine gewisse Prominenz erlangt hat, soll im Mittelpunkt der Betrachtung stehen: die Teratologie. Das ist – wörtlich – die Lehre von den Wundern. Und was sind die Wunder? – Die Monster.

Der Wunderkörper

Es ist ein befremdliches Faktum, daß die Wissenschaft des vorigen Jahrhunderts, die das rationalistische Programm der Aufklärung längst zu ihrer Basis gemacht hatte, noch dem Term des Monsters und der Monströsität verhaftet geblieben ist, einem sprachlichen Relikt aus einer Zeit, in der die Wunderwesen Ahnungen und Schrecken einer Überweltlichkeit gaben. Etymologisch leitet sich das Wort Monster von *monere* ab, was *erinnern, mahnen, warnen* bedeutet. Monster wurden in voraufklärerischer Zeit als Zeichen der Götter aufgefaßt, die schreckhafte, unglückbringende Ereignisse ankündigten. Ältere Abbildungen von Monstergeschöpfen, oft Mischgestalten aus Mensch und Tier, entsprangen diesem mythischen Grunde und waren Abdrücke imaginativ-phantastischer Befürchtungen.[9]

Mit dem fotografischen Dokument hat die Aufklärung ihre ikonographische Waffe gefunden, die gegen die Metaphysik des Wunders gerichtet wird und die die Naturphänomene ganz in ihrer empirischen Eigentlichkeit wahr-/aufnehmen will. Vor dem Hintergrund verwissenschaftlichten Denkens stellt sich die Frage neu, was mit dem Zeigen und Besprechen der Monster *de-monstriert* werden soll: Demythifizierung, positives Wissen?

Man gewinnt den Eindruck, als führe die Medizin des 19. Jahrhunderts in ihren teratologischen Berichten einen verzweifelten Kampf gegen das Nicht-Wissen, als würden die Wissenschaftler über eine bloße Beschreibung ihrer Objekte nicht hinauskommen. Noch 1898 beginnt eine Fallgeschichte über einen drei-

---

9 Siehe Katherine Park, „Unnatural Conceptions: The Study of Monsters in Sixteenth- and Seventeenth-Century France and England", in: *Past and Present*, 92 (1981), 20–54. Leslie Fiedler, *Freaks*, New York 1979.

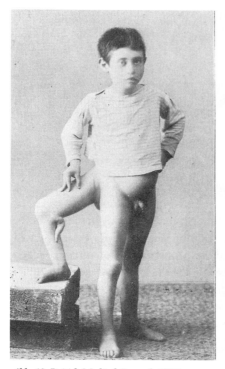 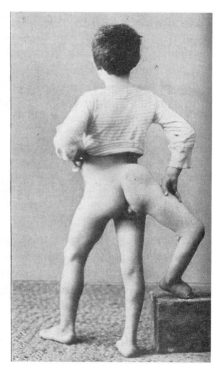

Abb. 19. British Medical Journal, 1898

beinigen Jungen mit dem Satz: „The mystery of double monsters and reduplication of the limbs, head, or lower part of the body is of such interest that many theories have been framed to account for it."[10] (Abb. 19)

Von Artikel zu Artikel wird dieses Mysterium in einer sich wiederholenden Umschreibungsgeste stets aufs neue evoziert. Das *British Medical Journal* beispielsweise druckt in jedem Jahresband in der zweiten Hälfte des 19. Jahrhunderts Berichte von Ärzten ab, die bei der Geburt einer Mißbildung anwesend waren. In diesen Fallbeschreibungen wird zumeist der Geburtsvorgang geschildert, die morphologischen Besonderheiten des Geschöpfs beschrieben, die Lebensdauer verzeichnet. In einigen Fällen wurde eine Sektion vorgenommen und

---

10 *British Medical Journal*, Vol. I, 1898, 1528.

die Lage der inneren Organe angegeben. Erkenntnisbildung findet in einer diegetisch-deskriptiven Rhetorik statt. Die Beschränkung auf das Beschreiben und Erzählen konturiert das Wundersame: Zwar liegt der Versuch vor, dem Überraschenden sprachlich Herr zu werden, da man jedoch Ursprungserklärungen vermeidet, scheint sich die Rätselhaftigkeit zu verstärken. Der seit dem 18. Jahrhundert zwischen verschiedenen Schulen von Embryologen ausgefochtene Streit, ob das Monster schon im Keim angelegt sei oder durch spätere Beschädigung des Keims zustande kommt, war noch nicht beigelegt worden.[11] Auch verfügte man noch nicht über endokrinologisches Wissen, mit dem man späterhin bestimmte Entwicklungsdefekte erklären konnte. So bleibt in allen Texten ein ausgesprochener oder unausgesprochener Kern des Spekulativen und Ungewußten.

Die Berichte für die medizinische Zeitschrift lesen sich immer als Dokumente von etwas Enigmatischem. Entscheidend ist der Fund – Objekt ohne Wissen –, dessen Veröffentlichung fast ausschließlich mit dem Seltenheits- und Sensationswert legitimiert wird. Beleg bilden dann Fotografien oder Drucke nach Fotografien: „Thinking the case to be of interest and of rare occurance, I at once had it photographed. The accompanying woodcut, which shows the anterior aspect, speaks for itself."[12] Die Bedeutung des Bildes als unerläßliches Erkenntnismedium wird ebenfalls in einem Artikel hervorgehoben, in dem ein teratologischer Atlas projektiert wird: „Without illustrations the value of any systematic work on teratology would be slight. [...] Owing to the perfection which the art of engraving, photogravure, etc. has attained, the illustration might easily be made to surpass those in any former atlas."[13] Erwähnenswert ist, daß im Anschluß der Autor dazu aufruft, Ausschau nach seltenen Monstervarietäten zu halten; er glaubt, daß dies leichte Arbeit sei, denn das abscheuliche Aussehen („hideous aspect") eines gehirnlosen Fötus' werde der Aufmerksamkeit auch einer ignoranten Hebamme oder eines überarbeiteten Arztes nicht entgehen können.

Die Recherche nach dem Häßlichen, die hier lediglich angemahnt wird, kommt bei den diversen Gründungen anatomisch-pathologischer Sammlungen und Museen des 19. Jahrhunderts zur Realisierung. In Deutschland wird

---

11 Siehe Wolf Lepenies, *Das Ende der Naturgeschichte*, München 1976, S. 54. Barbara Stafford, *Body Criticism*, Massachusetts 1991, 259 ff.
12 *British Medical Journal*, Vol. I, 1889, 1405.
13 *British Medical Journal*, Vol. II, 1891, 441.

die Sammeltätigkeit gar durch staatliche Exekutivgewalt gestützt: Ab 1811 veranlaßt die preußische Zentralregierung eine Zirkularnote, die die Provinzialregierungen verpflichtet, Meldung, Sammlung, Konservierung und Transport menschlicher Mißgeburten zu sichern, die in die Sammlung des Anatomischen Museums der Berliner Universität eingegliedert werden sollten. Diese Zirkularnote wurde in Abständen bis 1832 immer wieder in Amtsblättern zur Erinnerung gebracht.[14]

Man sucht, findet und beschreibt. Doch kann man nicht behaupten, daß das medizinische Wissen in erklärender und therapeutischer Hinsicht Siege zu vermelden hätte. Die Präsentation des Falles und seine Bildwerdung sind im Kern Ausdruck eines staunenden Blicks auf etwas, das sich dem Erkenntniszugang verschließt.

Zunächst ist festzuhalten, daß zum Ende des Jahrhunderts hin die Anzahl der Berichte über mißgestaltete Geburten abnimmt, die illustrierenden Bilder verschwinden und die kurzen Texte sich auf die bloße Beschreibung der kleinen Mißgestalt beschränken. Der medizinische Diskurs wird positivistisch verengt und es hat den Anschein, als habe sich das Staunen verbraucht.

Die Tatsache, daß die Wissenschaft als rationale Aufklärungskraft im 19. Jahrhundert beschränkt bleibt, mag als Reaktion das staunende Zeigen und Beschreiben hervorgerufen haben. Als heuristischen Vorhalt möchte ich die These formulieren, daß aufgrund der szientistischen Wissenslücke die Dokumentation des Unklassifizierbaren von dem Bemühen um ein anderes Wissen getragen wird, ein Wissen, das in der späteren Engführung des Diskurses nicht mehr aufscheint. Auf dem Plan steht die Suche nach der – wie ich es nennen möchte – *humanen Korrespondenz*.

Bei der Betrachtung der Fotografien mißgestalteter Foeten drängt sich die Vermutung auf, daß hier Fundstücke zur Schau gestellt werden, die in ihrer äußeren Erscheinung den Schrecken einer nicht entwickelten Menschhaftigkeit demonstrieren sollen. Das Wort vom Monster, daß uns heute in seinen mythischen und wertenden Konnotationen zu Recht Unbehagen bereitet, gibt aber in seinem unaufgeklärten Ton noch einer Beunruhigung Ausdruck – jenseits kalt-instrumenteller Wissenschaftlichkeit –, die beim Anblick des Unerklärlichen entsteht. Die

---

14 Siehe Peter Krietsch/Manfred Dietel, *Pathologisch-Anatomisches Cabinet*, Berlin, Wien 1996, 116–117.

regungslosen, fötalen Monster sind wie ein Einspruch gegen die Norm eines festgefügten anatomischen Menschenbildes.[15]

Das Monster ist die nicht klassifizierbare Gestalt, gleichsam eine Mischung aus verschiedenen Organismen, das Namenlose, keiner Gattung zugehörig. Der Philosoph Jacques Derrida hat einmal angemerkt, daß das Monströse eine Bedrohung für die Macht und das Können ist. Ein Wesen zeigt sich, „das sich noch nicht gezeigt hatte und deshalb einer Halluzination gleicht, das ins Auge fällt, Erschrecken auslöst, eben weil keine Antizipation möglich war oder bereit stand, um diese Gestalt zu identifizieren."[16] Guy de Maupassant hat in seiner Erzählung „Die Mißgeburten" dieses Erschrecken beim Nicht-Vorhersehbaren literarisch thematisiert. Eine Frau bringt Jahr um Jahr „tierische Mißgebürtlein"[17] zur Welt. Während der Schwangerschaft schnürt sie ihren Leib ab und verformt auf diese Weise die heranwachsenden Foeten. „So setzte sie die mannigfaltigsten Ungeheuerlichkeiten in die Welt, langgestreckte und ganz kurze, die einen krabbenähnliche Scheusale, andere wieder an Eidechsen gemahnend."[18] Unschickliche Vergleiche – Sprachsymptome, die den Mangel an einer anderen Sprache verdecken? Maupassant reflektiert ein Sprachdilemma, das auch die Medizin in der zweiten Hälfte des 19. Jahrhunderts betrifft. Welche Worte sind für derartige Wesen zu finden? Ist die *monströse* Redeweise vom Monstrum vor diesem Dilemma nicht doch angemessen?

In diesem Lichte zeigen die Schilderungen der Geburtsvorgänge nicht nur die Funktion erzählten medizinischen Wissens, sie geben dem Bild eine Versicherung bei, daß hier noch Natur als bekannter, nachvollziehbarer Prozeß wirksam war. Es finden sich Falldarstellungen, in denen neben der deskriptiven Rede und dem Bild noch eine Redelebendigkeit wirksam ist, die den Riß zwischen der verstörenden Wahrnehmung des monströsen Objekts und der Erfahrung normal verlaufender Schwangerschaften ausdrückt. Diese Schwanken zwischen Registratur des Sonderbaren und Suche nach Korrespondenzen, die eine Signatur des 19. Jahrhunderts zu sein scheint, wird besonders an einem Fall aus dem Jahre 1889 anschaulich.

---

15 Die Versuche der Teratologen, ein durchgreifendes Einteilungsprinzip zu erfinden, waren allesamt erfolglos. Siehe Klaus Kämpf, *Teratologie als Vorstufe einer Entwicklungsgeschichte*, Köln 1987.
16 Jacques Derrida/Elisabeth Weber, „Im Grenzland der Schrift", in: *Spuren*, 34/35 (1990), 66.
17 Guy de Maupassant, „Die Mißgeburten", in: ders., *Die Totenhand und andere phantastische Erzählungen*, Frankfurt/M. 1985, 71.

Ein Arzt macht im *British Medical Journal* die Geburt eines Kindes ohne Gliedmaßen publik. Um den Ursachen dieser ungewöhnlichen Geburt auf die Spur zu kommen, befragt er die Mutter über frühere Schwangerschaften, die jedoch alle normal verlaufen waren. Nur eine Besonderheit bei der letzten Geburt wird von der Mutter berichtet. Der Artikel schließt kommentarlos mit folgender Schilderung:

> The only way she could account for anything being wrong this time was that, on going in next door where a fishman lived, she had 'seen fish that she never thought existed.' These fish seem to have troubled her a good deal in early pregnancy. Her husband told me 'she could not get them out of her mind.' The photograph I enclose was taken a few days before death when the body was considerably emaciated.[19]

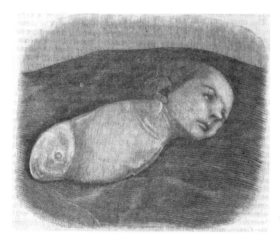

Abb. 20. British Medical Journal, 1889

Diese kurze Passage verläßt den medizinisch-naturwissenschaftlichen Sprachgestus: Für einen Moment wird Menschenleben spürbar gemacht, Stimmen zitiert und von einer medico-mythischen Folklore berichtet, in der das Neugeborene als Mischwesen aus Fisch und Mensch gedeutet wird. Es ist kaum auszumachen, ob der Autor seine wissenschaftliche Leserschaft unterhalten, ein Rührstück erzählen oder die alte Impressionslehre wiederbeleben wollte. Bemerkenswert

---

18 Ebenda, 72.
19 *British Medical Journal*, Vol. I, 1889, 1289.

in diesem Kontext ist, daß die erwähnte Fotografie nicht mit dem Artikel reproduziert wurde, sondern eine Druckgraphik nach der Fotografie (Abb. 20).[20] Dieses Bild muß im Kontext aufgeklärter Medizin wie ein Fremdkörper wirken, denn es bricht mit der realistischen Darstellungsweise, ja, es weist geradezu eine surrealistische Qualität auf. Man könnte eine unfreiwillige Surrealisierung vermuten, die durch ein handwerkliches Versagen des Künstlers bei der Übertragung zustande gekommen ist.[21] Dagegen möchte ich die Interpretation stellen, daß das Bild seinen Sinn – anders als es bei einer Fotografie möglich gewesen wäre – in der Herstellung der humanen Korrespondenz hat. Betrachtet man das Gesicht auf dieser Darstellung, so erkennt man darin nicht das Antlitz eines Neugeborenen, sondern das eines jungen Erwachsenen. Der Blick ist wie in der religiösen Ikonographie flehentlich nach oben gerichtet und von großer Traurigkeit. Die Fotografie hätte nichts als die Faktizität eines verunstalteten, leblosen, ausgemergelten Körpers gezeigt (Abb. 21).

Der gestalterische Eingriff erschafft ein Antlitz, das von einem Wunsch zu zeugen scheint: Der Leib möge mehr sein als deformiertes Fleisch. Der Blick auf die Anatomie des Monsters produziert eine Verwirrung, der man durch eine besondere Bildgebung nachträglich Sinn abzugewinnen versucht.

---

20 Zur gleichen Zeit wurden bereits die ersten drucktechnisch hergestellten Fotoreproduktionen im *British Medical Journal* veröffentlicht. Die Bilder sind allerdings aufgrund der Grobkörnigkeit recht unscharf.
21 Im selben Jahrgangsband des Journal findet sich eine weitere Falldarstellung, in der ebenfalls die Geburt eines gliedlosen Foetus' beschrieben wird. Die Darstellungsform ähnelt dem hier ausgeführten Fall. Allein die beigegebene gestochene Reproduktion einer Fotografie zeigt nicht die religiös geschönte Ästhetik. Siehe *British Medical Journal*, Vol. I, 1889, 525.

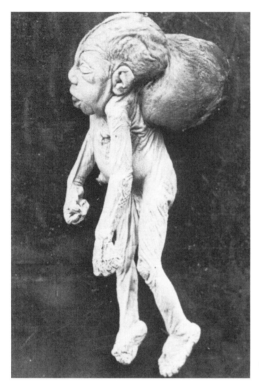

Abb. 21. Revue photographique des Hopitaux de Paris, 1872

DER KOMMUNIZIERENDE KÖRPER

Die Sammlung grotesker Körper, die die Medizin mit der Heraufkunft der Fotografie anlegt, ist eine bildhafte Gegenwelt zur Normalität des sozialisierten oder natürlichen Leibes. Der Begriff des Monsters fungiert dabei als eine diffuse Zuschreibung für etwas, das dem Bereich des Sub- oder Vorhumanen anzugehören scheint. Die durch Darwinisten, Embryologen, Ethnologen und in der Folge von Literaten propagierten Vorstellungen von Evolution und Degeneration[22] machten die Grenze zum Tier und zur Wildheit durchlässig und erzeugten in der Folge ein Jahrhundertproblem: Was sind die Zeichen der Menschenhaftigkeit?

---

22 Siehe Daniel Pick, *Faces of Degeneration*, Cambridge 1989.

Gerade die Fotografien von toten, mißgestalteten Foeten stellen Vorwürfe dar, in denen die Menschhaftigkeit in der Archaik der Körperbilder sich zu entstellen oder aufzulösen droht. Die eigentümliche Macht der Fotografie, die Referentialität zur Dingwelt zu betonen, stützt diesen Verunsicherungs- und Faszinierungsprozeß: Sie offeriert nichts als die Hülle und läßt jede Frage nach dem Wesen auf radikale Weise unbeantwortet. Gerade darin mag jedoch die Verführkraft der Fotografie liegen, daß sie als Dingnotat das Wissen suspendiert und zu einem *nackten* Schauen einlädt. Zwischen Sehen und Wissen kann es allerdings zu einem spannungsvollen Rapport kommen, wenn der Arzt mit einem ausgewachsenen, sprechfähigen Monster zusammentrifft. Die günstige Begegnung führt dann zu einer Überraschung und kann sogar zu einer romantischen Novelle sich ausgestalten.

Erste Begegnung: Der bekannte Mediziner Rudolf Virchow beginnt einen Vortrag mit dem Titel „Über die sogenannte ‚zweiköpfige Nachtigall'" mit einer Danksagung an eine Person, die ihn bei eben jener ‚zweiköpfigen Nachtigall' eingeführt hatte und ihm „die Möglichkeit geworden ist, diese wunderbaren Wesen zu sehen."[23] Das Sehen dieses Wunderwesens, dies stellt Virchow heraus, bereitet Genuß größer noch als sein bloßer Vortrag es vermöchte. Um die Schaulust seiner Zuhörer dennoch zu befriedigen, hat er eine Fotografie mitgebracht. Er schreibt: „Wenn man die beiden Schwestern vor sich sieht, wie sie auf der Photographie dargestellt sind, so bemerkt man sehr bald, dass sie mit einer Verständigkeit immer eine Seite dem Zuseher zuwenden, eine andere dagegen als ihre Rückseite behandeln."[24]

Virchow begegnet dem „wunderbaren Wesen" als neugieriger Zuschauer, der eine Rarität erblickt, der aber auch verstehen möchte. In seinem Vortrag, der die siamesischen Zwillinge Millie und Chrissie Smith vorstellt, spielt die Betrachtung und der deskriptive Diskurs denn auch eine große Rolle. Begleitet wird der deskriptive von einem kommunikativen Diskurs, der Anheftung bei der „Verständigkeit" nimmt und zu einer doppelten Strukturierung der Wahrnehmung führt.

An Virchows Beschreibung fällt zunächst auf, daß sie Elemente enthält, die auf einen imaginären Überstieg in der Blickhaltung schließen lassen. Paradoxer-

---

23 Rudolf Virchow, „Über die sogenannte ‚zweiköpfige Nachtigall'", in: *Berliner Klinische Wochenschrift*, 16 (1873), 97.
24 Ebenda.

weise ist es gerade der die Wirklichkeit abtastende Blick, der die Grenze des tatsächlich Wahrnehmbaren überschreitet. Virchow konnte die Zwillinge zwar in Augenschein nehmen, doch unterblieb eine genaue Untersuchung, weil die beiden sich als „überaus zurückhaltend und decent erwiesen"[25] hatten. Dennoch bescheidet sich die Darstellung nicht mit dem, was sichtbar und somit beschreibbar ist, sondern beginnt eine Spekulation über die Unterleibsanatomie. Virchow stützt sich dabei auf medizinische Literatur und persönliche Berichte, die jedoch widersprüchliche Aussagen über Millie und Chrissie machen. Er präsentiert sogar eine Schemazeichnung, auf der die Lage der Genitalien und der Ausscheidungsorgane angezeigt wird. Er möchte eine bildhafte Vorstellung bekommen und unternimmt eine phantasmatische Entkleidung der Zwillinge. Die ärztliche Neugier betrifft das Verdeckte; sie stellt Obszönität her – ikonographisch und textuell –, die von den Untersuchten verweigert wird. Wissenschaftlicher Wissensdrang und Sexualneugier am Grotesken gehen hier eine Allianz ein.[26]

Es ist nicht bekannt, welche Fotografie beim Vortrag vorgelegen hat, doch spielt das in der Literatur oft reproduzierte Bild von Millie und Chrissie aus *The Photographic Review of Medicine* (1870–72) ebenfalls mit den Elementen von Andeutung und Verhüllung: Die Schwestern zeigen die Stelle der Verwachsung, bedecken aber mit einem Tuch ihre primären und sekundären Geschlechtsmerkmale (Abb. 22).

Das Bild, obwohl es Eingang in eine medizinischen Publikation gefunden hat, zeigt nur sehr ungenau die anatomischen Sachverhalte und wird daher kaum dem ärztlichen Anspruch auf Enthüllung genügen.[27] Eher betont die Inszenierung das Rätsel der Absonderlichkeit; die *eigentliche* Differenz, die auch Virchow spekulieren ließ, bleibt verborgen. „Der Fall ist in der Tat", so Virchow, „ein ausserordentlich merkwürdiges Phänomen"[28].

---

25 Ebenda.
26 Zum Thema Monströsität und Sexualität siehe Fiedler, *Freaks*, 137 ff. Stephen Jay Gould, „The Hottentot Venus", in: ders., *The Flamingo's Smile*, (Penguin Books), 1991, 291–305.
27 Aufgrund der inszenierten Schamhaftigkeit liegt die Vermutung nahe, daß das Bild ursprünglich nicht für medizinische, sondern für Schauzwecke angefertigt wurde. Hinweis darauf scheinen auch die Studiorequisten zu geben, die auf der Fotografie zu sehen sind. Für die Frühphase der medizinischen Fotografie ist aber von einer Gattungshybridität auszugehen, in der sich bürgerliche Atelierästhetik und medizinisches Bildinteresse noch vermischen. Über die Anleihen der medizinischen Ikonographie bei nicht-medikalen Sphären siehe meine Ausführungen weiter unten.
28 Virchow, „Nachtigall", 99.

Medizinische Ästhetik des Häßlichen 91

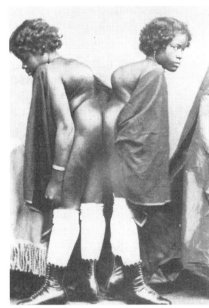

Abb. 22. The Photographic Review of Medicine, 1871

Dieser imaginär-anatomische Diskurs wird durchwebt vom kommunikativen Diskurs, der die monströse Differenz entschärft. In kleinen Einwürfen wird das Sozialwesen „zweiköpfige Nachtigall" evoziert: Der Mediziner geht auf ihre Gesprächigkeit und die geistige Ausbildung ein, erwähnt ihre Deutschkenntnisse und erzählt, wie die beiden beim Vernehmen einer Musik auf der Straße zum Fenster eilen, um neugierig nach der Ursache Ausschau zu halten. Die sozio-emotionale Anteilnahme ist ein Einwurf, der die Normalität, fast schon das Banale hervorkehrt. Die schauende Erforschung der Körperrealität mit ihrer Suche nach den grotesken, abweichenden Zeichen steht in Konkurrenz zur sprachlichen Kommunikation und zur empathischen Annäherung: Es kommt zu einem Riß zwischen Wesen und Erscheinung, zwischen Normalitäts- und Anormalitätsmatrix. Virchow spürt offenbar den entnormierenden Imperativ, der aus der visuellen Reduktion erwächst und fügt daher dem anatomischen Wissen seine anthropologischen Miniaturen bei.

Diese Spannung zwischen bildhafter Aneignung des Objekts und anthropologischer Klassifikation, die der Fallbericht andeutet, ist im medizinischen Diskurs des 19. Jahrhunderts wiederkehrend anzutreffen. In der beunruhigenden

Geschichte vom Elephantenmann gestaltet sich diese doppelte Wahrnehmung zu einem Konflikt mit dem Ausgang einer Wiedererfindung des Menschen.

Zweite Begegnung: An einem Tag im Jahre 1884 betritt der Arzt und Anatomielehrer Frederick Treves einen Laden in der Londoner Whitechapel Road. Er hatte ein Plakat in der Auslage gesehen, das zu einer besonderen Darbietung einlud. Es zeigte das Bild eines Wesens, das halb Mensch und halb Elephant sein sollte. Ankündigungen dieser Art, die Hybriden aus Mensch und Tier versprachen, waren in der zweiten Hälfte des 19. Jahrhunderts keine zu große Seltenheit: Panoptiken, Kuriositätenläden und Jahrmärkte zeigten den Zuschauern Freaks, Monster, Wundergeburten, die Stoff für (darwinistische) Phantasien waren. Auch Treves wird von einer Mischung aus medizinischem Interesse und Sensationsgier motiviert gewesen sein, das Schauspiel zu betrachten. Zumal dieser *Fall* etwas Besonderes zu versprechen schien, denn die etwas krude Darstellung zeigte geradezu einen Exzess der Häßlichkeit. In seinen Memoiren schreibt er Jahrzehnte später, wie abstoßend der Anblick der Kreatur auf dem Plakat war, die Spuren des Menschlichen zeigte, aber von solchen Deformationen gezeichnet war, daß die Vision des Tierhaften sich aufdrängen mußte – ein Alptraum:

> This very crude production depicted a frightful creature that could only have been possible in a nightmare. It was the figure of a man with the characteristics of an elephant. The transfiguration was not far advanced. There was still more of the man than of the beast. This fact – that it was still human – was the most repellent attribute of the creature, there was nothing about it of the pitiableness of the misshapened or the deformed, nothing of the grotesqueness of the freak, but merely the loathing insinuation of a man being changed into an animal.[29]

Treves handelt mit dem Schausteller eine private Vorführung aus und bekommt jenen Joseph Merrick zu sehen, der der Elephantenmann genannt wird. Treves nimmt zunächst nichts als eine verkommene Version menschlicher Erscheinung war: „There stood revealed the most disgusting specimen of humanity that I have ever seen. [...] at no time had I met with such a degraded or perverted version of a human being as this lone figure displayed."[30]

Merrick litt unter einer genetischen Störung, die nicht nur enorme Veränderungen der Haut erzeugte, sondern auch die Knochen auftrieb. Auf diese Art

---

29 Sir Frederick Treves, „The Elephant Man", in: Michael Howell/Peter Ford, *The True History of the Elephant Man*, Third Edition, London 1992, 181.
30 Ebenda, 182.

waren Kopf, Arme und Beine überdimensional vergrößert, lediglich die rechte Hand war von der Krankheit nicht affiziert worden.

Treves läßt Merrick ins London Hospital bringen, um ihn dort genauer zu untersuchen. Merrick ist ganz und gar ein Objekt der Anschauung, im Kuriositätenladen und in der Klinik. Im Hospital wird er vermessen, Beobachtungen werden aufgezeichnet, er wird den Mitgliedern der *Pathological Society* vorgeführt. Und er wird in der Klinik zum ersten Mal fotografiert. Diese Bilder werden wenig später in den *Transactions of the Pathological Society* als Stiche veröffentlicht: eine nackte, häßliche Kreatur, die Erstaunen erregt (Abb. 23).

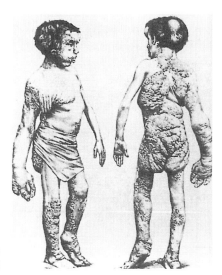

Abb. 23. Transactions of the Pathological Society, 1885

Medizinisch ist Merrick ein Rätsel, hatte man doch noch nicht genügend Wissen zur Klassifikation der Krankheitssymptome bereit. Er ist namenlos, nichts als ein Sichtbarkeitsfaktum. Da Merrick aufgrund seiner Entstellungen Schwierigkeiten hat, sich sprachlich zu artikulieren – er bringt nur undeutliche Laute hervor –, und über kein Mienenspiel verfügt, glaubt sein Arzt, daß er es mit einem Schwachsinnigen zu tun hat. Ein scheinbar archaisches Körperbild bewirkt eine Wesenssicht, die lediglich ein reduziertes Humanum sich vorzustellen vermag. Und so ist die Verdinglichung Merricks in der Fotografie nicht mehr als das Dokument einer ärztlichen Haltung, die ihr Wissen an der Vorfindlichkeit einer Anatomie orientiert.

Nach diesem kurzen Klinikaufenthalt wird Merrick für zwei Jahre als Schaustück umherreisen und im Jahre 1886 wieder in London eintreffen. Er ist ohne Geld, ohne Sprache, allein, ein Vermummter, der sich die Blicke vom Leibe zu halten sucht. Die Polizei greift den Hilflosen in einem Bahnhof auf und findet bei ihm die Visitenkarte des Arztes Frederick Treves. Man bringt ihn ins London Hospital, wo er auch aufgenommen wird. Gleich nach der Einlieferung werden wieder Fotografien angefertigt (Abb. 24). Vollständig nackt, nicht einmal, wie in den ersten Aufnahmen, mit einem Schurz bekleidet, steht er vor der Kamera und wird in Vorder-, Rück- und Seitenansicht abgelichtet – „an elemental being"[31].

Ihm wird eine Kammer zugewiesen, wo er abgeschirmt von neugierigen Gaffern und entsetztem Personal leben kann. Erst jetzt beginnt Treves, sich näher mit Merrick zu befassen. Bei täglichen Besuchen lernt er, die Laute aus dem Munde Merricks als Sprache zu verstehen und begreift mehr und mehr, daß er es nicht mit einer Monstrosität zu tun hat. Der ärztliche Blick ist nicht länger das einzige Medium der Annäherung; die Kommunikation bewirkt einen Aufschluß der Person, ihre Offenbarung als humanes Wesen.

Die ersten Bilder zeigen noch jenes Elementarwesen, das mit seinem anamorphotischen Körperbild eine Perversion des Humanen für den Arzt bedeutete. Die Fotografie des nackten Merrick ist nicht nur das analoge Abbild wahrhaftiger Tatsachen, sie ist der Stellrahmen für einen spezifischen ärztlichen Blick. Die medizinische Fotografie forciert lediglich den Blick, wie er im Kuriositätenladen eingefordert wurde:

Dort mußte Merrick sich ebenfalls entblößen und konnte so als distanziertes Schreckwunder rezipiert werden. Die Fotografie hat mit der Bühne die Distanzierungs- und Rahmungstechnik gemeinsam, durch die die Gestalt ein Realphantasma wird: ein Bild, ein Spekulationsobjekt, ein inszenierter Traum. Dieser derart zugerichtete Leib kann ohne Widerspruch als Krankheit oder als Tier, als Schwachsinn oder als Perversion, als Wunder, als Primitivität oder als Einsamkeitsallegorie wahrgenommen werden.

Im Laufe der sprachlichen Kenntnisnahme wird das Individuum jedoch eingekleidet durch eine Wahrnehmung, die die sozialen Ähnlichkeiten registriert. Allmählich weitet sich der enge Blick, der nun mehr als das Leibhäßliche sieht; es entwickelt sich ein Mensch, der – so Treves in seiner Autobiographie – Intelligenz, romantische Einbildungskraft und Sensibilität zeigt.

---

31 Ebenda, 188.

Medizinische Ästhetik des Häßlichen 95

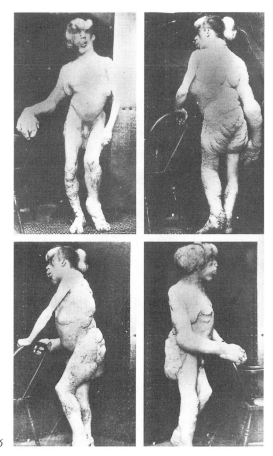

Abb. 24. London Hospital, 1886

Die wilde Nacktheit verschwindet hinter sozial normierten Vorstellungen des Menschlichen. Es findet ein Einkleidungsprozeß statt – sinnbildlich und real: Auf einer späteren Aufnahme, die im London Hospital angefertigt wurde, sehen wir Merrick auf einem Stuhl sitzen (Abb. 25). Er ist nun mit einem Anzug bekleidet, eine Uhrkette prankt auf der Weste und ein Ring schmückt den Finger der nicht-entstellten Hand. Sicherlich, immer noch ist die Häßlichkeit nicht zu übersehen, doch ist sie hier Teil einer demonstrativen Unauffälligkeit. Anders als in den früheren Fotografien, wo das Monster als obszönes Faktum erscheint, wird in dieser Aufnahme eine Korrespondenz erzeugt.

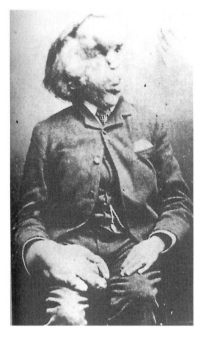

Abb. 25. London Hospital, c. 1887

Das Foto ist ganz im Stil der zeitgenössischen Atelierfotografie angefertigt, die mit ihren stereotypen Mustern das Bild des Bürger entscheidend mitprägte. Mit diesem ikonographischen Zugriff, der gesellschaftliche Normalitätssymbole verteilt, wird Merrick einsozialisiert und humanisiert. Welchem Verwendungszweck dieses Bild dienen sollte, darüber können nur Vermutungen angestellt werden. Zweifelsohne ist es jedoch der Versuch, eine Sprache aufscheinen zu lassen, ein soziales Band ans Bild zu heften. Die Bilder des nackten Joseph Merrick, über die zwar geschrieben wurde, zu denen aber keine medizinischen Namen oder Erklärungen paßten, zeigen einen *wahnsinnigen* Körper, einen Körper ohne Sinn. Das späte Bild ist wie die Wendung in einer Novelle: Der Schrecken der Häßlichkeit wird gebannt in einem Tableau, in dem die Akteure einander wiedererkennen. Das Kleid ist ein Erinnerungsmal, das einen chaotischen Leib verdeckt und die Zugehörigkeit Merricks zur Gattung Mensch zurückruft.

1888 entsteht ein letztes Foto. Merrick ist 25 Jahre alt und wird noch zwei Jahre zu leben haben. Wieder steht er vollkommen entkleidet in einer Staffage, der entstellte Arm ruht auf einer Stuhllehne. Die Krankheit ist weiter fortgeschritten, die wuchernden Körperzellen quellen aus dem Leib. Doch mögen wir diesen Körper, der wieder ganz dem anatomischen Blick überantwortet zu sein scheint, jetzt verstehen als einen, der um seine Würde weiß: Merrick steht abgewandt zur Kamera. Zwar bietet er die monströsesten Teile seines Körpers dem Blick dar, aber die Nacktheit des Geschlechts und des Gesichts ist unsichtbar. Die *Bildung* zum Menschen: Merrick nimmt sich die Freiheit der Abkehr, der Privatheit. Es scheint, als wolle die Pose auch das zeigen, was dem *Elephantenmann* zu besitzen verwehrt war: Scham.

Der verkleidete Körper

In Text und Bild geht eine doppelte Registratur ein: ein vom Blick gelenktes medizinisches Wissen und der Wunsch nach Kenntnisnahme des Humanum. Aus heutiger Perspektive mag man einwenden, daß es sich bei den Abbildungen von Merrick und der Smith-Zwillinge nicht um genuin-medizinische Fotografie handelt. Es fällt auf, daß die moderne fragmentierende Körperwahrnehmung noch nicht vorherrschend war. Erst um 1890 hatten sich Standards herausgebildet, die die medizinischen Objekte im Sinne des Bio-Logos inszenierten: Die Abwesenheit jeglicher Staffage und Requisite, die Konzentration auf den isolierten Befund mit weitgehender Unkenntlichmachung des Patienten erzeugten erst das Bild von der Krankheit. Das Subjekt war von nun an im Bild nicht mehr anwesend.

Die frühe medizinische Fotografie nimmt ihr Objekt häufig – im Sinne der benannten Wissensdoppelung – als einerseits biologisch-körperliches Sichtbarkeitsfaktum und andererseits als mit psycho-sozialen Zeichen versehenes Wesen war. Gerade die Kleidung gewinnt in diesem Kontext einen symbolischen Wert. Die oft bizarr anmutenden Darstellungen mit halb entkleideten Patienten, die ihre Wunde oder Mißbildung zeigen, bekunden zwar noch die Abwesenheit einer klaren, nach wissenschaftsrationalen Maßgaben funktionierenden Bildsprache, sie geben aber noch Ausdruck von alltagsgebundenen und sozial-anthropologischen Rücksichtnahmen. Die Bekleidung bzw. Verkleidung war im Falle der Zwillingen und Merricks entweder Grenze des medizinischen Wissens oder Wiederherstellung der Humanität. In dem Spiel mit den Modalitäten von Enthüllung und Verkleidung vor der Differenz von grotesk-nacktem und bürgerlich-bekleidetem Körper entwickelt sich die Medizin zunehmend zur Enthüllungswissenschaft. Wie eine Detektivin interessiert sie sich für die Privatheit der

Körpersphäre; die Ermittlungen werden mit Fotobeweisen gestützt. Die Medizin hat es im 19. Jahrhundert mit einem Körper zu tun, der in der historisch gewachsenen Dichotomie von Privatheit und Öffentlichkeit seine Rollen ausführt, und sie ist oft genug genötigt, die von ihr provozierten Grenzverletzungen zu dokumentieren und symbolisch zu heilen. Der Obszönitätseindruck, der sich bei den frühen Aufnahmen einstellt, erklärt sich vor diesem sozial-historischen Hintergrund damit, daß nicht lediglich ein nackter oder leidender Körper gezeigt wird, sondern auch Signale des Entkleidetseins mitgeliefert werden. Die Wunde, die Entstellung, die Krankheit versehren nicht nur den biologischen Körper, sie ziehen unter dem Blick der Kamera auch den sozialen Körper in Mitleidenschaft. In einer der wenigen kritischen Einwändungen gegen die Fotografie in der Medizin heißt denn auch gleich zu Beginn: „Undoubtedly some modern works and many articles on gynæcology are illustrated by photographs which expose the person quite unnecessarily, and therefore indecently, and which coming before the eyes of the laity are not calculated to raise the public estimation of professional delicacy."[32] Schärfer noch fiel die Reaktion nach der Veröffentlichung von Stichen in der medizinischen Zeitschrift *The Lancet* aus. Angefertigt nach fotografischen Vorlagen zeigten die Bilder einen Mann mit zwei Genitalien und einem dritten Bein. Im *British Medical Journal* hieß es dazu, daß hier die Physiologie als bloße Maske für Obszönitäten benutzt und die Zeitschrift „the lowest and foulest tastes"[33] Vorschub leisten würde.

Die frühe medizinische Fotografie nimmt nicht eine bloße Reduktion auf das Leibhäßliche vor, sie thematisiert implizit den Konflikt zwischen Scham und Obszönität. Die ästhetische *Krise* bedeutet für die Medizin eine Wissensproblematik. Erkennbar wird dies daran, daß das Ausfindigmachen der Symptome hinter der Kleiderhülle sich nicht nur andeutend in den Bildern niederschreibt, sondern in den Falldarstellungen explizit verhandelt wird. Die Tracht fungiert immer als Schleier, der einerseits den Normalitätseindruck erzeugt, andererseits den Freak verbirgt. Über eine junge Frau mit vier Beinen schreibt ein Dr. Whaley:

---

32 William Keiller, „The Craze for Photography in Medical Illustration", in: *New York Medical Journal*, 59 (1894), 788.
33 Zit. n. Daniel M. Fox/Christopher Lawrence, *Photographing Medicine*, New York 1988, 26. Siehe auch Anm. 36, die sich auf den gleichen Fall bezieht.

She is about five feet high, has fair skin, blue eyes, and curly hair, and is very intelligent. A stranger, to see her in company, would only think her unusually broad across her hips. [...] I have known Mrs. B. since a tiny child, as the 'four-legged girl', but never realised the perfect dual development of both external and internal genital organs until she became my patient in the case of pregnancy [...].³⁴

Ähnliches wird über den bereits erwähnten dreibeinigen Jungen gesagt: „He walks but little inconvenienced by is third limb, which he keeps bent against his back, deftly screened by a picturesque Sicilian cape."³⁵ Und auch über Jean Battista dos Santos, eine Zelebrität in der medizinischen Literatur des 19. Jahrhunderts, erfahren wir, daß er seine Extraextremität so verbergen konnte, daß er fast normal erschien.³⁶

Der Arzt und Fotohistoriker Stanley Burns hat die Feststellung gemacht, daß das Entkleidetsein auf medizinischen Fotografien vom sozialen Status des Patienten beeinflußt wurde: Je höher der Status war, umso mehr blieb der Körper verhüllt.³⁷ Das Entkleiden vor der Kamera muß als Einflußnahme einer Macht wahrgenommen worden sein, der sich die Klassen, die ein Bewußtsein ihrer Vor-Bildlichkeit hatten, nicht in vollem Maße unterwerfen mochten.

Bedeutungsvoll an dieser Konstellation ist nicht das Vorhandensein einer bilderbegehrenden Macht; entscheidender ist offenbar das Erleben des Bildes als Medium, das nicht nur eine Anomalie zeigt, sondern selbst zu einer (symbolischen) Verletzung beiträgt. Um die Krankheit auf der biologischen Haut zur Ansicht zu bringen, mußte auch die soziale Haut der Kleidung aufgebrochen werden. Dem bürgerlichen Körper wurde diese zweite Verwundung nicht sogleich zugemutet, er wurde schamhafter und mit mehr Bedacht behandelt.

Die Preisgabe der Schwäche und Verwundbarkeit sowie die prekäre Verwandschaft von Wissen und Verletzung in ihrem doppelten Verweis auf das Biologische und Soziale konnten in der Bildinszenierung allerdings durch einen einfachen Kunstgriff in einen positiven Gehalt verkehrt werden. Eine der wichtigen

---

34 *British Medical Journal*, Vol. I, 1889, 96.
35 *British Medical Journal*, Vol. I, 1898, 1528.
36 Siehe Stanley B. Burns, „Early medical photography in America (1839–1883). IV. Early wet-plate era", in: *New York Journal of Medicine*, November 1979, 1933. *The Lancet* schreibt über Santos: „When dressed in ordinary costume, he has all the activity and general appearance of any other well-grown lad, concealing with complete success the supernumerary appendages which he bears." *The Lancet*, Vol. II, 1865, 124.
37 Burns, „photography, VII", 1262.

Funktionen der Fotografie war es, Heilungserfolge zu dokumentieren. Dies geschah mit Hilfe von Vorher-Nachher-Bildern. Auf diesen Bilder gibt es ein wiederkehrendes Merkmal: Auf dem Nachher-Bild, das die Heilung zeigt, tragen die Menschen eine feinere, vornehmere, gepflegtere Kleidung als auf dem Vorher-Bild und verbergen oftmals sogar die vormalige Nacktheit. Das Subjekt ist nicht nur medizinisch, sondern auch als Gesellschaftswesen wieder hergestellt: Die doppelte Wunde ist geschlossen.

In der Kultur des 19. Jahrhunderts, die das Sehen zum panoramatischen Überblick und zum detailbesessenen Feinblick verfeinert, wird die Kluft zwischen eingekleideter Normalität und grotesker Nacktheit deutbar als Signatur einer historisch gewachsenen Spür- und Suchsinnigkeit. Es werden eine Reihe wissenschaftlicher Ideologien entwickelt, die zwischen Sichtbarkeitszeichen und Wesenstiefe eine Relation herzustellen suchen. Die frühe Ethologie (Persönlichkeitsforschung), die Phrenologie, die Ausdruckslehre und die Physiognomik nehmen den Körper in den Blick, um den subjektiven und übersubjektiven Wahrheiten des opaken Lebens auf die Spur zu kommen. Der Soziologie Richard Sennett macht diesen Sachverhalt dafür verantwortlich, daß die Menschen im Laufe des vorigen Jahrhunderts mehr und mehr das Bestreben hatten, Verkleidungen und Verstellungen ihres Leibes vorzunehmen. Die Mode erfüllt in diesem Prozeß der Verdeckung eine wichtige Funktion: Sie verfällt der Glanzlosigkeit, Langweiligkeit und Neutralität, wodurch die Menschen einförmiger und unauffälliger erschienen. Man begab sich damit in eine Schutzzone, „weil man glaubte, [die anderen] vermöchten die geheimsten Gefühlsregungen mit einem Blick zu entdecken."[38] Die Kleidung wurde Zeichen der Entzeichnung. Der Körper bekundete nichts, war unverletzlich.

Der entschleierte Körper

Die Fotografien in der Medizin mit ihrem Hang zur Darstellung exzessiver Beschädigung oder Deformation stellen in dieser Kultur der Unsichtbarmachung die Gegensphäre der Überdeutlichkeit und Obszönität dar. Das Wissen muß schamlos sein, den Leib von seinen Schleiern befreien, damit es die monströsen (mahnenden) Zeichen zu gewahren vermag. Die Bilder haben nicht nur illustra-

---

38 Richard Sennett, *Verfall und Ende des öffentlichen Lebens*, Frankfurt/M. 1983, 201.

tiven Wert, sie übernehmen auch die Funktion eines Wahrnehmungsmediums: Sie erlauben das ruhige Studium der Körper. Gleichzeitig kommt hierin auch das Skandalon der Fotografie zum Ausdruck, die den Menschen fixiert, zum bloßen Gegenstand des Blicks und der Sprache des Forschers und wehrlos gegen die interpretative Invasion macht. Das Wissen ist detektivisch konstruiert; in ihm formiert sich die Sehnsucht nach Öffnung, Entschleierung oder skandalöser Offenbarung. Die Frage, was es mit dem Menschen auf sich habe, beantwortet sich beim Anblick einer Krise: in Momenten, wo das Innerste nach außen sich zu kehren scheint, wo der Körper unerwartete Knospungen zu produzieren beginnt, wo die glatte Oberfläche aufbricht.

Die Propagierung und die Lust an der Krise waren nicht auf das System der Medizin beschränkt. Transporte von Objekten, Symbolen und Wissenskonzepten zwischen Medikalsphäre und Öffentlichkeit beförderten eine Sichtbarmachung und Verbreitung der *Krise des Menschen*. Zeitlich parallel zur Ikonographie des Häßlichen in der Medizin werden auf den Jahrmärkten und in den Städten die Freak- und Sideshows sowie die anatomischen Museen populär. Hier wurden jene menschlichen Abnormitäten und Krankheiten einem großen wissenshungrigen Publikum gezeigt, welche auch die Ärzte Interessierten. Manche Showmonster konnten eine doppelte Karriere verzeichnen, denn sie waren nicht nur Berühmtheiten auf den internationalen Jahrmärkten, sondern wurden auch von Arzt zu Arzt gereicht, um im medizinischen Journalismus besprochen und als Fotografie oder Stich gezeigt zu werden. Die Zwillinge Millie und Chrissie Smith, die Virchow als die „zweiköpfige Nachtigall" vorgestellt hatte, und Joseph Merrick, der Elefantenmann, haben ihre Pseudonyme, Künstlernamen aufgrund ihrer Rolle als Schauobjekte erhalten.[39] Die Medizin zeigte wenig Berührungsscheu, wenn sie ihre *Gegenstände* aus der Unterhaltungsbranche beziehen konnte. Rudolf Virchow beispielsweise unterhielt einen regen Austausch mit Castans Panoptikum: Der Mediziner konnte die Zwerge, Riesen, Tätowierten und bärtigen Frauen untersuchen und vergab als Gegenleistung Gutachten, die der Schausteller dazu benutzte, seiner Darbietung die Aura wissenschaftlicher Seriösität zu verleihen. Gelegentlich fanden auch die Treffen der *Berliner Anthropologischen Gesellschaft* unter Virchows Leitung bei Castan statt, wie umgekehrt nicht selten Impresari zu Gast bei den wissenschaftlichen Gesellschaften waren,

---

39 Auch der dreibeinige Junge, den das *British Medical Journal* im Jahre 1898 vorgestellt hatte, machte später unter dem Namen Lentini eine Sideshow-Karriere.

um Sondervorstellungen zu geben. Virchow war es auch, der im Panoptikum fotografische Aufnahmen für seine Forschung anfertigen ließ.[40] Die Fotografien der Monströsitäten waren nicht allein der Medizin vorbehalten, sie waren auch Teil des Entertainments. Erwin Kisch berichtet in einer Reportage über das Passage-Panoptikum von den dort zu besichtigenden „wahren und naturgetreuen Photographien", von „der Ruhmeshalle jener Abnormitäten, die mit großen Plakaten und lauten Ausrufern durch die Welt zogen, um sich bestaunen zu lassen."[41] Das schaulustige Publikum konnte von den Stars der Shows Fotografien erwerben, auf denen sie in pikturesker Inszenierung abgebildet waren. Die exotische Überhöhung durch Kleidung, Positur und Requisite hatte unverkennbar zum Ziel, die Spannung zwischen Fremdheit und Eigenheit, zwischen dem Humanen und Animalen zu betonen. Trotz dieser dem medizinischen Realismus zuwiderlaufenden Kunstgriffe konnte es geschehen, daß das eine oder andere dieser Sensationsbilder einer medizinischen Sammlung zugeführt wurde.[42] Im Falle des Elefantenmannes verlief die Wanderbewegung in die andere Richtung: Eine Fotografie, die während des ersten Klinikaufenthaltes angefertigt wurde, bildete offensichtlich die Vorlage für einen Druck, der als Titelbild auf einer Broschüre mit dem Titel *The Life and Adventures of Joseph Carey Merrick, Half a Man & Half an Elephant* erschien.[43]

Man wird sicherlich die Unterschiede zwischen Spezialisten- und Populärkultur nicht verwischen dürfen, doch wird man ebenso nicht umhin können, in der Zirkulation der Objekte und Symbole eine gemeinsame Triebkraft zu vermuten. Der nicht-wissenschaftliche Blick mag durchaus von der gleichen Neugier, dem gleichen angst-lustvollen Schauder vor der Aufgabe der Beherrschung, der Körpergrenze, der Einnormierung, von der gleichen Suche nach Versicherung oder Verunsicherung gelenkt sein wie der Blick in der Medizin. Das biologische Wunder gibt dem Laien und dem Fachmann Rätsel auf.

---

40 Siehe Stephan Oettermann, „Alles-Schau: Wachsfigurenkabinette und Panoptiken", in: Lisa Kosol/Mathilde Jamin (Hg.), *Viel Vergnügen. Öffentliche Lustbarkeiten im Ruhrgebiet der Jahrhundertwende*, Essen 1992, 52.
41 Egon Erwin Kisch, „Geheimkabinett des anatomischen Museums", in: ders., *Der rasende Reporter*, Berlin, Weimar 1974, 171.
42 Siehe als Beispiel das Bild der „Hundsmenschen" (generalisierte Hypertrichose) aus einem Album der Royal Medical and Chirugical Society London. Reproduziert in Renata Taureck, *Die Bedeutung der Photographie für die medizinische Abbildung im 19. Jahrhundert*, Köln 1980, 135.
43 Siehe Howell/Ford, *Elephant Man*, 79.

Die am Beginn zitierten Bemerkungen von Karl Rosenkranz über das Leibhäßliche der Krankheit lesen sich im Nachhinein als normative Abwehr der Frage nach dem, was der Mensch sei. Er schreibt: „Krankheiten, die zwar nicht infam sind, sondern mehr den Charakter der Kuriosität haben, der sich in seltsamen Deformitäten und Auswüchsen kundgibt, sind auch nicht ästhetische Objekte, wie z.b. die Elephantiasis, die einen Fuß oder Arm schlauchartig anschwellen läßt, so daß seine eigentliche Form ganz verlorengeht."[44] Rosenkranz nimmt das Faszinosum des Häßlichen wahr, versucht aber mit der sterilen Logik seiner idealistischen Normästhetik, den anthropologischen Horizont abzuschatten. Die Abweichung von der „eigentlichen Form" wird im Gegensatz dazu von der wissenschaftlichen und populären Ikonographie als Verkörperung des Nochzuwissenden aufgefaßt. Das Groteske, das „die verschlossene, ebenmäßige und taube Fläche des Leibes"[45] ignoriert, muß in einer Kultur der Leibeskanonisierung zur Attraktion werden.

Der monströse, hyperbolische Leib wird zu einer Szene des Unheimlichen. Im Bereich des Bildes und des Theaters öffnet das Groteske den Raum für Phantasmen der Entgrenzung. Auf dem Jahrmarkt und im medizinisches Bild geschieht der Aufeinanderprall von Normität und Abnormität, wird die Frage nach der Menschverfassung aufgerufen. Gottfried Keller hat nach einem Besuch in einem anatomischen Museum von „einer wunderlichen Generalversammlung menschlicher Zustände"[46] gesprochen; er artikuliert damit eine Erkenntnisunsicherheit, die die Grenzen der Menschhaftigkeit nicht zu fixieren vermag.

Der Körper in der Transformation

Medizin, Anthropologie, Biologie sammeln Abweichungsfälle: Krankheit, Wahnsinn, kriminelle Devianz, monströse Körpermißbildung, ethnische Andersheit und sexuelle Abirrung sowohl leiblicher als auch psychischer Art. Die fotografische Vervielfältigung und die Sammlung stehen gleichwohl nicht allein im Horizont einer Norm, eines Gleichgewichts oder einer Gesetztheit biologischer Ordnung, die an der Abirrung sich vergewissert. Man betrachtete diese Körper

---

44 Rosenkranz, *Ästhetik*, 256–257.
45 Michail Bachtin, *Literatur und Karneval*, Frankfurt/M. 1990, 17.
46 Gottfried Keller, *Sämtliche Werke und ausgewählte Briefe*, 3. Band, München 1958, 890.

nicht – wie im 17. und 18. Jahrhundert[47] – als Zufall, Irrung oder Spiel der Natur, sondern als Zeichen, die wesentlich ins Innere der Menschverfassung weisen. Die Bilder repräsentieren das epistemologische Problem der Transformation: Wann und wie kommt es zum Übergang von der Normalität zur Anormalität, von der Gesundheit zur Krankheit, vom Leben zum Tod, vom Mensch zum Tier, was sind die Zwischenstufen bei Mann und Frau, wann liegt eine Fortentwicklung, wann eine Regression vor?

In einer bemerkenswerten Tagebucheintragung aus dem Jahre 1847 spricht Gustave Flaubert die Spekulation aus, daß die Monstrosität vielleicht der Beginn einer Entwicklung ist, die eine eigene, andere Schönheit als Telos hat:

> Dann waren wir im naturwissenschaftlichen Museum, einer dürftigen Sammlung, die wohl nicht viel Interesse für gelehrte Leute hat [...]. In einem Glase mit Spiritus sieht man zwei kleine, am Bauch zusammengewachsene Schweine, die auf ihren Hinterpfoten stehen, den Schwanz in die Höhe strecken und mit den Augen blinzeln; sie sind wirklich sehr possierlich. Neben zwei menschlichen Fötussen von ähnlicher Mißbildung stehend, sagen sie vielleicht mehr als manches dicke Buch. Denn wer vermag in den abweichenden Manifestationen des Lebens die mannigfaltigen und stufenweisen Entwicklungen des verborgenen Webens zu erkennen, das in geheimnisvoller Unwandelbarkeit auf dem Grunde des Meeres, im Schoße der Erde und an den Quellen des Lichtes wirkt, beständig neue Bildungen und dem ewigen Sein Dauer verleiht!
> Seit sechs Jahrtausenden müht sich der Mensch daran ab und fängt vielleicht erst an, den ersten Buchstaben eines Aphabets zu verstehen, das kein Omega hat. Wann wird er einen Satz lesen können?
> Wenn die sogenannten Mißbildungen der Natur ihre anatomischen Zusammenhänge der Form und ihre physiologischen Lebensgesetze haben, warum will man, von diesem Prinzip ausgehend und diese absonderliche Welt anerkennend, die wie eine Verneinung der unserigen erscheint und vielleicht gerade ihre Fortsetzung ist, ihr nicht ihre Schönheit und die Möglichkeit einer Vollendung zugestehen.[48]

Der Mensch vervielfältigt sich durch die Unzahl der Elemente, die in immer neuen Variationen sich zusammensetzen. Die verneinte Wir-Welt sieht die Buchstaben ihres Werdens, ohne sie lesen zu können. Wird es eine Vollendung geben, eine Schönheit, die als Häßlichkeit begann? Vorerst bleibt die Verunsicherung.

---

47 Siehe Michel Foucault, *Die Ordnung der Dinge*, Frankfurt/M. 1974, 199–203. Park, „Conceptions", 20–54. Horst Bredekamp, *Antikensehnsucht und Maschinenglauben*, Berlin 1993, 64–67.
48 Gustave Flaubert, *Die Reisetagebücher 1840–1847*, Leipzig 1993, 317–318.

Der Mensch wird seines anthropologischen Zentrums entfremdet und zu einer „obszönen Hingabe"[49] verpflichtet.

In einer Epoche, in der die Medizin erst ihr wissenschaftliches Gepräge finden muß, in der sie vornehmlich analytisch verfährt und von therapeutischer Mächtigkeit noch weit entfernt ist, erfindet sie den *anthropos* neu, verobjektiviert ihn und bleibt dennoch seiner Rätselhaftigkeit gegenüber in fragender Distanz. Das Foto, stummes Dokument, kann als Sinnbild dieser Objektivität und Distanz betrachtet werden.

Die Bildersammlungen führen uns in ein Museum der Übergänge. Die Bilder sind daher nicht mißzuverstehen als bloßes enzyklopädisches Wissenssammelsurium, sondern als Befragungen der Punktualität des Lebens/Lebendigen. Die dargestellten Körper bilden „Zentren der Beweglichkeit"[50]. Alles ist Wachstum, Übergang, Vermischung. Der medizinischen Dokumentation ist die Dimension der anthropologischen Befragung inhärent, die darauf sich richtet, was am Körper möglich ist, was seine Potenzen und Grenzen sind, zu welchen überraschenden Erscheinungen es kommen kann. Die ikonographische Hervorbringung eines *wilden* Körpers, einer wuchernden Lebendigkeit muß jedwede physiologische oder anatomische Norm relativieren, sie zu einem Aspekt in der Vielheit der Erscheinungen machen oder als transitorisches Moment ausweisen.

Unverkennbar ist es die Dimension der Zeit, die die anthropologische Befragung der Grenze motiviert. Der Temporalisierungsaspekt entfaltet generell in der Wissenschaftsentwicklung des 19. Jahrhunderts eine enorme strukturierende Wirkung und wird auf verschiedenen Niveaus bedeutungsvoll: erdgeschichtlich, phylo- und ontogenetisch, anamnetisch.[51] Kosmogonie, Evolutionstheorie, Fossilienkunde, Altertumsforschung bilden gleichsam das wissenschaftliche Hintergrundrauschen auch für die anthropologische Forschung. Wahrnehmung wird auf das Moment der Veränderbarkeit (des Menschen) gerichtet. Wahrheitssuche kann sich unter dieser Voraussetzung nicht mit der Beschreibung von Jetzt-Zuständen zufrieden geben, man muß die Geschichte kennen, Ursachen benennen, Entwicklungen vorhersagen können.

---

49 Jean-Paul Sartre, *Der Idiot der Familie*, Bd. 1, Reinbek b. Hamburg 1980, 480.
50 Siehe Foucault, *Die Ordnung*, 332–333.
51 Siehe Michel Serres, *Hermes III. Übersetzung*, Berlin, 1992, 224 ff. Lepenies, *Naturgeschichte*, 78–87.

Für den Kontext der Medizin des vorigen Jahrhunderts heißt dies, daß der Mensch als transitorisches oder Mischwesen erfahren wird, das nur in einem „Augenblick des Anhaltens"[52] zur Ansicht kommt, darüberhinaus aber die Spuren vergangenen oder zukünftigen Seins in sich trägt.

Die fotografischen Dokumente der Medizin des 19. Jahrhunderts sind ein Kabinett der Absonderlichkeiten, ein „Chamber of Horrors"[53]. Sie stellen in ihrer Gesamtheit ein Menschenbild dar, das gewissermaßen aus den Fugen geraten ist. Dabei ist es nicht allein der Aspekt des Erschreckend-Häßlichen, der das medizinische Genre von dem Bild des *public man* abhebt; gegenweltlich erscheint der Mensch in der medizinischen Fotografie, weil er allein unter der Perspektive der Verformbarkeit, des Verfalls, der Verwachsung und Transmutation zur Repräsentation kommt. Trotz eingeübter kalter Blickparteilichkeit finden sich auch in den Texten der Ärzte immer wieder Bemerkungen des Staunens, die ich als Ausdruck einer anthropologischen Verunsicherung lese. Das Bild des Menschen gerät in einen Strudel der Veränderlichkeit ohne festgesetzte Grenzen. Ähnlichkeits- oder spiegelhafte Identifikationsanmutungen werden in diesen Bildern gebrochen.

Das Häßliche übernimmt Leitfunktion in der Befragung dieser Grenze: Mit seinem Auftritt, in dem eine scheinbar wilde Natur sich ausdrückt, ereignet sich das Schwanken zwischen Verlust und Rückgewinnung des Humanum.

---

52 Dolf Sternberger, *Panorama oder Ansichten vom 19. Jahrhundert*, Frankfurt/M., 1979, 104.
53 Kenneth Bussy, „Duhring and his short-lived *Photographic Review of Medicine and Surgery*", in: *The American Journal of Dermatopathology*, 7(2) 1985, 154.

> „An der *table d'hôte* des Gasthofs sah ich zum ersten Mal jene abstoßende Sorte von französischem Gesicht. Schwer zu erfassen was es ist."
> Gerard Manley Hopkins, *Journal* (1868)

VOM ABJEKT ZUM OBJEKT
Zur Ikonographie des Kretinismus

Bezeichnung – Beleidigung

„König Lear [...] dieser alte Kretin"[1]. Gesagt hat diesen Satz Jacques Lacan. Kretin: Dieser Signifikant, mit dem die Figur aus Shakespeares Drama charakterisiert werden soll, wird vom Sprecher nicht im Sinne medizinischer Terminologie verwendet. Lacan benutzt ihn in pejorativer Weise. Was er sagen will: Lear ist nicht tragisch, er ist lächerlich. Der Kretin, das ist der Dumme, der Degenerierte.

Der medizinische Sachverhalt, der mit dem Term bezeichnet wird, verschiebt sich ins Unscharfe einer Konnotation, die für eine andere Redepolitik eingesetzt wird: Polemik, Denunziation, Beschimpfung. So verfährt auch Karl Marx in einer Passage der ökonomisch-philosophischen Manuskripte, in der er die Ätiologie aufs Feld des Sozialen überträgt. Marx beschreibt darin die Rolle der Arbeit: Sie bringe Wunderwerke, Paläste, Schönheit und Geist hervor, aber – und damit schließt der Absatz – „sie produziert Blödsinn, Kretinismus für den Arbeiter."[2]

Das Schillernde des Wortes, das aus der Alltagssprache gekommen[3], in die medizinische Verwendung übergegangen und zum Schimpf geworden ist, das Schwanken zwischen wissenschaftlicher Denotation und rhetorisch-kalkulierter Entstellung ist keinem Zufall geschuldet. Im Wort haben sich die historischen Spuren des wechselvollen Verhältnisses eingetragen, das die Diskursführer über

---

1 Jacques Lacan, *Die Ethik der Psychoanalyse*, Weinheim, Berlin 1996, 364.
2 Karl Marx, *Texte zur Methode und Praxis II. Pariser Manuskripte 1844*, Reinbek b. Hamburg 1971, 54.
3 Zur Etymologie siehe F. Merke, *Geschichte und Ikonographie des endemischen Kropfes und Kretinismus*, Bern, Stuttgart, Wien 1971, 263.

die zum Objekt der Betrachtung gemachten Kretins eingenommen haben. Wortbedeutungen kommen aus den Verfügungen.

Dabei macht die Kraft des Signifkanten auch vor Bildern nicht halt. Und nicht immer ist die Grenzziehung zwischen Begriff und Beleidigung deutlich. Ein Beispiel aus dem 20. Jahrhundert gibt davon beredten Ausdruck: 1974 erscheint in der renommierten medizinischen Zeitschrift *The Lancet* ein Brief unter der Überschrift „Illustrating Cretinism". Der Autor meint, bei der Lektüre von Lewis Carrolls *Through the Looking-Glass* John Tenniels Zeichnungen der Figuren Tweedledum und Tweedledee als Darstellungen des Kretinismus identifiziert zu haben. Zum Beleg hat der Autor dem Brief eine Fotografie aus Gates' *Heredity in Man* aus dem Jahre 1931 beigelegt und sie vergleichend der Zeichnung des Tweedledum gegenübergestellt (Abb. 26). Die nur wenige Zeilen langen Ausführungen enden mit dem Satz: „The similarity in clothing and facies between Tweedledum and the Darenth Colony patient ist striking."[4]

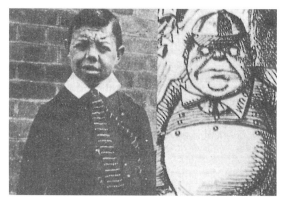

Abb. 26. The Lancet, 1974

Die Unbeschwertheit des Vergleichs muß nicht kommentiert werden. Kritik verdient diese Bildpolitik jedoch, weil sie ein eindeutiges Vorgabe-Abbildungsverhältnis insinuiert. Die Fotografie wird in diesem Kontext als Repräsentant der Realität eingesetzt, an der Tenniel sich orientiert haben soll. Das ist die traditio-

---

4 „Illustrating Cretinism", in: *Lancet*, 1974, 1151.

nelle Konzeption von Kunst: Der Künstler übersetzt, was die Wirklichkeit vorgibt. Ob der Zeichner tatsächlich Kretinen als Vorbild für seine Illustration genommen hatte, ist nicht mehr zu ermitteln. Produktionsbedingungen und Intention müssen nun allerdings für die Wirkung nicht grundsätzlich von Bedeutung sein. Wichtiger im vorliegenden Fall ist, daß unter dem Blick des Betrachters die Hierarchie der Bilder aufgehoben wird. Der Vergleich, zu dem der Text auffordert, hat immer zwei Richtungen: Die Sinnlenkung durch die Illustration affiziert die scheinbar neutrale Fotografie. Die zeichnerische Darstellung, die das Skurrile betont, reflektiert auf die fotografische Abbildung. Durch die Montage passiert eine Karikierung des Patienten. Er rückt an die Stelle Tweedledees, des herausgeschnittenen Pendants zu Tweedledum. Die *Wirklichkeit* wird im Raster der Kunst wahrgenommen.

Der synchrone Zusammenschluß zweier Medien – Fotografie und handgefertigte Illustration – hat im 19. Jahrhundert noch eine diachrone Reihenfolge. Bevor ich mich dem Wandel der formreichen Ikonographie des Kretinismus im 19. Jahrhundert widme, sollen einige Aspekte der hier angedeuteten Signifikanteneffekte im historischen Schnitt beschrieben werden, ohne die die Bilder und ihre mediale Transformation nicht erklärbar sind.

Methode – Mythos

Bekanntlich geht die Medizin des 19. Jahrhunderts daran, sich zu versachlichen und zu biologisieren, sich empiristisch und experimentell auszurichten. Vor diesem Hintergrund fällt es umso mehr auf, daß im Falle des Kretinismus in medizinischen Texten emotional-ästhetische Aussagen getroffen werden, die aus heutiger Sicht jede wissenschaftliche Distanziertheit vermissen lassen. Zwar sind diese Einbrüche – quantitativ gesehen – lediglich Marginalien, kurze Ausrufe, aber es hallt darin eine Anthropologie nach, die Aufmerksamkeit verdient. In diesen äußerst starken Wertungen enthüllt sich die Position des Erkennenden seinem Objekt gegenüber. Vom leichten Schrecken bis zum fast mythischen Entsetzen reichen die Affekte, die in der wissenschaftlichen Rede aufscheinen. Für eine bestimmte Phase medizinischer Erkundung läßt sich feststellen, daß das Verhältnis von Wissenschaftlichkeit und Affekt, Methode und Mythos noch in Bewegung ist.

Bevor ich darauf eingehe zunächst einige Beipiele aus der Literatur in chronologischer Aufreihung, die diese Rhetorik veranschaulichen.

Schon früh, ohne darwinistische Einmischung, wird der Kretin mit Tieren verglichen. 1804 schildert Arthur Schopenhauer die Begegnung mit Kretins wie folgt:

> Auf dem Weg nach *Chamouny* haben wir zwey Menschen aus der Klasse der *Crétins* begegnet, die man allein in der Schweiz sieht. Es ist ganz sonderbar daß diese Menschen die unter dem Thier stehn, die taub, stumm, u. blödsinnig sind, auf ihrem Gesicht den Ausdruck einer wilden triumphirenden Fröhlichkeit haben.[5]

Karl Rösch, einer der namhaften Forscher auf dem Gebiet des Kretinismus, schreibt: „Man stelle sich einen vollkommenen Cretin vor Augen, so wird man den Vergleich mit den Schleimthieren so unpassend nicht finden."[6]

Ganz in diesem Sinne einer Enthumanisierung schildert auch Maffei sein Erlebnis mit der kretinistischen Gestalt:

> Ich erkannte, dass ich eine Gestaltung vor mir erschaue, in welcher kein Funke von Schönheit, kein regelmässiges Verhältnis der einzelnen Theile zu einander, keine Zweckmäßigkeit in der Zusammensetzung derselben, im Baue des Körpers zu entdecken sey; – wodurch sich mir unwillkürlich die Ueberzeugung aufdrängte, dieses Geschöpf da vor mir sey kein ausgebildeter, kein rechter Mensch [...].[7]

Tiefer noch als Rösch und Maffei setzt Knolz die Entwicklungsstufe an. In einem Vortrag mit dem Titel „Über Cretinismus" führt er folgende Charakterisierungen auf:

> Hier finden wir Körper und Geist zugleich verunstaltet, [...] in einer Weise, für welche der Name Entartung der Menschnatur fast noch zu milde ist, durch welche der Mensch, bestimmt der Schöpfung Meisterstück zu sein, weit unter das Thier hinuntergestellt erscheint. [...] [Die Cretinen bieten] ein Bild der traurigsten, scheusslichsten Entmenschlichung [...] oft eine unförmliche Masse bildend, und an die Gnomen der Fabelwelt erinnernd [...] ihr Dasein ist lediglich nur allein ein vegetierendes pflanzliches.[8]

---

5   Arthur Schopenhauer, *Die Reisetagebücher*, Zürich 1988, 170.
6   Karl Rösch, „Über angeborenen Cretinismus und angeborenen Blödsinn", in: ders., *Die achtzehnte Versammlung deutscher Naturforscher und Aerzte*, Stuttgart 1841, 59.
7   Maffei, *Der Kretinismus in den norischen Alpen*, Erlangen 1844, 72.
8   J.J. v. Knolz, „Über Cretinismus", in: *Wiener Medizinische Wochenschrift*, 2 (1852), 193–195.

Nicht so drastisch, aber dafür in der Wortknappheit Hilflosigkeit andeutend, beschreibt ein Dr. Banks seine Erfahrung mit den Insassen des damals berühmten Guggenbühlschen Hospizes: „a melancholy spectacle, the description of which is painful, the sight dreadful."[9]

Auch bei einem Autor wie Rudolf Virchow, der bekanntlich in wissenschaftlicher wie weltanschaulicher Hinsicht zu den fortschrittlichen Medizinern seiner Zeit gehörte, finden sich expressive Ausführungen, die den ansonsten akribisch geführten medizinischen Diskurs aufreißen. Virchow findet die Worte, die der englische Arzt zu sagen unterlassen hat:

> Den Eindruck, den ich von diesen *Excursionen* zurückbrachte, ist genau derselbe, den ich beim Anblick von Monstrositäten empfinde. Das sind wirklich Verunstaltungen des menschlichen Leibes und des menschlichen Wesens, jenen Missgeburten und Mondskälbern vergleichbar, welche der Aberglaube so vieler Jahrhunderte dämonischen Einflüssen zuschrieb, und man kann sich des Gedankens kaum erwehren, es möge auf den Hexenglauben nicht wenig eingewirkt haben in Begattungen mit dem Teufel oder in Unterschiebungen von Teufleskindern eine plausible Theorie so scheusslicher Verthierung zu finden. Jetzt, wo die fortschreitende Wissenschaft auch die Monstra dem physiologischen Gesetz unterworfen hat, sieht man mit Schrecken und Widerwillen, in wie hässlichen und niedrigen Formen dieses Gesetz zur Erscheinung kommen kann, wenn die Entwicklung des Körpers frühen Störungen unterworfen wird, die den regelmäßigen Ablauf der Bildungsvorgänge gewaltsam und bald unabänderlich sistieren. [...] Die *Unverhältmäßigkeit der Körpertheile* offenbart am meisten die Abweichung von dem typischen Gesetz der Raçe.[10]

Die „Unverhältnismäßigkeit der Körpertheile" gereicht einem anderen Beobachter „jener unglücklichen Wesen" dazu, die klassische Schönheits- und Menschvorstellung für die kontrastierende Charakterisierung aufzurufen. Bei den Kretinen sei „der göttliche Hauch des Geistes zum Instinkt, und jedes Ebenmass der körperlichen Form zur Ironie geworden".[11]

Den Aspekt der Vertierung, der immer wieder zur Bestimmung aufgenommen wird, ist auch zentral bei Edward Whymper, der zwar kein Mediziner war – er war Geodät –, der sich aber dennoch ausführliche Gedanken zur Ent-

---

9 John Tatam Banks, „On Cretinism and Idiotism", in: *Lancet*, Vol. II, 1854, 434.
10 Rudof Virchow, „Über die Verbreitung des Cretinismus in Unterfranken", in: ders., *Gesammelte Abhandlungen zur wissenschaftlichen Medizin*, Frankfurt/M. 1856, 966.
11 G. Tengler, „Über den endemischen Cretinismus des Ennsthales", in: *Wiener Medizinische Wochenschrift*, 7 (1857), 167.

stehung und Verbreitung des Ketinismus gemacht hat. In seinem Reisebericht heißt an einer Stelle:

> In den Städten wie in den Dörfern und auf den Landstraßen zwischen den Ortschaften zeigen sich diese verkümmerten und seelenlosen Wesen, welche mehr Tieren als Menschen gleichen und ekeln den Reisenden durch ihr häßliches und ungereimtes Äußere, durch ihre widerlichen Gebärden und ihr sinnloses Stammeln.[12]

Reduzierte Menschhaftigkeit: die wertende Anthropologie erkennt das Gegenüber nur als Zerrbild des eigenen oder als herabgestuftes Leben – als Menschenabart, Halbmensch, stumpfsinniges Tier, monströse Fleischmasse, vegetierendes pflanzliches Dasein. Honoré de Balzac hat in seinem Roman *Der Landarzt* [1833] die zeitgenössische medizinische Vorstellung des endemischen Kretinismus verarbeitet. Auch hier rücken Be- und Zuschreibungen zusammen und erscheinen als Teile des medikalen Horizonts. In einer Szene am Beginn des Romans führt der Arzt Benassis seinen Gast, den Offizier Genestas, durch den Kanton. Als erstes besuchen sie einen alten Kretin:

> Trotz der unzähligen Erlebnisse seines Soldatenlebens empfand der alte Reiter eine Regung mit Abscheu gemischter Überraschung beim Anblick eines Menschengesichts, auf dem ein Gedanke niemals aufgeblitz sein konnte, eines leichenblassen Gesichtes, auf dem das Leiden harmlos und stumm auftrat wie auf dem eines Kindes, das noch nicht sprechen und nicht schreien kann, kurz, des völlig tierischen Gesichts eines alten sterbenden Blödsinnigen. [...] Beim Anblick einer Stirn, deren Haut eine dicke runde Wulst bildete, zweier Augen, vergleichbar denen eines gekochten Fisches, eines Kopfes mit kurzem, verkümmertem Haar, dem es an Nahrung fehlte, eines völlig eingedrückten und aller Sinnesorgane ermangelnden Kopfes – wer hätte da nicht gleich Genestas ein Gefühl unwillkürlichen Abscheus gegen das Wesen empfunden, das weder die Anmut des Tieres noch die Vorrechte des Menschen besaß, das nie weder Verstand noch Instinkt besessen, das nie irgendwelche Art von Sprache vernommen oder gesprochen hatte? Jedem, der dies armselige Wesen am Ende eines Weges hätte anlangen sehen, den man Leben nicht nennen konnte, wäre es schwierig erschienen, ihm Mitleid entgegenzubringen [...].[13]

Diese Passage hat im Roman eine strategisch-rhetorische Funktion, denn in ihr kulminiert alles das, was der Kantonsarzt durch missionarische, sozialreformerische, hygienische und diätätische Maßnahmen zu beseitigen in der Lage ist. In

---

12 Edward Whymper zit. n. Helmut Vogt, *Das Bild des Kranken*, München 1980, 199–200.
13 Honoré de Balzac, *Der Landarzt*, Frankfurt/M., Leipzig 1996, 29–30.

der Folge breitet der Text propagandistisch die heilsame Wirkung zivilisierender Eingriffe aus, die in die Beschreibung eines idyllischen Mustergemeinwesens mündet. Was auf der Ebene des Romans als Utopismus erscheint, hat im Realen eine medizinische Korrespondenz bei der wissenschaftlichen Erhebung der Krankheitsursachen. Dies sei kurz erläutert:

Die Krankheit des endemischen Kretinismus, der vorwiegend in bestimmten Bergregionen auftrat, hat bis in die 1880er Jahre hinein eine rege Untersuchungstätigkeit provoziert, die das Rätselhafte der Erscheinung aufzuklären suchte. Bei der Recherche wurden zwar auch pathologisch-anatomische und physiologische Untersuchungen angestellt, doch wurde als Ursache nicht die Rolle der Schilddrüse erkannt; man fahndete ausschließlich nach Faktoren außerhalb des kretinösen Subjekts.[14] Bei dieser Fahndungstätigkeit, die einer mediko-ethnologischen Recherche glich, wurden eine Vielzahl von Erklärungen und Hypothesen aufgestellt, wobei kaum eine Begründung ausgelassen wurde, die theoretisch möglich war. Als Kranheitsverursachung wurden angeführt: klimatische Bedingungen, Mangel an Elektrizität in der Luft, Vererbung, Inzucht, Ernährung, Mangel an Hygiene, geologische Verhältnisse, Mangel an Licht, Trunksucht, schlechte Luftregulation, Keime. Hinzu kamen Armut, schlechte Erziehung, Unterbringung und Kleidung. Die interessierte Ärzteschaft untersuchte jeden möglichen Aspekt, kombinierte Ursachen zu ganzen Sets von Einflußmöglichkeiten. Die Situation war widersinnig: Je umfassender die Forschung wurde, desto mehr war sie ein Beleg für die Machtlosigkeit des Wissens.

Hier liegt nun, so meine These, auch der Grund für die Einmischung emotivästhetischer Wertungen in den medizinischen Diskurs, die letztlich einer Abjektalisierung des Kranken gleichkommt. Es wird nicht nur eine Krankheit analysiert, sondern implizit auch eine Welt entworfen, die sowohl in ihren realen Gegebenheiten – abgesonderte Gebirgsregionen mit unterentwickelter Infrastruktur –, als auch in ihrer wissenschaftlich-imaginativen Beschaffenheit das Bild des Unfertigen, Reduzierten, Häßlichen oder Archaischen ergibt. Zieht man alle Aspekte der Ursachenerhebung zusammen, dann ergibt sich das Bild einer Ärzteschaft, die damit befaßt ist, um den Kretinismus die gesamte regionale Zivilisation des endemischen Ausbreitungsgebietes im Diskurs zu rekonstruieren. Anders als Balzac, der in seinem Roman den Arzt die kulturelle und natürliche

---

14 Siehe Thomas Schlich, „Changing Disease Identities: Cretinism, Politics and Surgery (1844–1892)", in: *Medical History*, 38 (1994), 421–443.

Lebenswelt therapeutisch erfolgreich reformieren läßt, widersteht die Anti-Zivilisation des Kretinismus in der Realität der Beeinflussung. Was die Ärzte vorzufinden meinen, ist eine Zivilisation des Mangels. Auf jeder Stufe wird ein Fehlen, ein Ausfall, eine Beschränkung konstatiert.

Es entsteht eine Gegenwelt zu der des Arzt-Subjekts: die Welt des Objekts/ Abjekts. Sie ist gleichsam *behind the Looking-Glass*, oppositionär und befremdlich. Es stehen sich gegenüber auf der einen Seite – im imaginierten Zentrum – Wissen, Gesundheit, Schönheit, Entwicklung, Reichtum, Sprache, Institutionen, etc; auf der anderen Seite – an der Peripherie – die kulturelle Regression, Sprachlosigkeit, körperliche und geistige Unterentwicklung, Undifferenziertheit. Mehr als nur metaphorisch wird eine Hell/Dunkel-Antinomie aufgerichtet. Dort die Bewohner der dunklen Täler, hier die der erleuchteten Städte. Balzac zieht eine ähnliche Grenze, er verlegt den Gegensatz, die „zwei Bilder" bedeutungsreich an den Nordhang, wo die „Einfaltspinsel", und an den Südhang, wo die „intelligenten Menschen" wohnen, „zweierlei Bevölkerung", die „in allem voneinander verschieden sind, in Wuchs, Gang, Physiognomie, in Sitten wie Beschäftigung".[15]

Die Phantasie von den zwei Bevölkerungen nimmt auch Virchow für einen Moment auf und deutet die Fiktion eines Kretinenstammes an:

> Man möchte glauben, dass alle diese Individuen sehr nahe mit einander verwandt seien, dass sie einer Familie oder wenigstens einem Stamme angehören, und wenn wir nicht ganz sicher wüssten, dass eine bis dahin ganz gesunde Familie in Cretinenorten cretinistische Kinder hervorbringen kann, so läge es gewiss nahe, daran zu denken, dass wir es hier mit den Resten irgend eines niedrig organisierten oder degenerierten Volksstammes zu thun hätten [...]."[16]

Auch wenn Virchow seinen Einfall als Fiktion ausstellt, so hat der Text doch Ausagewert darin, daß er die zeittypische Befremdung und das Gefühl zum Ausdruck bringt, einem Anderen-Wesen gegenüberzustehen.

Die Fragen, die sich die Ärzte stellen und die Balzac utopisch beantwortet, lauten: Ist diese Grenze überschreitbar? Gibt es Heil für die „Entsetzen erregenden Menschen"[17]? Ist die Welt, das „nebelerfüllte Thal [...], in welchem der

---

15 Balzac, *Landarzt*, 84–85.
16 Rudolf Virchow, „Zur Entwicklung des Cretinismus und der Schädeldifformitäten", in: ders., *Gesammelte Abhandlungen zur wissenschaftlichen Medizin*, Frankfurt/M. 1856, 969.
17 Knolz, „Cretinismus", 197.

Dämon des Cretinismus hauset"[18], offen für die Kolonialisierung durch die Aufklärung?

Ohne endokrinologisches Wissen mußte die Passage versperrt bleiben. Das Wunschdenken jedoch zeigte sich als äußerst lebendig. 1841 spricht Rösch die Hoffnung aus, daß der Kretinismus durch die „Hilfsmittel des Geistes" vermindert werden könne. Und er fragt, ob er nicht auch durch den „Hauch der Kultur vergiftet, getötet werden [sollte], wie [...] der Amerikaner durch die europäische Civilisation getötet wird?"[19] Der imperiale Ton, der hier erbarmungslos angeschlagen wird, verklingt mit der Erfahrung therapeutischer Mißerfolge. Aber noch 1884, ein Jahr nachdem Th. Kocher und J.-L. Reverdin den Zusammenhang von Schilddrüsenausfall und Kretinismus entdeckt haben, heißt es in einem Bericht über die Ausbreitung des Kretinismus, daß „nach italienischen Statistiken in solchen Gegenden, in welchen neue Eisenbahnen und Strassen angelegt, in Folge dessen der Verkehr erhöht wurde und die Zivilisationsverhältnisse sich gebessert haben, eine entschiedene Abnahme des Kretinismus zu konstatiren ist."[20]

Auch Kocher, der Begründer des organologischen Paradigmas, ist weiterhin von dem Bild finsterer Rückschrittlichkeit eingenommen, wenn er 1892 schreibt: „Aber der wirkliche Fortschritt hat doch wesentlich darin bestanden, [...] dass eine grosse Zahl sanitärer und wirthschaftlicher Verbesserungen eingeführt werden konnte, sobald einmal das Licht der Civilisation in die dunklen Alpenthäler hineinzuleuchten begann."[21] Das ist die Sprache der Aufkla(e)rung, die sich durchzusetzen sucht, obwohl Kocher weiß, daß man „nicht der ‚Civilisation' überhaupt Erfolge gutschreiben [darf], welche ihr nicht zukommen."[22]

Bis zum Ende des Jahrhunderts ist der Sachverhalt klar: Die Gegenwelt der Degenerierten setzt in ihrer rätselhaften Andersheit der Subjektwelt einen Widerstand entgegen. Sie ist das Andere der Aufklärung. An ihr scheitert die Medizin: Die Aufklärung erlebt ihre Kränkung. Diese Kränkung muß tief sitzen, denn der

---

18 Ebenda, 196.
19 Rösch, „Über Cretinismus", 60.
20 „Die Ausbreitung des Kretinismus in Oesterreich", in: *Wiener Medizinische Wochenschrift*, 18 (1884), 558.
21 Theodor Kocher, „Zur Verhütung des Cretinismus und cretinoider Zustände", in: *Deutsche Zeitschrift für Chirurgie*, 34 (1892), 558–559.
22 Ebenda, 559.

Kretinismus ist nicht irgendeine Krankheit, er kann als *die* Krankheit betrachtet werden. Da er den Körper ebenso wie die geistigen Gegebenheiten durchgreifend affiziert, besetzt er das kranke Objekt auf totale Weise, was einer totalen Verschlossenheit der Aufklärung gegenüber entspricht. Die Reaktion auf die Vergeblichkeit erschöpfender Kenntnisnahme möglicher sozialer und medizinischer Sachverhalte sowie therapeutischer Beeinflußbarkeit ist die Stigmatisierung zum Nicht-Menschen. Das Ausgreifende der Erklärungen, die das ganze Leben der Kranken erfassen will, bewirkt gerade nicht, daß der Kretin *verstanden* wird. Er wird als Opposition zum Kulturmenschen städtischer Prägung aufgebaut, der alles das negiert, was in der Gestalt des Arztes, der ihn untersucht und beschreibt, repräsentiert ist. Aus dieser Opposition speist sich bis heute die pejorative Konnotation des Begriffs *Kretin*.

Mein begriffliches Schwanken in der Charakterisierung der wissenschaftlichen Gegenstandskonstitution – Objekt/Abjekt – ist ein Reflex auf die Doppelsinnigkeit der medizinischen Diskurse: Einerseits das unermüdliche Auffächern bei der Ursachenforschung um den Kretinismus: Objektivierung. Andererseits die Abscheu vor den Kretinen: Abjektivierung. Eine tiefe Ambivalenz ist spürbar, ein Oszillieren zwischen Ekel und fasziniertem Machtspiel. Für den Forscher ist der Kretin eine opake Gegebenheit, die als das unheimliche Andere, als Dämon wahrgenommen wird. Die Gegenüberstellung resultiert nicht in einer Sicherung im Sinne wissenschaftlicher Symbolisierung, die die Wirklichkeit ergreift. Dem Abjekt kann man nicht ausweichen, und doch ist es jenseits des Denkbaren und Tolerierbaren. In dieser Qualität bedroht es das Subjekt, das auf der Suche nach Opposition, Spiegelung oder Wissen ist. Die mythische Aufladung gibt davon beredten Ausdruck: Der Kretin wird als etwas Hybrides wahrgenommen, situiert zwischen Mensch, Tier und Pflanze. Weil das Subjekt-des-Wissens bedroht ist, wird das Gegenüber mit Verachtung gestraft. Die Texte (und Bilder) zeigen die Spannung zwischen dem Wunsch, den *Gegenstand* vollständig zu ergreifen *und* auszustoßen. Das eine wie das andere gelingt nicht. Bedeutung wird prekär. Das hat Konsequenzen für das Ob-/Ab-jekt. In ihrem Essay zum Abjekt macht Julia Kristeva die Bemerkung, daß Humanität in dem Moment ausbrennt, wo das Subjekt ohne Gegen(-über/-stand) ist.[23] Mord, Selbstmord? Der Kretin wird in die Nähe einer seelenlosen Sache gerückt – und behält doch die unheimliche Lebenskapazität. Durch die Risse des Wissens wird

---

23 Julia Kristeva, *Powers of Horror. An Essay on Abjection*, New York 1982, 18.

eine Ungeheuerlichkeit erkannt. Eine vorwissende Anschauung verdrängt die methodische Erkenntnis. Das Erblickte macht Angst, weil es die lichte Atmosphäre der Wissenschaft verdunkelt und die Reinheit des Begriffs verschmutzt. Die Krise des Wissens löst den Affekt aus, der im Kern ein Haß auf das abjektalisierte Objekt ist.

Ich wechsle das Register der Analyse und komme auf den Anfang zurück: Mythos und Affekt. Die Einrisse im wissenschaftlichen Diskurs durch die Abjektivierung geben eine mythische Unterschicht frei. Für Augenblicke verlassen die Autoren die Ebene von Analyse und Abstraktion zugunsten der „Vision". Ernst Cassirer hat in seiner Ausarbeitung des mythischen Bewußtseins als zentral den *„physiognomischen* Charakter" der Wahrnehmung betont. Damit ist gemeint, daß ein Inhalt unmittelbar mit dem „Modus des Erscheinens" verknüpft wird. „Der Ausdrucks-Sinn haftet [...] an der Wahrnehmung selbst; er wird in ihr erfaßt und unmittelbar ‚erfahren'." Dieser Ausdrucks-Sinn ist stets emotional gefärbt, die perzipierten Dinge werden gewissermaßen dramatisiert.[24] Für die frühe Medizin des Kretinismus heißt das: Der Arzt nimmt den Kretin *bildhaft* wahr, der ganze Aufwand an Empirie verliert seine Bedeutung. Die Anschauung ist ein Erlebnis, die Wahrnehmung ist epiphanisch. Es erscheint, wie Cassirer schreibt, „ein eigentümliches ‚Gesicht'". Das Kretin-Ding hat eine Horrorfratze. Angst, Schrecken, Grauen, Verachtung – der Kretin wird zwar als Wesen erkannt, das der Welt des Menschlichen entstammt, doch in einem direkten interpretativen Zugriff einer subhumanen Ordnung zugerechnet. Der physiognomische Blick zaubert Metamorphosen.

Bild – Vorstellung

Parallel zur aufgefächerten Forschung der ersten, der quasi-ethnologischen Phase entsteht, wie Virchow schreibt, eine „reiche Ikonographie des Cretinismus"[25]. Mag Virchow in erster Linie den quantitativen Aspekt der Produktion meinen, so ist in gleichem Maße die formale und technische Vielfältigkeit bemerkens-

---

24 Siehe Ernst Cassirer, *Die Philosophie der symbolischen Formen*, Dritter Teil: Phänomenologie der Erkenntnis, Darmstadt 1994, 80 ff. Ernst Cassirer, *Versuch über den Menschen*, Frankfurt/M. 1990, 123 f.
25 Rudolph Virchow, „Knochenwachsthum und Schädelformen, mit besonderer Rücksicht auf Cretinismus", in: *Archiv für pathologische Anatomie und Physiologie*, 13 (1858), 355.

wert. Die künstlerischen Techniken der Zeichnung, des Holz- und Kupferstichs, der Lithographie und Radierung kommen zum Einsatz. Die stilistischen Ausdrucksmittel reichen vom karikaturhaften Expressivo über skizzierende Rißhaftigkeit und romantische Feinstrichigkeit bis zur klassizierenden Charakterbetonung. An diesen frühen Darstellungen kann die Suche nach der Kretinizität nachvollzogen werden, die um den Nullpunkt einer Letztbegründung kreist. Die Differenz zwischen den Bildern ist derart augenfällig, daß darin nicht einfach künstlerische Vorlieben zu erkennen sind. Was sich verzeichnet, ist das interessegelenkte Schauen der Mediziner. Die Bilder, die ein Objekt zeigen sollen, beinhalten in gleichem Maße die Disponiertheit des *Subjekts* der Wissenschaft.

In der zeitgenössischen Wahrnehmung war dieser Aspekt ganz und gar ausgeblendet: Man sah nicht sich selbst, nur den Gegenstand. In der wissenschaftlichen Gemeinde zeigte man sich die Bilder, um einander in Kenntnis zu setzen und um vergleichen zu können. Stellt man diese frühen Bildwerke neben die Fotografien und Lithographien (nach Fotografien) der 1880er und 1890er Jahre, denen auch der heutige Betrachter unmittelbar einen überzeugenden Realismuswert zuschreiben würde, dann müssen sie überraschen. Konnten diese Bilder tatsächlich als wissenschaftliche Dokumente gegolten haben? Wenn Rudolf Virchow seine Aufzählung ikonographischer Beispiele aus verschiedenen Regionen Europas mit dem Satz enden läßt: „Am reichsten vertreten ist aber der fränkische Cretinismus, von dem Sensburg [...] und ich selbst [...] getreue Bilder geliefert haben."[26], dann stellt sich die Frage, worin die Treue der Bilder begründet sein soll (Abb. 27–28). Virchows Darstellungen sind offenkundig überzeichnet. Hier offenbart sich mehr als das spezielle craniologische und physiognomische Interesse Virchows. Die grobe Charakterisierung und verzogene Perspektive in der Physiognomie, die auch in der Lithographie bei Sensburg zu finden ist, geht auf eine Pointierung, die mehr als eine blicklenkende, detailbetonende Funktion hat. Die Bilder nehmen die erlebte Häßlichkeit bildrhetorisch mit auf, von der Virchow in seinen Texten wortstark Auskunft gibt.

---

26 Ebenda.

Vom Abjekt zum Objekt 119

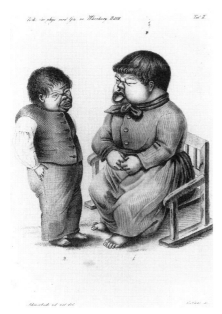

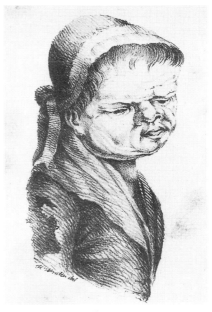

Abb. 27. Rudolf Virchow, Verhandlungen der physicalisch-medicinischen Gesellschaft in Würzburg, 1857

Abb. 28. Franz Sensburg, Der Cretinismus, 1825

Die Abbildungen zeigen mehr als den kranken Körper, der doch eigentlich der alleinige Gegenstand pathologisch-anatomischer Darstellung sein soll. Aber dieses Mehr in der Darstellung und im Dargestellten, welches uns heute verstört, war genau das, worauf sich das medizinische Interesse in der Frühphase der Kretinismusforschung richtete. Weitere Beispiele sollen dies belegen und aufweisen, daß je andere Perspektiven eingenommen wurden und unterschiedliche Aspekte des Kranken in den Vordergrund treten.[27]

Um 1823 entsteht eine ganze Serie von Krankenporträts des Zeichners G.F.M. Gabriel. Sie sind wahrscheinlich für eine Publikation Esquirols angefertigt wor-

---

27 Die Abbildungen von Sensburg, Alibert, Link, Iphofen, Whymper, Demme entnehme ich den Publikationen von Merke, *Geschichte*, und Helmut Vogt, *Das Bild des Kranken*, München 1980.

den, die jedoch nicht zustande gekommen ist.²⁸ Die Sammlung enthält ein Blatt mit der Bezeichnung „Crétine" (Abb. 29).

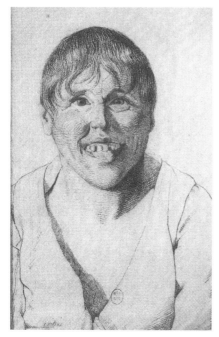

Abb. 29. G.F.M. Gabriel, 1823

Dieses Blatt stellt m. E. eine Besonderheit dar im Korpus der Kretinenabbildungen, denn kaum ein anderes Bild bringt den Kranken so nah an den Betrachter heran. Auffällig an dieser sorgfältig gearbeiteten Zeichnung sind die Augen, das Zentrum des Bildes, in denen die größte Dichte gelegt worden ist. Es ist ein Stilelement, das Gabriel auch bei anderen Krankenporträts einsetzt. Als Betrachter stellt sich unmittelbar der Eindruck eines Angeblicktwerdens durch den Abgebildeten ein. In dieser Blickhaftigkeit bietet sich der Kranke dar, macht sich dem Schauenden gegenüber erkennbar. Die Intensität der Beobachtung, die der

---

28 Siehe die Publikation von Susanne Dahm, *Frühe Krankenbildnisse*, Köln 1981, 119–124, der ich die Abbildung entnehme.

Zeichner auf sein Gegenüber verwendet haben muß, scheint sich im Blick des Kranken zu spiegeln. Der Blick zeigt eine Direktheit, durch die der Wissende Einblick in das Wesen zu finden hofft. „Der Irre und der Nicht-Irre sind einander direkt gegenübergestellt – mit freigelegtem Gesicht. Zwischen ihnen gibt es keine Entfernung mehr außer der, die der Blick unmittelbar mißt."[29] Dieser Satz Foucaults ist wie ein Kommentar auf die Zeichnung Gabriels. Er ist jedoch einem Kontext entnommen, wo Foucault die neue Zeit der Psychiatrie an der Schwelle zum 19. Jahrhunderts markiert, für die unter anderen der Name Esquirol steht. In diesen Zusammenhang gehört durch die personale Assoziation von Arzt und Künstler das Krankenporträt. Es ist nicht als die Vision eines autonomen Künstlers zu deuten, sondern als Produkt auch der Ideen des Auftraggebers. Esquirol, ein Schüler Pinels, gehörte zu den Non-restraint-Psychiatern. Diesen Psychiatern ging es nicht nur um eine menschlichere Behandlung der Irren. Die Befreiung von moralischer Verwerfung, mit der der Wahnsinn zwischen dem 17. und 18. Jahrhundert stumm gemacht wurde, begründete die Konstituierung des Objekts der Erkenntnistätigkeit. Für Esquirol ist es die Physiognomie, durch die das Wesen der Krankheit erkennbar wird. Das heißt, der anatomische Befund steht immer auch ein als Signifikant einer Wahrheit, die im Geist ihren Ort hat. Der Körper ist die Fläche über einer Tiefe, die nicht-körperlich ist.

Anders als bei Gabriel/Esquirol kommt bei August Ernst Iphofen nicht die Nacktheit des Gesichts und die signifikative Blickhaftigkeit zur Ansicht, sondern der ganze Körper. Seine Publikation *Der Kretinismus, philosophisch und medizinisch untersucht* [1817] enthält die anatomische Studie eines Kretins, die das Statuarische klassischer Körperdarstellungen aufweist (Abb. 30). Darin liegt auch das Bizarre, denn die unnatürlich ausformulierten Muskeln spielen auf den athletischen Idealkörper klassischer Darstellungen an. Durch diese implizite Vergleichbarkeit wird der Kranke als schlechte Wirklichkeit ausgestellt.

Die medizinische Funktion des Bildes besteht umittelbar darin, einige körperliche Merkmale des Kretinismus zu veranschaulichen, die für die Medizin der Zeit und speziell für Iphofen bedeutsam waren: die eingedrückte Nasenwurzel, der „Lufthals", das unterentwickelte Genital etc.[30] Daß hier jedoch mehr als eine anatomische Abbildung vorliegt, ist aus zwei Details zu erschließen. Eines

---

29 Michel Foucault, *Wahnsinn und Gesellschaft*, Frankfurt/M. 1977, 460.
30 Siehe Merke, *Geschichte*, 226–228.

dieser Details zeigt sich im Bild aus Iphofens Publikation. Das andere findet sich auf einer Zeichnung (Abb. 31), nach der der Kupferstich in Iphofens Buch angefertigt worden ist.³¹

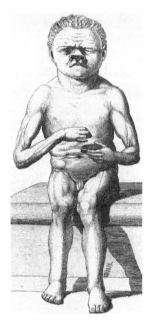

Abb. 30. A.E. Iphofen, Der Kretinismus, 1817, Kupferstich

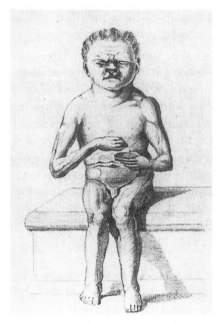

Abb. 31. Germanisches Museum Nürnberg, Zeichnung

Beim Vergleich der Bildwerke ist die überaus genaue Wiedergabe im Kupferstich auffällig. Umso mehr gewinnt der Umstand Bedeutung, daß die Hasenscharte, die auf der Zeichnung deutlich zu sehen ist, in die Reproduktion nicht eingegangen ist. Hingegen ist auf beiden Bildern das Schnupftabakdöschen und die Schnupfhaltung des Kranken mit aufgenommen worden. Was zunächst rätselhaft ist, daß nämlich die Hasenscharte – ein eindeutig pathologischer Befund – nicht im Stich erscheint, findet darin eine Erklärung, daß sie nicht als Zeichen

---

31 Entdeckt hat sie Helmut Vogt, der sie in seinem Buch *Das Bild des Kranken* reproduziert.

des Kretinismus bewertet wurde. Sie spielte für den Arzt in einem anderen Register und konnte daher unterdrückt werden. Hingegen ist der Schnupftabak eng mit der Krankheit assoziiert, denn die Kretins galten als äußerst genußsüchtig. Bei der Beschreibung ihres Eßverhaltens und ihres Alkoholkonsums wurde immer wieder ihre Maßlosigkeit konstatiert. Die Bildleistung besteht also darin, über den körperlichen Befund hinaus einen Aspekt des Kretinencharakters zu kommunizieren, eine Verhaltensdisposittion bildhaftig zu machen.

Eine Bildbeigabe dieser Art ist auch auf den Kretinendarstellungen bei Alibert zu finden. Alibert, der sonst eine schon recht moderne körpersymptomzentrierte Ikonographie realisiert, zeigt seine Kretine hingegen mit einem Hütchen und in ländlicher Tracht (Abb. 32).

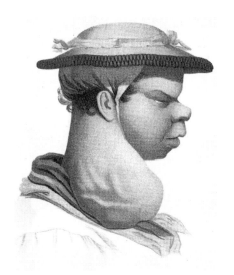 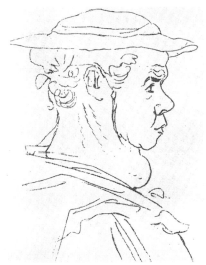

Abb. 32. J.L. Alibert, Nosologie Naturelle, 1838   *Abb. 33. J.A. Link, Sammlung Reber, c. 1805*

Der Bildinhalt ist nicht einer Scham vor Nacktheit oder einer noch unausgebildeten medizinischen Bildästhetik geschuldet. Zwar ist der riesige Kropf trotz der Kleidung gut exponiert, womit ein häufig genanntes Symptom des Kretinismus im Bild erscheint, doch sind die kulturellen Accessoires mehr als nur zufällige Beigaben. Auch in ihnen liegt ein Zeichen der Kretinizität vor. Genauer: Sie sind die ikonographischen Übersetzungen der Legende. Sie lautet: „Jeune crétine du Valais".

Was auf den ersten Blick lediglich eine physiognomische Studie ist, reflektiert die zeitgenössische Debatte darüber, ob in den verschiedenen Regionen die Kretins über ein unterschiedliches Aussehen verfügen würden, oder ob sie, wie Virchow sagt, einem einzigen degenerierten Stamme anzugehören scheinen. Die Huttracht weist die Frau als Bewohnerin des Wallis[32] aus, womit die Rolle der Regionalität als die Krankheit beeinflußender Faktor angezeigt ist. Eine frühere Zeichnung des Landschaftsmalers Johann Anton Link, die in der Anlage der Lithographie Aliberts äußerst ähnlich ist, zeigt ebenfalls eine Kretine aus dem Wallis (Abb. 33). Auf beiden Bildern tragen die Kranken den gleichen Hut.

Fast vollständig von der Körperlichkeit im modernen medizinischen Sinne distanzieren sich Whymper und Demme in ihren Abbildungen. Im Mittelpunkt steht die Asozialität, Verwahrlosung und Verwilderung, die Whymper so drastisch in seinem Bericht beschrieben hat.

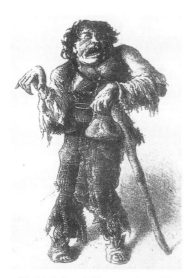

Abb. 34. *Edward Whymper, Scrambles among the Alps, 1869*

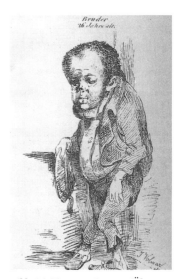

Abb. 35. *Hermann Demme, Über endemischen Kretinismus, 1840*

---

32 Siehe Lotti Schüch, Louise Witzig, *Trachten der Schweiz*, Bern 1978, 177–178.

Auch wenn Whymper behauptet, daß das „beigefügte Bildnis [...] nichts weniger als übertrieben"[33] sei (Abb. 34), und das Bildnis von J. Volmar im Buch von Demme „nach der Natur" gezeichnet sein soll (Abb. 35), so wird man hier vor allem die Schrecken erregende Skurrilität in den Bildern wahrnehmen, die mehr von den Bildmachern als von den Bildgemachten aussagt. Die Dargestellen scheinen eher der dunklen Welt Dickenscher Phantasmagorien entsprungen zu sein, als daß sie den Eindruck genauer Blicklichkeit wiedergeben würden.

Läßt man die gesamte Bildergalerie Revue passieren, so wird ein unvoreingenommener Betrachter daraus kein einheitliches Vorstellungsbild vom Kretin zusammenfügen können. Wenn Virchow schreibt: „Jeder, der auch nur flüchtig eine gewissen Zahl von Cretinen betrachtet, wird gewiss sehr bald etwas Gemeinschaftliches in der äusseren Erscheinung derselben finden, das ihn sehr bald befähigt, mit einer gewissen Sicherheit die Cretinen aus der übrigen Bevölkerung herauszufinden [...]"[34], dann wird die hier berhauptete Erkennbarkeit geradezu von den Bildern vereitelt. Man gewinnt den Eindruck, daß immer etwas hinzutritt oder fortgelassen wird, wodurch der Blick verstellt erscheint. Die Krankendarstellungen repräsentieren das jeweils wirksame diagnostische Paradigma mit der Folge, daß die ganze Gestaltung davon durchdrungen wird und das Aussehen in eine sich ausweisende Künstlichkeit verrutscht. Daß die Bilder dennoch im Modus des Realismus' rezipiert wurden, ist nur dadurch zu erklären, daß noch kein vereinheitlichendes Vorstellungsapriori in der Wissenschaft gegriffen hat, das den Blick zentriert und als Kritikinstanz aufgerufen werden kann. In der Abweichung läuft die Suche nach der Kretinizität auf vollen Touren. In ihr zeigt sich nicht richtig oder falsch, sondern verschiedene Modi des Wahren: Eine Abbildung scheint so gut zu sein wie die andere. Daß die pluralen Wahrheiten, wie oben ausgeführt, jedoch fragil sind und den Kretin in die Zone der Abjektalität stellen, geht als strukturierender Sinn in diese Abbildungen mit ein. Die Deformierten werden ein zweites Mal entstellt.

Zum Ende des Jahrhunderts wird sich diese Situation grundlegend ändern.

---

33 Edward Whymper zit. n. Vogt, *Das Bild*, 200.
34 Virchow, „Zur Entwicklung", 969.

Fotografisches Bild – Körperbild

Der Diskurs über den Kretinismus erfährt im späten 19. Jahrhundert einen Wandel: Die wertenden, quasi-anthropologischen Zuschreibungen entfallen weitgehend. Die Sprache nimmt fast durchgängig den kalten sachlogischen Duktus an, in dem der Affekt keinen Platz mehr hat. Das Subjekt der Aussage scheint aus dem Diskurs zu verschwinden und ganz der Repräsentation des Objekts Platz zu machen. Für den Kretin bedeutet diese Verengung, daß denunziatorische Kränkungen ausbleiben. Die Gründe für die neue Tonalität sind im wissenschaftlichen Erkenntnisprozeß zu vermuten.

Wie bereits angeführt, erfolgt ab 1883 – mit den Entdeckungen Kochers und Reverdins – eine Neudefinition des Objekts *Kretinismus*. Die Krankheit wird organologisch begründet, die alten Modelle in ihrer konkurrierenden Vielheit ausgeschaltet. Damit verliert der Kretin aber auch seinen Status als Abjekt, als ein Objekt, welches beständig sich dem Wissen entzieht und in der Folge Abscheu produziert.

Die Entdeckung des Zusammenhangs von Schilddrüsenpathologie und Kretinismus wird erkauft mit der geistigen und körperlichen Verstümmelung einer nicht unerheblichen Anzahl schilddrüsenkranker Menschen. Die Folge ist jedoch die radikale Entmystifizierung des Kretinismus. Was war geschehen? Mit Fortschritten in der chirurgischen Technik und mit aseptischen Vorkehrungen war es möglich geworden, kranke Schilddrüsen operativ zu entfernen, ohne dem Patienten ein unzumutbares Sterberisiko aufzubürden. 1883 legt Kocher einen Bericht über Kropfexstirpationen und ihre Folgen vor.

An diesem Punkt liegen Drama und Erkenntnis beieinander: Kocher beobachtet über einen längeren Zeitraum die postoperativen Effekte seiner Eingriffe und stellt fest, daß er Kretins produziert hat.[35]

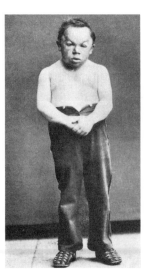

Abb. 36. Tübinger Klinik, 1884

---

35 Siehe Theodor Kocher, „Ueber Kropfexstirpation und ihre Folgen", in: *Archiv für klinische Chirurgie*, 29 (1883), 254–337.

Vom Abjekt zum Objekt 127

Wer es aber versteht, künstliche Kretins herzustellen, der braucht kein unheimliches Gefühl bei den natürlichen zu verspüren.

Eine Fotografie aus dem Jahre 1884 zeigt einen solchen chirurgisch fabrizierten Kretin (Abb. 36). Kocher selbst fügt seinem Aufsatz von 1892 eine lithographische Vorher-/Nachher-Abbildung eines Mannes bei, die die kretinoiden Veränderungen belegt.[36]

Damit ist das Stichwort gegeben für den Wandel in der Ikonographie, die ungefähr zeitgleich mit der Neudefinition des Kretinismus in Erscheinung tritt. Obwohl die Porträt- und speziell die Patientenfotografie schon Jahrzehnte existiert, werden bis in die 1880er Jahre kaum Kretins fotografisch aufgenommen. Eine dieser seltenen Fotografien befindet sich in der *Revue photographique des Hôpitaux de Paris* aus dem Jahre 1872 (Abb. 37).[37]

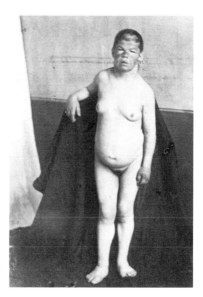

Abb. 37. Revue photographique des Hôpitaux de Paris, 1872

---

36 Siehe Kocher, „Zur Verhütung".
37 Es ist die einzige Aufnahme vor 1884, die ich bei meinen Recherchen ausfindig machen konnte. Sie zeigt die ‚Unbeholfenheit' des Übergangs von der Atelier- zur wissenschaftlichen Fotografie. Im Atlasteil von Bénédict August Morels *Traité des Dégénérescence Physique, Intellectuelles et Morales*, Paris 1857, befindet sich eine lithographische Abbildung mit zwei Kretins nach einer Fotografie. Man sieht: die technischen Möglichkeiten waren gegeben.

Ist es historische Kontingenz oder wissenschaftslogische Folge, daß mit dem neuen Paradigma vorwiegend Fotografien beziehungsweise Stiche und Lithographien nach Fotografien als Bildmedien Verwendung finden? Anders gefragt: Hat die Fotografie sich eigenständig so entwickelt, daß sie als lediglich technisch handhabbares Medium den Anforderungen der Medizin nach effektiver Bildproduktion entgegenkommt, oder nimmt in einem signifikanten historischen Moment die Medizin des Kretinismus die Fotografie, die schon lange im übrigen medizinischen Feld Anwendung findet, aus inhaltlich-ästhetischen Gründen in den Dienst? Entsprechen also die fotografischen Bilder den neuen wissenschaftlichen Erkenntnissen besser als die aus der Zeit der Handkünstler? Produktionsästhetisch muß die Entscheidung zwischen Kontingenz oder Logik nicht gesucht werden. Auf der Ebene der Wirkung jedoch ist festzustellen, daß die Bilder analog zur monologischen Ätiologie ihre ästhetische Vielfalt verlieren. Die karikierenden und überzeichnenden Entstellungen weichen einer sachlichen Einheitlichkeit, die den Körper nun im Zustand *bloßer* Natur zeigen. In die alte Ikonographie war nicht nur der Code der Abjektalität eingeschrieben, auch waren die Signaturen der Kultur – Kleidung, Gesten, Haltungen, Mimik, Gewohnheiten – beständig anwesend.

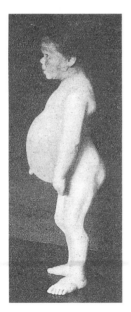

Abb. 38. Emil Kraepelin, Psychiatrie, 1910[38]

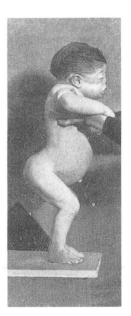

Abb. 39. Louis Starr, An American textbook of the diseases children, 1895

Vom Abjekt zum Objekt 129

Jetzt sind es vornehmlich die nackten, von den kulturellen Zeichen gereinigten Körper, die den medizinischen Text illustrieren: der Körper, nichts als der Körper (Abb. 38). Die Organologie eliminiert den Wahrnehmungsreichtum zugunsten eines Fokus', der, so könnte man formulieren, die Medizin des Kretinismus zu sich selbst bringt. Sie ist nicht länger ethno-anthropologisch durchmischt.

Die Neusemantisierung ist nicht nur an der ästhetischen und medialen Einheitlichkeit ablesbar, sondern auch an einem Motiv: In der alten Ikonographie gibt es keine Abbildungen kretinistischer Kleinkinder. In der Fotografie und fotografiereproduzierenden Lithographie kommt dieses Motiv zum Zuge (Abb. 39).

Das Kind-Motiv kann als der symbolische Repräsentant des neuen medizinischen Blicks gedeutet werden: Am Kind haben sich noch nicht die entstellenden Beeinflussungen durch externe Faktoren, die für die alte Medizin so bedeutsam waren, bemerkbar gemacht. Das nackte Kind ist Körper im Rohzustand. Kocher fügt seiner Abhandlung des Jahres 1892 eine bemerkenswerte Illustration bei, die als Inbild des Shifts in der Wahrnehmung angesehen werden kann.

Auf einer lithographischen Tafel vereinigt Kocher zwei Figuren: „Präparat einer am Cadaver excidierten Schilddrüsenhälfte" und: „Angeborener Cretin, 1 jährig [...]. Das Fehlen der Schilddrüse ist am Lebenden constatirt und durch die Autopsie erhärtet."

Diese Abbildung ist mehr als eine textillustrierende Beigabe. Ich lese darin ein bildpolitisches Statement, das gegen die Ikonographie der Vergangenheit gerichtet ist und sie als obsolet markiert (Abb. 40).

---

38 Diese Seitenansicht einer 21jährigen Kretine ist eine von insgesamt sieben Aufnahmen – darunter zwei Röntgenbilder – im Kapitel „Der Kretinismus" der 8. Auflage von Kraepelins Buch. Bei den Recherchen konnte ich die zweite, vierte und sechste Auflage einsehen. Während die Auflagen von 1887 und 1893 keine Abbildungen enthalten, sind im Kretin-Kapitel der Auflage von 1899 zwei Fotografien eingefügt. Sie zeigen eine Kinder- und eine Erwachsenengruppe. Es handelt sich um Außenaufnahmen, die Personen sind in ihrer Alltagskleidung abgebildet. Diese Bilder befinden sich auch in der 8. Auflage von 1910.

130 Den Körper erfassen

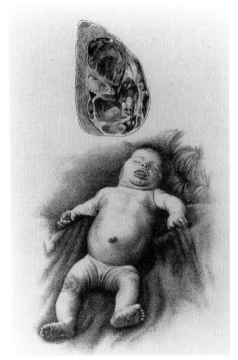

Abb. 40. Theodor Kocher, Deutsche Zeitschrift für Chirurgie, 1892

Anders als die Legendenunterteilung nahelegt, sind die zwei Figuren als *ein* Bild zu sehen, in dem das Schilddrüsenpräparat gleichsam als Überschrift fungiert. Das Organ ist der Referenzpunkt, von dem aus die Krankheitserscheinung als physiologische Äußerung ableitbar erscheint. Es verdrängt gewissermaßen all die anderen Zeichen, die die alten Bilder um den Körper ausgestellt hatten. Außen wird Innen, das Vielfache wird das Einfache. Das Körperbild des nackten Kindes steht nun ganz in der Perspektive des endokrinologischen Befundes. Die Darstellung des Präparats und der sachliche Bildkörper des Kindes fungieren als Kürzel des organologischen Paradigmas. Die Lithographie, die die Fotografie imitiert, exponiert den Körper als auralose Gegebenheit, die keine Referenz außerhalb des biologischen Seins zuläßt. Damit ist eine Bildpolitik begründet, die die Modernisierung der Medizin symbolisiert.

Die fotografische Abbildung, die als Vergegenständlichung des vorurteilsloses Blicks des Apparats verstanden wurde, macht aus dem Kretin eine Objektivität, aus der die Interpretationen durch das forschende Subjekt ausgeblendet sind.

Das Abjekt ist zum Objekt geworden. Der Wandel im Wissen und in den Bildern ist gewiß als wissenschaftlicher Fortschritt zu klassifizieren. Doch zur genaueren Charakterisierung dieses Fortschritts wäre die These zu wagen, daß die organologische Medizin den Kranken, der im Falle des Kretinismus als Subjekt-das-nicht-existiert entworfen wurde, nicht mehr sieht. Die Abschattung des quasi-ethnologischen Horizonts und die Einrufung einer Medizin des Fleisches, die eine andere Komplexität im Blick hat, nämlich die der physiologischen Prozesse im Inneren des Körpers, bindet das Sein des Kretins nicht mehr unmittelbar an soziale oder natürliche Gegebenheiten, aus denen er sein Status als Nullsubjekt und verworfenes Objekt ohne Menschstatus bezogen hat. Das Pathologische ist nicht in erster Linie an die Erscheinung gebunden, sondern an den Organgrund. Damit wird die Frage nach dem Subjektstatus sekundär. Die Folge: Die Dimension des (Vor-)Urteils ist aus dem Diskurs verbannt. Die biologische Engsichtigkeit, die die Lebenswelt nicht kennt, hat – das ist eine Frage – Aufklärung zur Folge: Der mythische Einriß und der damit freiwerdende Affekt sind verschwunden.

Mensch – Werden

Mit der Entdeckung der organischen Ursache des Kretinismus werden in der Folge Therapiemaßnahmen erforscht, die vor allem bei Kindern Erfolg haben. Man verabreicht Schilddrüsenextrakt, das die kretinistischen Veränderungen stoppt und Rückbildungen bewirkt.

Die Therapieorientierung verändert nachhaltig die Ikonografie des Kretinismus. Jetzt sind es vermehrt Vorher-/Nachher-Fotografien, die die Besserungen an Körper und Geist dokumentieren. Nur ein Beispiel aus dem *British Medical Journal* soll diese Form der Bildverwendung belegen.

1896 erscheinen als Beigabe zu einem Artikel drei Fotografien eines Mädchens, die veschiedene Stadien im Krankheitsverlauf zeigen (Abb. 41–43).[39] Auf der ersten Aufnahme aus dem Jahre 1884 ist das Mädchen $6\,^3/_4$ Jahre alt. Diese

---

39 William Rushton Parker, „A Goitrous Cretin under Thyroid Extract", in: *British Medical Journal*, Vol. I, 1896, 1550–1552.

Kinderfotografie ist vermutlich nicht für medizinische Zwecke angefertigt worden. Aber da die Zeichen der beginnenden Krankheit an ihr abzulesen sind, erscheint die Aufnahme als medizinisches Dokumente in der medizinischen Zeitschrift. Die zweite Aufnahme, 11 Jahre später angefertigt, konzentriert sich auf die verschärfte Symptomatik: das Mädchen, fast 18 Jahre alt, ist entkleidet, der Hintergrund deutlich sichtbar wegretuschiert. Man soll die Zeichen sehen: die sistierte Entwicklung, die aufgequollene Zunge, die Kropfbildung, die eingeknickte Nase, der aufgeblähte Leib etc. Der Artikel benennt auch Symptome, die die Fotografie nicht zu zeigen in der Lage ist: der Zustand der Zähne, der Haut, Verletzungen, Verhalten. Im selben Monat, in dem diese Fotografie angefertig wird, beginnt die Therapie mit Thyroidtabletten.

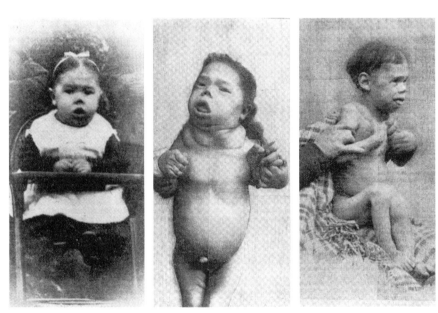

Abb. 41–43. British Medical Journal, 1896, aufgenommen März 1884, Oktober 1895, April 1896

Nur ein halbes Jahr später wird die dritte Aufnahme angefertig: „On April 5th, 1896, she was again photographed, this time with very great difficulty as she was now full of life and activity, never still for an instant, laughing or crying according to her mood."⁴⁰ Der Autor notiert die Fortschritte der Therapie, sowohl auf körperlicher wie geistiger Ebene. Am Ende des Artikels wird der Zuversicht Ausdruck gegeben, daß die Patientin weitere Besserungen erleben wird.

Diese Bilderfolge ist bemerkenswert, weil sie den ungewöhnlich langen Zeitraum von 12 Jahren umschließt und den Weg von der beginnenden Erkrankung über die Verschlimmerung zur Besserung zeigt. Nicht nur wird damit medizinischer Erfolg dokumentiert. Sie führt implizit auch ein Menschenbild vor, in dem das Klassifikationsproblem zweitrangig geworden ist. Neigte die vor-organologische Medizin dazu, im Kretin einen Typus, eine Quasi-Rasse oder Gattung zu erkennen, die vom Menschen abgelöst war, wird jetzt die Krankheit als Bewegung *im* Menschen ausgewiesen. Die ganze textliche und bildliche Darstellung zielt auf den Modus der Übergänglichkeit und Veränderbarkeit. Krankheit ist Werden, Gesundung ist Werden. Die Absonderung unterbleibt: Der Kretin ist Mensch geworden.

---

40 Ebenda, 1552.

Den Menschen machen

> „Sogar den Physikern ist aber in neuern Zeiten die Materie unten den Händen dünner geworden; sie sind auf imponderable Stoffe als Wärme, Licht u.s.f. gekommen [...]."
> G.W.F. Hegel, *Die Philosophie des Geistes* (1817/30)

ENT-ZÜNDUNG

Vom Licht zum Feuer

Aufklärung, *enlightment, le siècle des lumières*: Im 18. Jahrhundert wird das Licht von den Philosophen angezündet. Allerdings ganz und gar metaphorisch: Mit dem Bild des Lichts werden die Kategorien der Erkenntnis, des Verstandes und Fortschritts sowie der Reinheit konnotiert.[1]

Das Licht der Aufklärung ist rational, kalt; Licht bezeichnet einen Wunschzustand; es ist kein Medium. Das Licht der Aufklärung enthält, wie Georges Canguilhem anmerkt, kein störendes Rauschen.[2] Wo Licht ist, herrscht Klarheit.

Dann, um 1800 verschiebt sich das Bild. Paradigmenwechsel. Novalis schreibt einen erstaunlichen Satz, der sowohl gegen den Alltagssinn wie auch gegen die Aufklärungsmetapher geht und darin die neue Epoche *begreift*: Er kann als Motto dienen für jene Revolution, die die industrielle und wissenschaftliche genannt wird: „Licht macht Feuer."[3]

Von jetzt ab geht es nicht mehr darum, einen Raum auszuleuchten, Ordnungen oder Verteilungen zu organisieren, Punkte darin zu bestimmen. Es geht um Hitze. Feuer, Ofen, Dampfkessel: Vom Objekt zur chaotischen Kraft, von der Gravitations- und Himmelsmechanik zur Thermodynamik. „Über den Gebrauch der Feuersbrünste"[4], notiert Novalis, das Geregelte und das Ungeregelte

---

1 Siehe Joachim Ritter/Karlfried Gründer (Hg.), *Historisches Wörterbuch der Philosophie*, Bd. 5, Basel, Stuttgart 1980, unter „Licht".
2 Georges Canguilhem, „Fortschritt", in: *Lettre*, 30 (1995), 43.
3 Novalis, Werke, *Tagebücher und Briefe*, Band 2, München 1978, 416. Dieser Satz wird von Bachelard kommentiert, allerdings in einem anderen Sinne als bei mir. Siehe Gaston Bachelard, *Die Flamme einer Kerze*, München 1988, 62–64.
4 Ebenda, 651. Wie überhaupt Novalis in seinen physikalischen, medizinischen und psychologischen Fragmenten immer wieder die Themen Feuer, Flamme, Elektrizität, Galvanisation, Verbrennung, Wärme verhandelt.

Daten zur Wissenschaftsgeschichte. Energie, Hitze, Bewegung

1772 Lavoisier: Experimente zur Verbrennung

1775 Watt erhält ein Patent auf seinen Dampfmaschinentyp

1778 Rumford: über die Beziehung zwischen Reibung und Wärme

1781 Coulomb: *Theorie des machine simples* (über Reibung und Elektrizität)

1782 Watt erfindet eine doppelt wirkende Dampfmaschine

1783 Cavendish: Bei der Verbrennung von Wasserstoff entsteht Wasser

1785 Gasbeleuchtung

1791 Galvani: abgetrennte Froschbeine zucken, wenn man elektrischen Strom anlegt

1797 Erste Dampflokomotive (auf Straßen)

1799 Watt liefert über 300 Dampfmaschinen an Kunden in England und auf dem Kontinent

1800 Bichat: Physiologische Forschungen über Leben und Tod
Voltasche Säule; erste Elektrolyse

1803 Erstes Dampfschiff mit Schiffschraube auf der Seine

1811 Kruppwerke in Essen gegründet
Jean Baptiste Joseph Fourier entdeckt das Gesetz der Wärmeleitung

1814 Dampflokomotive auf Schienen

1816 Magendie: tierphysiologische Experimente

1818 Mary Shelley: *Frankenstein*
Dulong-Petit-Regel: Gesetz der spezifischen Wärme einfacher Körper

1822 Fourier: *Analytische Theorie der Wärme*

1823 Faraday beschreibt Verflüssigung von Chlorgas durch Abkühlung

1824 S. Carnot: *Réflexions sur la puissance motrice du feu* (Maschinentheorie)

1831 Dritte erweiterte und revidierte Ausgabe von *Frankenstein*

zusammendenkend. In den wissenschaftlichen Blick gerät das, was vor der Mechanik, vor der geometrisierten Bewegung liegt und nicht mehr mit Begriffen von Anziehung/Abstoßung zu fassen ist. Die Materie löst sich auf in wolkige Molekülhaufen, sie erweist sich als Medium für Bewegungen. Die neue Perspektive macht Probleme: Hinter den sichtbaren, ausmessbaren Effekten verbirgt sich das Unsichtbare energetischer Prozesse. Dieses Unsichtbare ist auch unheimlich, weil es nur eine Richtung zu kennen scheint: hin zum (Wärme-)Tod.

Doch fasziniert zunächst die Kraft. Ein neuer Universalismus wird am Beginn des 19. Jahrhunderts proklamiert. Jean Baptiste Joseph Fourier schreibt:

> Heat [...] penetrates every substance of the universe, its rays occupy all parts of space. [...] No subject has more extensive relations with the progress of industry and the natural sciences; for the action of heat is always present, it penetrates all bodies and spaces, it influences the processes of the arts, and occurs in all phenomena of the universe. [...] The theory of heat will hereafter form one of the most important branches of general physics.[5]

In diesem Sinne äußert sich auch Sadi Carnot:

> Der Wärme müssen die grossen Bewegungen zugeschrieben werden, welche uns auf der Erdoberfläche ins Auge fallen; sie verursacht die Strömungen der Atmosphären, den Aufstieg der Wolken, den Fall des Regens und der anderen Meteore, die Wasserströme, [...] auch Erdbeben und vulkanische Ausbrüche haben gleichfalls die Wärme zur Ursache. [...] [Die Wärmemaschinen] scheinen bestimmt zu sein, eine grosse Umwälzung in der Culturwelt zu bewirken. Schon beutet die Wärmemaschine unsere Minen aus, bewegt unsere Schiffe, vertieft unsere Häfen und Flüsse, schmiedet das Eisen, gestaltet das Holz, mahlt das Getreide, spinnt und webt unsere Stoffe, schleppt die schwersten Lasten u.s.w. Sie scheint eines Tages der allgemeine Motor werden zu wollen [...].[6]

Es ist also festzuhalten: Hitze geht vor Licht, „[d]er Eingriff tritt an die Stelle des Blicks"[7] (siehe Daten zur Wissenschaftsgeschichte). Physik dominiert Metaphysik.

---

5   Jean Baptiste Joseph Fourier, *Analytical Theory of Heat (Théorie analytique de la chaleur)*, Chicago, London, Toronto, Geneva, 1952, 169, 177. Die *Theorie* erscheint 1822, doch geht sie auf Ergebnisse zurück, die bereits 1807 publiziert wurden.
6   Sadi Carnot, *Betrachtungen über die bewegende Kraft des Feuers*, übersetzt und herausgegeben von W. Oswald, Frankfurt/M. 1995, 3–4.
7   Michel Serres, *Hermes IV. Verteilung*, Berlin 1993, 31.

Zitat-Sammlung aus Mary Shelleys Frankenstein*. Wärme, Kälte, Energie

Objekt/Welt	Empfindung/Körper	Subjekt/Metapher
galvanism, vital warmth [9] The season was cold [14]	we crowded around a blazing wood fire [14]	
cold northern breeze [15] sun is for ever visible [...] snow and frost are banished [15]	foretaste of icy climates [15]	my day dreams become more fervent [15]
		I feel my heart glow [16]
	I voluntarily endured cold [17] excercise prevents the blood from actually freezing in your veins [18]	
the cold is not excessive [18] encompassed by frost and snow [18]		
		glowing with enthusiasm [19]
height of summer, not so warm as in England [22]	I breathe renovating warmth [22]	
	restored him to animation by rubbing him with brandy [25] place him near the chimney of the kitchen stove [25]	
		burning ardour of my soul [28] fervour that warmed me [28] the warmest thanks [30]
		fervent longing to penetrate the secrets of nature [39]
I beheld a stream of fire [41] electricity and galvanism [41]		
	Elizabeth had caught the scarlet fever [42]	
		she recalled the sunshine of her smiles and spent them on us [44] his kindling eye [44] continued M. Krempe with warmth [46]
	I was oppressed by a slow fever [56]	
glimmer of the half extinguished light [57] infuse a spark of being into the lifeless thing [57]		
	a cold dew covered my forehead [58] a cold shivering came over me [61] commencement of a nervous fever [62] she died on the first approach of cold weather [66]	he praised, with kindness and warmth [67]
	life appears to consist in a warm sun [69]	fire that consumes your own heart [69] gentleness and warmth opened my senses [70] whose smiles delighted and warmed my heart [71]
the evening was warm [72] vivid flashes of lightning [75-76] vast sheet of fire [76] night [...] cold and wet [77]		

Literatur/Motor: Frankenstein

Mary Shelleys *Frankenstein*[8] ist ein Wärme/Kälte-Text. Er ist gespickt mit Beschreibungen, Erwähnungen, Anspielungen, Metaphern, die um das Phänomen Wärme/Kälte kreisen: roman-tisierte Thermodynamik (siehe Zitat-Sammlung).

Auch wenn Shelley Carnot nicht kennen konnte, exponiert sie im Roman – ähnlich wie der Physiker in seiner Schrift über die bewegende Kraft des Feuers – den Unterschied, die Differenz.[9] Aus ihr kommt die universelle Kraft, die die Natur, die Körper, die Seelen in Gang hält: Sommer/Winter, Sonne/Eis, Feuer/Kälte, innen/außen, Berührung/Einsamkeit, Sprache/Sprachlosigkeit. Nichts ist im Gleichgewicht. Das Lebensprinzip („elixir of life" [40]), das Frankenstein sucht und findet, heißt nicht Seele, sondern Hitze: „spark of being" [57].

Jede Bewegung kommt aus der Hitze, die zur Kälte strömt. Die drei Erzähler des Romans – Walton, Frankenstein, das Monster – allesamt Hitzewesen aus Leidenschaft und Begehrlichkeit oder aus physiologischer Disposition, streben in die Nordkälte: in die Eisregionen des Nordpols, auf die Orkneys, nach Sibirien oder auf die Gletscher der Alpen. Shelley konstruiert einfache Motoren; ihre Figuren sind Wärmestoff, aus deren Bewegung von warm nach kalt Aktion, Erzählung und Geschichte entstehen.[10] Carnot:

> Die Erzeugung von bewegender Kraft ist daher bei den Dampfmaschinen nicht sowohl auf einen wirklichen Verbrauch des Wärmestoffs zurückzuführen, sondern auf seinen Uebergang von einem heissen Körper auf einem kalten [...]. Ueberall, wo ein Temperaturunterschied besteht, und wo daher die Wiederherstellung des Gleichgewichts des Wärmestoff eintreten kann, kann auch die Erzeugung von bewegender Kraft stattfinden.[11]

Es kommt also darauf an, das Ungleichgewicht zu suchen, Feuerungsquellen, die in der Kälte glühen. So überleben die Figuren in der kalten Welt zunächst, weil sie ein psychisches Wärmereservoir mit sich führen, weil sie Feuer finden, genährt und warm gerieben werden. Aber alles in diesem Roman läuft auf den Tod zu. Sechzehn Tote zählt der Roman. Am Ende hat sich der Unterschied aufgehoben, die Entropie durchgesetzt. Der Tod – stets aufs neue erfahren, gefürch-

---

8 Mary Shelley, *Frankenstein*, edited by M.K. Joseph, Oxford, New York 1987. In der Folge Seitenangaben am Ende der Zitate in eckigen Klammern.
9 Zu diesen Begriffen, zur Theorie der Motoren und zu Carnot siehe ausführlich Serres, *Hermes IV*, 29–65.
10 „Der Process der Geschichte ist ein Verbrennen." Novalis, *Werke*, 506.

Den Menschen machen

Objekt/Welt	*Empfindung/Körper*	*Subjekt/Metapher*
		a hell within me, which nothing could extinguish [88]
	my eyes became inflamed [92]	
	I was quickly restored by the cold gale [98]	
I may extinguish the spark [99]		
		my soul glowed with love and humanity [100]
the air was cold [102]	seating myself by the fire [102] heat wearying me [102] I felt cold [103] sensation of cold [103] I was still cold [103] when I was oppressed by cold, I found fire [104]	
watching the operation of the fire [104] the wet wood [...] placed near the heat dried, and itself became inflamed [104] have a plentiful supply of fire [104] fear lest my fire should extinguish [104] first care was to visit my fire [104] fire gave light as well as heat [105] lamented the loss of fire [105] old man [...] near a fire [105]	delight of the warmth [104]	
	feet chilled by the cold damp substance [105]	
	allured by the warmth of the sun [106]	„sufferings in the lake of fire" (Milton) [106]
	by its vicinity to the chimney [...] it was tolerably warm [107] near a small fire [108]	
taking some fuel into the cottage, placed it on the fire [108] collecting wood for the family fire [111] I [...] brought home firing [111] sun became warmer [114] collected [...] my fuel [114] genial warmth of spring [115]	they had a fire to warm them [111]	
		bright rays of hope [115] dispelling their sorrow as the sun dissipates the morning mist [117]
	I bore the extremes of heat and cold with less injury [120]	
		endeavoured to kindle the zeal [123] Felix was warmed by several letters [123]
brought home firing [127]		if he should appear lukewarm [125]
	I was better fitted by my conformation for the endurance of cold than heat [131]	
the sun [...] denied warmth [132]		
	allow me to remain a few minutes before the fire [133] it is warmth [...] only that I need [133]	

tet, herbeigesehnt, besprochen – und die Krankheit, die an die Grenze des Todes führt, bestimmen thematisch den Verlauf der Erzählung.

Damit das Leben und die Bewegung gesichert sind, damit die Wärmemaschine funktioniert, muß es nicht nur ein Reservoir geben, sondern auch einen Austausch des Wärmestoffs. Fallen Reservoir und Leitung aus, kommt es zum Hitzestau – Fieber, Verbrennung – oder zum Kälteschock. Beide Varianten der Störung, Krankheit und Tod, benennt der Roman: „she died on the first approach of cold weather" [66], „a fever succeed to this [...] on the point of death" [176]. Im finalen Bild des Romans kommen beide Versionen in eins: die einsame Selbstverbrennung des Monsters am nördlichsten Punkt des Globus'. Das Feuer rettet nicht aus dem Eis, hat keine Transfers. Es strahlt ins Nichts, bis das stille Gleichgewicht hergestellt ist: „he [...] was lost in darkness and distance." So lautet der letzte Satz des Romans: erloschenes Licht/Feuer, verhinderte Übertragung.

In diesem Sinne ist *Frankenstein* ein Text, der den Motor in der Krise zeigt, den Unfall, die Dysfunktion – aber darin genau seinen Charakter enthüllt. Die Monster-Konstruktion ist nichts anderes als ein funktionsgestörter Motor.

Krankheit/Monströsität

Victor Frankenstein ist kein *Sieger*. Dabei tritt er an mit der Verve und dem Optimismus eines Wissenschaftlers, der das enzyklopädische Ideal des 18. Jahrhunderts repräsentiert, der die Idee der Perfektabilität des Menschen mit seiner Kreatur einzulösen sucht. Es scheint, als würde Frankenstein jene evolutionären und diätetischen Ideale[12] zur Vervollkommnung physischer Fähigkeiten wie Kraft, Geschicklichkeit, Sinnesschärfe und zur Verlängerung des Lebens, die Condorcet und Kant für das Menschengeschlecht proklamiert haben[13], in seiner Erfin-

---

11 Carnot, *Betrachtungen*, 8, 9.
12 Shelleys Monster ist Vegetarier.
13 Siehe Condorcet, *Entwurf einer historischen Darstellung der Fortschritt des menschlichen Geistes (1794)*, herausgegeben von Wilhelm Alff, Frankfurt/M. 1963, 395–399. Immanuel Kant, „Der Streit der philosophischen Fakultät mit der medizinischen", in: ders., *Der Streit der Fakultäten*, Hamburg 1975, 95–117. Zu erwähnen ist in diesem Zusammenhang auch das Entstehen einer Noso-Politik im 18. Jahrhundert, die Gesundheit und Langlebigkeit als Ordnungsaufgabe auffaßt. Siehe dazu Michel Foucault, „Die Politik der Gesundheit im 18. Jahrhundert", in: *Österreichische Zeitschrift für Geschichtswissenschaften*, 3 (1996), 315–318.

Den Menschen machen

Objekt/Welt	*Empfindung/Körper*	*Subjekt/Metapher*
did not extinguish the spark of existence [135] cold stars shone in mockery [136]		I bore hell within me [136]
	the fever of my blood [137]	
I placed a variety of combustibles around the cottage [...] I lighted the dry branch [...] I waved my brand [...] fired the straw [...] wind fanned the fire [...] enveloped by flames [138-139] sun became heatless [139] the surface of the earth was hard and chill [140] the sun had recovered warmth [140]		
		consumed by a burning passion [144] his tale had kindled [...] the anger [144] I could no longer suppress the rage that burned within me [144] I swear by the sun, the blue sky, by the fire of love that burns my heart [148]
a dull ugly siroc on its way to consume me [149]		
		I never saw a woman who excited [...] my warmest admiration and affection [151] I waited for my letters with feverish impatience [162]
	I have endured [...] cold [167]	went to it [labour] in cold blood [164]
	the body was not then cold [175] a fever succeeded to this [...] on the point of death [176] I grew feverish [178] fever [...] preyed upon my wasted frame [183] Ever since my recovery from the fever [184]	I burned with rage [168] certainty of life rushed like a flood of warm joy to my heart [172]
	feverish cheeks [190] the sun was hot, but we were sheltered from its rays by a kind of canopy [192] coldness of the limbs told me, that what I now held in my arms had ceased to be [196] I [...] fired [196] my skin was parched with the heat of fever [196] Cold, want, and fatigue were the least pains which I was destined to endure [203]	the sweet girl welcomed me with warm affection [189-190] I [...] carried about with me my eternal hell [203]

dung exemplarisch inkarnieren. Die Kreatur ist kein Mangelwesen, eher ein Über-Mensch, ein Zuviel-Wesen, das von „Verfehlung" und „Verschwendung"[14] gezeichnet ist: Es verfügt über enorme Kraft, ist, gemessen am anthropomorphen Maß, übergroß, bewegt sich mit unglaublicher Behendigkeit und Schnelligkeit.

Doch was sich herstellt, ist kein Mensch. Das *Ding* verfügt über ein Zuviel an Häßlichkeit. Auch wenn das Wesen Sprache und Geschichte erlernt, gut und böse, schön und häßlich zu unterscheiden weiß, werden ihm Eigenname und Gattungsbezeichnung verweigert. Stattdessen zerströmende Multiplikation der Bezeichnungen: dæmon, wretch, monster, animal, mummy, being, creature, blot, filthy mass, devil, insect, image etc. Morphologisch imperfekt, namenlos, moralisch ambivalent – *Monster* ist der Sammelbegriff für das, was sich nicht klassifizieren läßt.

Diese phänotypische Beschreibung hat ein genotypisches Pendant, das ich zur genaueren Charakterisierung mit dem thermodynamischen Parameter ausmessen möchte. Meine These lautet, daß das Ding unter einer zu großen Differenzierung leidet, ihm ein extremes Ungleichgewicht zugegeben ist, und ihm kein (motorieller) Anschluß und Transport möglich ist. Konstruktionsmangel, der zum Unfall, zur Monstrosität führt. Shelley steht damit im Gegensatz zu Canguilhem, der mit Hinweis auf Xavier Bichats *Anatomie générale* aus dem Jahre 1801 behauptet, daß es keine monströsen Maschinen und keine pathologische Mechanik geben könne. Da das Leben, anders als die Maschine, Erfahrung, Improvisation und Versuch sei, ist es in Lage, Monströsitäten hervorzubringen.[15] Aber kennt nicht jede Maschine – zwischen Funktion und Versagen – die Fehlfunktion, die Fehlzündung, das Störgeräusch, das Rattern ohne Produktivität?

Die Geburt des Monsters aus dem Geist des *engineering* beginnt mit einer anatomischen Perversion: Frankenstein kombiniert Teile, Unverbundenes, Tierstoffliches und Menschstoffliches, das er aus dem Fundus des Sektionssaals und des Schlachthauses zusammenstellt. Der klassische Traum von Schönheit und

---

14 Siehe Georges Canguilhem, „Die epistemologische Funktion des »Einzigartigen« in der Wissenschaft vom Leben", in: ders., *Wissenschaftsgeschichte und Epistemologie*, Frankfurt/M. 1979, 67.
15 Siehe Georges Canguilhem, „Machine and Organism", in: Jonathan Crary/Sanford Kwinter (eds.) *Incorporations*, New York 1992, 58.

Objekt/Welt	*Empfindung/Körper*	*Subjekt/Metapher*
who had provided me with fire [204]	you will feel the misery of cold and frost [204]	vengeance, that burned within me [204]
	cold increased in a degree almost too severe to support [205]	I continued with unabated fervour to traverse immense deserts [205]
	amidst cold that few of the inhabitants could long endure [206]	
	warm tears filled my eyes [207]	sentiment of just retribution burning within my heart [207]
	the burning drops [207]	with a burning gush did hope revisit my heart [207]
		I possessed a coolness of judgement [211]
		I trod heaven in my thoughts [...] now burning with the idea of their effects [211]
cold is excessive [213]	feverish fire glimmers in his eyes [213] you [...] are content to be handed down as men who had not strength enough to endure cold and peril; and so, poor souls, they were chilly, and returned to their warm fireside [214]	I feel that burning hatred [217]
I shall seek the most northern extremety of the globe; I shall collect my funeral pile, and consume to ashes this miserable frame [222]	he is cold, cannot answer me [219] there he lies, white and cold in death [222] when I felt the cheering warmth [222]	my blood boils at the recollection of the injustice [222] soon these burning miseries will be extinct [223]
I shall ascend my funeral pile [...] exult in the agony of the torturing flames. The light of that conflagration will fade away [223]		

---

* Mary Shelley, *Frankenstein*, editet by M. K. Joseph, Oxford, New York 1987.

Proportion verwandelt sich in wilde Häßlichkeit, in eine morphologische Abweichung. Aufgewirbelte Klassifikation.

Frankenstein hat keinen Blick für die Sache, für den konkreten Körper; ihm kommt es auf den Prozeß an. Sein Ziel ist es, Bio-Reversibilität zu erzeugen, den Verfall rückgängig zu machen, das Leben zum Tod zu bringen: „change from life to death, and death to life" [52]. Der Lebensprozeß soll in ein *perpetuum mobile* verwandelt werden. Der Text sagt es bald auf jeder Seite, daß dieser mechanische Traum scheitert und die Realität das gerade Gegenteil hervorbringt: den Verbrennungsmotor, Endlichkeit, Irreversibilität.

Frankenstein setzt auf die Differenz: Todes-/Grabkälte und Himmelshitze, oben und unten, zwei Zonen, Übertragung von warm nach kalt. Er setzt die kontrollierte Explosion ein: „the working of some powerful engine" [9], elektrischer Funke – spark of being, spark of existence[16] – Blitz, Zündung. Frankenstein legt ein Hitzereservoir im Leib des Monsters an und transformiert es damit. Das globale Prinzip, von dem Fourier und Carnot sprechen, wird in den lokalen Körper eingepflanzt. Das wilde Geschehen der Natur soll in der Geometrie des Körpers, der Maschine gezähmt werden.

In seinem Bericht gibt das Monster Auskunft darüber aus der Binnensicht und veranschaulicht, wie seine ersten Bewegungen im thermodynamischen Register stattfinden: „The light became more and more oppressive to me; and, the heat wearying me as I walked, I sought a place where I could receive shade." [102]

Ein Motor produziert den nächsten. Hitze erzeugt Bewegung. Allerdings übersteigt diese Bewegung das Schema, denn sie ist chaotisch, zufällig, ohne Begrenzung: Das Monster *strömt* in die Welt, unbeherrscht, „interstrukturell"[17], wie Serres sagt: auf der Suche nach Anknüpfungen, Nachbarn, Durchlässen.

Dazu später mehr. Entscheidend ist vorerst der Übergang von einem heißen Körper zu einem kalten, die Sicherung des Ungleichgewichts. „Man muß sich auch Kälte verschaffen; ohne sie wäre die Wärme unnütz."[18], schreibt Carnot. Das Monster ist schon zu Beginn vom Wärmestau bedroht, daher flüchtet es in den kühlenden Schatten. Fortan wird es immer wieder den Kälte-Wärme-

---

16 „Sollte der electrische Funken nur eine *gepreßte* Flamme – eine comprimirte Flamme seyn?" Novalis, *Werke*, 453.
17 Serres, *Werke*, 34.
18 Carnot, *Betrachtungen*, 8.

Gegensatz beschreiben, Feuer suchen, die jahreszeitlichen Temperaturunterschiede registrieren. Die besondere Auszeichnung des Monsters besteht aber darin, daß es die Extreme von Hitze und Kälte besser zu ertragen weiß als die Menschen [120] und Kälte in besonderem Maße aushält: „I was better fitted by my conformation for the endurance of cold than heat." [131] Das Monster lebt das thermische Ungleichgewicht. Bezieht es daraus seine übermenschliche Ausdauer und Kraft? Shelley deutet dies an mit jener Urszene, von der Frankenstein in seinem Bericht Auskunft gibt: Als Junge beobachtet er ein Ungewitter und wird Zeuge, wie ein Blitz in einen Baum fährt. „a stream of fire" [41] verwandelt den Baum in einen zersprengten Stumpf. Damit ist das Modell vorgegeben: Lebenskraft und Zerstörung, Formlosigkeit der Energie und Bändigung im Motor – diese Paare realisieren sich in Shelleys Monströsität.

Shelley geht einen Schritt weiter als Fourier und Carnot, die ihre Aufmerksamkeit ganz auf die äußere Natur und die Maschine richten. Die Autorin nimmt die Physik ins Leben, das Maschinelle ins Biologische. Sie deutet an, was sich im Laufe des Jahrhunderts ausformulieren wird: daß es einen Begriffs-, Konzept- und Metapherntransfer zwischen Technik und Biologie geben wird.[19] Das phantastische Skandalon Shelleys wird gegen Mitte des 19. Jahrhunderts wissenschaftliche Ansicht werden. Hermann Helmholtz schreibt:

> Jenen Erbauern der Automaten des vorigen Jahrhunderts erschienen Menschen und Thiere als Uhrwerke, welche nie aufgezogen würden und sich ihre Triebkraft aus nichts schafften; sie wussten die aufgenommene Nahrung noch nicht in Verbindung zu setzen mit der Krafterzeugung. Seitdem wir aber an der Dampfmaschine diesen Ursprung von Arbeitskraft kennengelernt haben, müssen wir fragen: Verhält es sich beim Menschen ähnlich?

Die rhetorische Frage leitet über zur Erörterung der Verbrennung im Körper. Zusammenfassend heißt es dann:

> Der Thierkörper unterscheidet sich also durch die Art, wie er Wärme und Kraft gewinnt, nicht von der Dampfmaschine, wohl aber durch die Zwecke und die Weise, zu welcher er die gewonnene Kraft weiter benutzt.[20]

---

19 Siehe dazu Dolf Sternberger, *Panorama oder Ansichten vom 19. Jahrhundert*, Frankfurt/M. 1974, 22–45. Maria Osietzki, „Körpermaschinen und Dampfmaschinen", in: Philipp Sarasin/Jakob Tanner (Hg.), *Physiologie und industrielle Gesellschaft*, Frankfurt/M. 1998, 313–346.
20 Hermann Helmholtz, *Populäre wissenschaftliche Vorträge*, zweites Heft, Braunschweig 1871, 125.

Der Leiche-Feuersturm-Motor Franksteins hat neben der Funktionsweise sehr wohl zweckhafte Ähnlichkeit mit der Dampfmaschine, genauer: mit der Fortbewegungsmaschine. Das Monster setzt sich in Gang mit einer unglaublichen Mächtigkeit, die an die neuen Ungeheuer-Maschinen am Beginn des industriellen Zeitalters denken lassen: Loco-Motive, bewegter Ort. Wenn Carnot schreibt, daß die Dampfschiffahrt das „Durchmessen noch wilder Gebiete ermöglicht, in die man früher kaum hat eindringen können", und sie „die Völker der Erde [verbindet], als bewohnten sie dasselbe Land"[21], dann läßt sich dies auf Shelleys Erfindung übertragen: Ohne Ermüdung eilt das Monster von Deutschland in die Schweiz, weiter nach England, Schottland, Irland, zurück in die Schweiz, ans Mittelmeer, Schwarze Meer, durch Rußland, um schließlich am Nordpol zu enden.

Das Drama dieser Bewegungsmaschine besteht nun allerdings darin, daß sie *keine* Verbindungen schafft. Das Trachten des Monsters geht ganz auf Herstellung einer Übersetzung, die systematisch unterbrochen wird. Zwar vermenschlicht sich die Kreatur – gewinnt Sprache und Moral –, indem sie die Flüchtlingsfamilie De Lacey von einem Versteck aus beobachtet und belauscht und ihr, gleichsam im Austausch, heimlich Brennstoff bringt: Feuer zum Gebrauch für den Informationsmotor. Die Begegnung endet jedoch, wie jeder Kontakt mit der Gattung Mensch, mit der von Schrecken begleiteten Vertreibung des Monsters. Das Resultat ist Hitze: suffering in the lake of fire, fever, hell within, burning passion, boiling blood, burning miseries. Das Feuer ergreift auch die Seele. Ohne Transport in eine Produktion verwandelt sich das Wesen in eine Destruktionsmaschine. Es steckt die Hütte der De Laceys in Brand, es tötet. Der moderne Prometheus, Feuerbringer – das ist nicht nur der Produzent und Wissenschaftler Frankenstein, das ist in gleichem Maße das Monster: Feuersbrunst ohne Gebrauch.

Jede Unterbrechung wird mit einem Mord beantwortet. Man könnte sagen, daß die Maschine explodiert. Das ist die Gefahr bei jeder Dampfmaschine, bei der der geregelte Abtransport des Wärmestoffs nicht funktioniert. Stau, Überhitzung, katastrophisches Rauschen sind die Folgen. Einsamkeit ist – thermodynamisch – verhinderte Kraftübertragung. Produktion geht über in Destruktion oder Verschwendung: „hours and months of misery which I endured, wasting in impotent passions". [221] Mit diesen Worten faßt am Ende das Monster sein Leben zusammen; Schöpfung verwandelt sich in Krieg, Hitze in Kälte.

---

21 Carnot, *Betrachtungen*, 5.

Das Übermaß an Ungleichgewicht bei gleichzeitiger Sistierung machen die Krankheit und die Monströsität aus. Leben und Gesundheit sind: empfangen, abgeben, Speicher auffüllen, entleeren. Das System bewegt sich vom Ungleichgewicht zum Gleichgewicht und zurück. Im Stillstand droht der Tod.

Die pathologisierende Unterbrechung ist im übrigen auch das zeitweise Schicksal Frankensteins. Seine wiederholten Erkrankungen, die ausnahmslos durch Fiebrigkeit gekennzeichnet sind, treten immer in Momenten der Störung auf. Schon bei der Konstruktion seiner Kreatur wendet er sich ab vom Leben, von Freunden und Familie, von der Naturbetrachtung. Das Resultat: Fieber. Nach jedem Mord durch das Monster, der ein Verlust für ihn bedeutet: Fieber. Aber auch das Gegenbild entwirft der Roman. Immer wenn von Gesundheit, Menschlichkeit, Verbindung, Liebe, Freundschaft und Achtung die Rede ist, verwendet der Roman die Metapher der Wärme. Wärme ist der Modus des Austauschs, der die Extreme von Kälte und Hitze ausgleicht. Wärme ist das Synonym für Strömung, Zirkulation, Produktion und letztlich Heil: „this sudden certainty of life rushed like a flood of warm joy to my heart" [172].

Wenn das Monster das Aussehen einer Leiche hat [57] und die Hitze eines Blitzschlages in sich trägt, dann verkörpert es im Extrem das Modell der Krankheit, wie es durchgängig der Shelleysche Roman konstruiert. Das Fieber, der Tod – zwei Verfassungen werden in einen Körper gesperrt, der darin monströs wird. Das Strömen und die Transformation[22] sind dem Monster lediglich in Form des suchenden Umherziehens, der Flucht, Verfolgung und gewaltigen Explosion möglich. Weder ist ihm der Sprachaustausch erlaubt, noch sind ihm Arbeit, Erotik und Reproduktion gestattet. Die Krankheit und das Monströse entspringen einem Vorrat, der nicht investiert wird. Dadurch, daß der Prozeß von Zufuhr und Abfuhr unterbrochen ist, werden statt Produktion Symptome hervorgebacht. Sie sind die Zeichengeber dafür, daß es Zuviel und Zuwenig zur selben Zeit gibt: zuviel Hitze, zuwenig Übertragung. Das Monströse als Hypersymptom bezeugt, daß es Unterschied gibt, aus dem jedoch die Transformation nicht entsteht.

---

22 Ich weise darauf hin, daß in Fouriers Untersuchung die Konduktivität im Zentrum steht, während bei Carnot die Transformation eine wichtige Rolle spielt: Wechsel des Aggregatzustandes, Ausdehnung, Wärme-Arbeit-Übersetzung.

Exkurs: William Turners Sunrise with Sea Monsters

William Turner malt die Eisenbahn und Dampfschiffe. Sie sind schwarz wie der Stoff, der in ihnen brennt. Er malt glühende Sonnenuntergänge über kaltem Wasser, eine Gießerei, den Vulkan, die Feuersbrunst, Gletscher, aufgewirbelte, verdampfende Materie, Sturm. Michel Serres hat über Turner gesagt, daß er die Welt durch Feuer und Wasser sieht, als eine Wärmemaschine zwischen zwei Quellen.[23] Darin verwandelt sich alles. Die universelle Maschine arbeitet mit ungeheuren Energien – sie ist ein Ungeheuer.

Um 1845 malt Turner ein Bild mit dem Titel „Sunrise with Sea Monsters". Das *Dargestellte* lehnt sich in seiner Phantastik an die lange Geschichte mythischer Seeungeheuer. Doch ist das Gemälde mehr als die Präsentation eines Motivs. In der *Darstellung* wird noch etwas anderes evoziert: der Prozeß, der zwischen der warmen und kalten Zone abläuft.

Das Gemälde zeigt die Aufteilung und das Chaos, die Ruhe und den Sturm. Erste Zone: unten, morastige See, dunkel, kalt. Zweite Zone: oben, Goldschimmer der aufgehenden Sonne, hell, warm. In der Zwischenstellung lauern, harren die Monster. Ein bewegungsloses Bild? Der Gelbglanz ist eine Strömung, die durch das Himmelblau zieht, um in die Körper der Ungeheuer hineingesogen zu werden. Die Leiber sind keine Körper, sie sind aufgewühlte Bewegung, Strudel, in dem die Differenz der Zonen aufgeht. Im Kreisen und Quirlen, in vermischender Bewegung deutet sich eine konturlose Gestalt an. Es gibt keinen geometrisierten Korper, keine Grenze, nur die Drift der Partikel. Dies ist eine Szene der Auflösung und Herstellung zugleich.

Das Monströse, diese Deutung legt das Bild nahe, ist der Augenblick, aus dem sowohl Produktion als auch Destruktion hervorgehen können. Das Wirrwarr, das am Punkt der Übertragung entsteht und den energetischen Prozeß erzeugt, ist allegorisch *und* realistisch: Die Monster werden von Turner als Wirbelgeschehen, entstehende Wolke, Dampf gestaltet. Das ist der Realismus der Thermodynamik. Es ist aber auch symbolisierte Gefräßigkeit und erschreckende Blicklichkeit.

„Sunrise with Sea Monsters": Die Sonne geht auf, ein heißer Ball entsteigt der kalten See. Eine neue Epoche beginnt und führt mit sich eine umwälzende

---

23 Michel Serres, „Turner übersetzt Carnot", in: ders., *Hermes III. Übersetzung*, Berlin 1992, 327–340.

Kraft, produktiv und angstmachend. Turners Entwurf hat Ähnlichkeit mit Shelleys Monster-Erfindung: Beide nähren sich vom Mythos und geben ihm doch einen zeitgenössischen Inhalt. Das Monströse ist das Innere des Wärmemotors. Turners Gemälde übersetzt dieses Innere in ein mythisches Naturbild. Die Farbe ohne begrenzende Linien zeigt das Neue der Wärme-Energie – vor der Beherrschung durch die Mechanik.

Blicke

Was sieht man bei der Betrachtung eines Feuers, der Sonne, eines Sturms, einer Wolke? Bildung, Vergehen, Übergang. Aber läßt sich Energie wirklich beobachten? Ist sie nicht das, was sich dem Blick entzieht? Was sich zeigt, sind lediglich die Effekte unsichtbarer Prozesse.

Wer mit Energie arbeitet, kann daran blind werden.

Die Konstruktion des blicklosen Wissenschaftlers bietet uns Mary Shelley am Beginn ihres Romans. Für Frankenstein ist die Welt ein Rätsel [36], das sich nicht mehr mit bloßer Phänomenologie, Empirie, Betrachtung erschließen läßt: „The most learned philosopher [...] might dissect, anatomise, and give names; but [...] causes [...] were utterly unknown to him." [40] Frankenstein verläßt den botanischen Garten, der im 18. Jahrhundert das Paradies des überschaubaren Wissens darstellte. Ich habe Michel Serres zitiert, der in der Folge des Wärmeparadigmas einen Wechsel vom Blick zum Eingriff ausmacht. Für Victor Frankenstein ist das Objekt zunächst nur ein Behälter, in dem die Prinzipien der Kräfte auszumachen sind. Er arbeitet mit den Kräften, die im Motor zur Wirkung gebracht werden müssen. Die Form ist sekundär, sie muß lediglich dem Antrieb gehorchen.

Shelley stellt ihrer Wissenschaftler-Figur die Figur des Henry Clerval an die Seite, der den verlorenen Aspekt einer Wahrnehmungssensibilität repräsentiert. Clerval ist der Blick-Ästhet, der Fachmann für die Form und die Oberfläche. Zwei Charaktere, zwei Wissensmodelle: "While my companion contemplated with a serious and satisfied spirit the magnificent appearances of things, I delighted in investigating their causes." [36] Clervals Kompetenz passiver Blickhaftigkeit den Naturerscheinungen gegenüber garantiert eine Übertragung, die – im Gegensatz zu Frankenstein – seine körperliche, seelische und moralische Gesundheit garantiert: „Clerval [...] observed [...] with an eye of feeling and delight. [...] He was alive to every new scene; joyful when he saw the beauties of the setting sun". [154] „He was being formed in the very ‚poetry of nature'." [156] Die *Rezeption/Konzeption* der Natur als das Kreatürlich-Schöne und Erhabene vermittelt Lebendigkeit, die nicht die Defekte überhitzter Monströsität zeigt.

Shelley thematisiert den Sündenfall der Moderne, die die Trennung von Kunst und Wissenschaft/Technik, von innen und außen, Schönheit und Funktionieren betreibt.

Tatsächlich erkennt Frankenstein erst im Augenblick der Wirkung, der Verlebendigung seiner Kreatur, was er hergestellt hat. Sein Blick ist nicht an den *Szenen* (scenes) der Natur geschult – „my eyes were insensible to the charms of nature" [55] –, sondern am Tod, genauer: am Verfallsprozeß: „I must also observe the natural decay and corruption of the human body." [51]

Die Häßlichkeit, die aus der Mariginalisierung der Form und der Dominanz unsichtbarer Energie entstammt, ist das Schicksal des Frankensteinschen Monsters. Es ist genau diese Häßlichkeit, die das Wesen dazu veranlaßt, sich den Blicken zu entziehen, unsichtbar zu werden. Es sucht die Blindheit im anderen, sie ist die Qualität, die die vorurteilsfreie Wahrnehmung der Person gewährleistet. Das Monster offenbart sich dem blinden De Lacey, der tatsächlich der einzige ist, der für einen Moment den Worten seines Besuchers ohne Schrecken und mit Verständnis zuzuhören versteht. Das Monster weiß: „the human senses are insurmountable barrriers to our union" [145]. Die Shelleysche Konstruktion des Blicks scheint ins Gegenteil zu kippen: Die Sprache setzt sich gegen den Blick durch, der nun im Register der Täuschung und Oberflächlichkeit spielt; erst die Sprache vermag Wahrheit zu kommunizieren und Verständnis zu produzieren.

Das Thema der medialen Konkurrenz soll hier nicht entfaltet werden. Festzuhalten ist allerdings, daß der Roman ambivalent bleibt in seiner Haltung der Ausdifferenzierung der gesellschaftlichen Sphären gegenüber. Das Auseinanderbrechen von Moral, Wissenschaft und Ästhetik wird in seinen katastrophalen Folgen beschrieben. Die Folge ist, daß die Medien – Sprache, Blick – nicht mehr unmittelbar auf einander zu beziehen sind. Das Soziale mit seinen ethischen Implikationen, die auf sprachlichen Austausch und Empathie gründen, gerät in Konflikt mit der ästhetisch-medizinischen Logik, die in der Dimension des wissenden Blicks spielt.

Dieser kurze Hinweis soll genügen, um anzudeuten, daß das Monströse in *Frankenstein* – trotz der unglückbringenden sozialen Folgewirkungen – am Ursprung als physiko-medikales Phänomen verhandelt wird. Es fungiert nicht mehr als mythisches Zeichen, es steht jetzt ein für ein Problem des Wissens über das, *was der menschliche Körper/das Subjekt sein soll.* Der entscheidende Riß geschieht dabei auf der Ebene des Blicks. Wie bereits angedeutet, fasse ich die Erscheinung des Monsters als Symptom auf. Zu unterscheiden davon ist das Monströse als Qualität, Kraft oder Reservoir, aus dem das Monster entsteht. Shelleys Text legt diese Unterscheidung nahe, denn was am Monster de-monstriert wird, ist sein Ursprung aus einer Energie, die sich dem festhaltenden Blick entzieht. Das Energetische entgeht der Darstellbarkeit. Das Monströse wirkt in der Tiefe des Körpers und der Seele als Unterbrechung, Explosion, Übermaß und Mangel, Überhitzung. Die Frage ist, in welchem Sinn das Symptom als Abweichung, Häßliches, „filthy type" [139] Rückschlüsse auf diesen Ursprung zuläßt, ob sich der Blick Zugang zum Nicht-Sichtbaren verschaffen kann.

Frankenstein liefert keine Antwort, keine Theorie. Der Text ist keine medizinische Abhandlung und nicht zur wissenschaftlichen Wissensbildung verpflichtet. Doch läßt sich eine epistemische Beziehung zur Medizin der Epoche herstellen.

Michel Foucault hat eine Debatte nachgezeichnet, die in den Jahren 1808 bis 1832 um das Problem des Fiebers kreiste. Es ging darum, ob es essentielle Fieber gäbe, Fieber ohne Läsion. Ein solches Fieber wäre die Krankheit selbst, ohne Tiefe, ohne Verweis auf ein Herd. Die Krankheit, die als beschleunigtes Blut durch den Körper wandert, hätte keine eindeutige Lokalisation.

Mehr und mehr ging die Medizin jedoch dazu über, im Fieber ein Zeichen zu erkennen, das auf eine Läsion, eine *Entzündung* zurückgeht, die die Wirkung der Krankheit sein sollte. Broussais ist der Wortführer dieser Theorie. Krankheit ist für ihn ein Prozeß, „der sich im Inneren eines Gewebes abspielt: jede lokale Übersteigerung der organischen Bewegungen, welche die Harmonie der Funktion stört und das betroffene Gewebe desorganisiert, muß als Entzündung betrachtet werden."[24] Damit ist ein Prozeß – keine Gegebenheit – der Tiefenbildung beschrieben: vom Fieber zur Entzündung zur Krankheit zur Reizung. Am Ursprung steht ein energetischer Vorgang – Reizung –, der eine Funktionsstörung provoziert. Auffällig ist die Ähnlichkeit mit der Thermodynamik gestörter Motoren, wie ich sie oben beschrieben habe. Entzündung, Fieber – das sind Überhitzungen aufgrund einer energetischen Initiation, die in eine „Steigerung

---

24 Broussais zit. n. Michel Foucault, *Die Geburt der Klinik*, Frankfurt/M., Berlin, Wien 1976, 199.

der Aktivität"²⁵ der Gewebe mündet, die, so müssen wir fortsetzen, keine Abfuhr erfährt.

Im Roman wie im medizinischen Diskurs: Der Raum des Körpers, die Form wird zugunsten des Prozesses marginalisiert. Foucault: „So läßt sich die Krankheit im Organismus nieder, verankert in ihm ihre lokalen Zeichen und verteilt sich im Raum des Körpers; aber dieser Raum ist sekundär gegenüber ihrer Wesensstruktur. Der organische Raum enthält zwar Hinweise auf diese Struktur, er signalisiert sie, aber er bestimmt sie nicht."²⁶

In diesem Körperraum kann sich der Blick verlieren. Die pathologische Anatomie hat im Hintergrund immer ein Rauschen, etwas Unsichtbares, das das Feld der Physiologie ist. Mary Shelley thematisiert dieses Rauschen, dieses Strömen und Zerreißen in einer phantastischen Konstruktion: Sie läßt Frankenstein Krankheit/ Monströsität herstellen; er geht dabei von der Funktion zum Effekt, der im *Bild* des Monsters endet („existence of the monstrous Image" [183]). Erst kommt die zu verstehende Ursache, dann der erkennende Blick. Das ist lediglich die Umkehrung zur zeitgenössischen Praxis der Medizin, die über die Effekte zu den Ursachen vordringen muß. Sie ist um die Lokalisation bekümmert, jedoch um der unsichtbaren Prozessualität willen.

Eine sonderbare Praxis: Um zu verstehen, was sich dem Blick entzieht, muß man schauen, schauen und vergleichen. Im 19. Jahrhundert entstehen die großen Fabriken zur *Herstellung* der Krankheit: Hospitäler und Kliniken. (Noch ein Reservoir.) Hier offenbart sich das Wirken der Krankheiten in unendlichen Erscheinungen. Der Arzt praktiziert, anders als Frankenstein, nicht die erschreckte Abkehr, sondern fasziniert-interessierte Zuwendung. Umgekehrte Spiegelbilder: Frankenstein hat das Schöne verloren, die gesunde Natur –, das ist *seine* Krankheit. Der Kliniker hingegen sucht die „Entstaltung"²⁷, entfaltet eine Ästhetik des Häßlichen, um zur Gesundheit vorzudringen. Das Leben mag von der Krankheit bedroht sein; für den Mediziner zeigt es sich aber in der Krankheit. Das Monster sichtbar machen, es nicht ins Eis verdammen. In Folge der Kliniken entstehen auch die ersten *modernen* Ikonographien, die sich zur Aufgabe gemacht haben, die Abweichungen, die Häßlichkeit der Krankheit aufzuzeichnen. Nicht die Suche nach dem therapeutischen Natur-Schönen, wie sie *Frankenstein*

---

25 Ebenda, 201.
26 Ebenda, 196.
27 Karl Rosenkranz, *Ästhetik des Häßlichen* [1853], Leipzig 1990, 23.

verschreibt, sondern nach dem Krank-Häßlichen regiert die medizinische Ästhetik. Es werden Archive der Deformation, Degeneration und des Todes angelegt: gezeichnete, lithografierte, fotografierte Bilder, Stereoskopie, Abgüsse, Moulagen, trockene und nasse Konservierung von Präparaten. Daß die Wissenschaftler des 18. Jahrhunderts die wissenschaftliche Abbildung zum großen Teil ablehnen, liegt darin begründet, daß *ihr* wissenschaftliches Feld statisch, oberflächlich, klassifikatorisch und überschaubar ist. Hier ist alles logisch, sagbar. Die neue Unübersichtlichkeit des 19. Jahrhunderts mit ihren Bewegungen, ihrer Tiefe und den Wandlungen scheint hingegen das Bild als Orientierungshilfe zu erzwingen.

Zurück zu Frankenstein. Während er also die Lebendigkeit verherrlicht und darin erbarmungslos den Tod installiert, arbeiten die Kliniker des 19. Jahrhunderts mit dem Tod, um zur Begründung einer Physiologie zu gelangen.

In dieser Spiegelbildlichkeit der Entgegensetzung entwerfen literarischer Text und wissenschaftlicher Diskurs *eine* Episteme: In beiden Entwürfen wird das Symptom der klassifizierten Objektalität, der Flachheit nosologischer Endlichkeit entrissen.[28] Der Körper wird dynamisiert – thermisch, physiologisch, pathologisch. Der Modus der Fabrikation tritt in den Vordergrund, der Körper wird industriell entworfen. *Frankenstein* ist nicht nur ein Text über Hybris und Scheitern eines Wissenschaftlers, sondern über die Struktur des wissenschaftlichen Objekts.

Dieses Objekt als Motor verweigert die vollständige Ausleuchtung. Es brennt etwas in ihm. Man kann mit der Kraft arbeiten, Wirkungen annähernd abschätzen. Aber da der Kraft stets etwas Stochastisches eigen ist, kann man sie letztlich nicht verstehen. Was sich zeigt, ist immer schon mit Voraussetzungen behaftet. Endlose Kraftübertragung: Kanäle, Ströme, Verschiebungen, Stauungen. Die Wärme bahnt sich ihren Weg durch die Systeme, erzeugt Transformationen: Funken, Leben, Empfindung, Fieber, Sprache, Arbeit, Feuer, Tod. Die vollständige Analyse scheitert an der Unabsehbarkeit der energetischen Kausalketten mit ihren vielfältigen Verzweigungen, Sistierungen, Verlusten.

Diese Sicht ist uns heute vertraut. Am Beginn des 19. Jahrhunderts begründet sich darin die Abkehr von der Aufklärung. Es kommt zur Ambivalenz, zum Doppel von Aufbruch und Pessimismus: Das Rauschen mobilisiert die Fragen

---

28 Siehe Foucault, *Geburt*, 19 ff.

der Wissenschaftler und treibt gleichzeitig die Bilder des Unfalls, der Ungestalt, der Katastrophe und Imperfektabilität hervor.[29]

Die Thermodynamik hat das Problem des Innen und des Ursprungs gestellt: Das Innen hat Ein- und Ausgänge, die die Gültigkeitsgrenzen der Anatomie aufzeigen; der Ursprung hat sich in die Unabgeschlossenheit der Prozesse zurückgezogen. Die Thermodynamik hat den Menschen vernetzt und geöffnet. Darum scheitert die Enzyklopädie, die Wissenschaft des 18. Jahrhunderts, scheitert Frankenstein.

Frankenstein revisited?

Shelley bringt in *Frankenstein* die zeitgenössische Medizin in die Spiegelverkehrung und bildet sie darin ab. Heute ist im *Visible Human Project* ein medizinisch-anatomisches Paradigma installiert, das die Elemente des Frankensteinschen Projekts zu spiegeln scheint. Allerdings in einer Kombinatorik, die auf das Gegenteil hinausläuft. Es scheint, daß die Ideale des 18. Jahrhunderts wiederbelebt werden sollen: Schönheit, Über-Sicht, Beherrschbarkeit. Die Analyse einiger Aspekte des *Visible Human Project* vor dem Hintergrund des Frankenstein-Modells zeigt, daß das Scheitern, das ja auch den Aufbruch ins moderne wissenschaftliche Zeitalter signalisierte, zumindest auf der Ebene der Bildbeherrschung, eliminiert ist: Übergang von der Thermodynamik zur Informationstheorie, von der Entropie zu Negentropie, vom Zufall zur Berechnung, vom Offenen zum Geschlossenen, vom Globalen zum Lokalen, vom Irreversiblen zum Reversiblen, vom Rauschen zur Form. Gibt es noch weitere Übergänge?

Die Konsequenzen für das *Menschenbild* sind gravierend, denn über die spezifische Wissensform *Bild* beim *Visible Human* wird ein Anatomismus eingeführt, der das Modell der *Natürlichkeit* verläßt. Ich werde begründen, was damit gemeint ist: Abschaffung des Rests, des Ungleichgewichts, der Tiefe.

---

29 Siehe dazu Canguilhem, „Fortschritt". Canguilhem bringt die Stimmen der Philosophie- und Wissenschaftsgeschichte zu Gehör, die den Verfall, das Ende prophezeien. Es ist aber auch darauf hinzuweisen, daß die Literatur des 19. Jahrhunderts eine ganze Reihe von Wissenschaftler-Figuren – z.B. Charles Bovari oder Dr. Jekyll – hervorgebracht hat, die allesamt in ihrer Arbeit scheitern oder fehlgehen.

Vom Tod zum Leben, vom Teil zum Ganzen – das ist das Frankenstein-Konzept. Vom Leben zum Tod, vom Ganzen zu den Teilen – das ist, zunächst, das *Visible Human*-Konzept. Am Anfang steht Joseph Paul Jernigan, zum Tode verurteilter Mörder. Ein Monster?

Jernigan übergibt seinen Leib der Wissenschaft. Das leitet seine Transformation ein: Der Mörder wechselt den Ort, vom Gefängnis ins Labor, wo er zum Objekt des Wissens gemacht wird. Er verläßt die Sphäre des Moralischen, um in die des Ästhetischen überzugehen: vom Mensch-Häßlichen zum Bild-Schönen. Ein *neues* Leben?

> 'He won't be back on the street' But Jernigan is back. In an electronic afterlife, he haunts Hollywood studios and NASA labs, high schools and hospitals. And in death, he may finally do something good.[30]

Die Verwandlung geschieht im Modus der Anatomisierung und Verdatung. Materie wird in Information übersetzt. Wie? Der Körper wird gefroren und anschließend in 1878 millimeterdünne Scheiben zerschnitten. Fotografien der Schnitte zusammen mit tomographischen und Magnetresonanzbildern gehen als verrechnete Daten in den Computer.

Der Zerschneidungsprozeß ist Bedingung für die Prozessualisierbarkeit des Körpers, Bedingung der Umwandlung des Ganzen in Information. Ohne die Überführung in die Dimension der Zählbarkeit und damit *Endlichkeit* ist der Körper nichts – informationstheoretisch gesprochen.

Die visuelle Registratur der zweidimensionalen Schnitte mit Hilfe des Computers hat zum Ziel, den zerteilten Leib über Verrechnungsschritte wieder zu einer virtuellen dreidimensionalen Bildgestalt zusammenzufügen. Der Computer und der User sind der neue Frankenstein des Informationszeitalters. Was der reale Leib nicht gestatten würde, das erlaubt das bildrechnende Verfahren: Reversibilität. „We now have a stunt patient. We can dissect it, put it back together and start all over again.", sagt Professor Spitzer, einer der leitenden Wissenschaftler des Projekts.[31] Das Frankenstein-Konzept der *Syntomisierung* geht kraft der Fiktionalisierung durch das Rechenprogramm auf.

Es entsteht auf Bildebene ein neues Monstrum. Kein moralisches Monster, als das Jernigan betrachtet werden konnte, sondern ein ästhetisches. Der Term *Monster* ist in seinen Konnotationen gewiß problematisch, doch kann er das Beunruhigende, das das Gebilde ausstrahlt, signifikativ sinnfällig machen. Was ist damit gemeint? Die Zerstückelung und Zusammensetzbarkeit dieses *Körpers* weist ihn als unverwundbar aus; er ist *über-menschlich*. Der Wissenschaftler/User begibt sich *image*nativ in eine schwankende Position: Sie ähnelt einerseits jener der Schriftstellerin Shelley, die das Phantastische konstruiert/programmiert, und andererseits dem fiktionalen Frankenstein, der ein Wesen herstellt/visuell montiert.

Geht dieser Ausbruch aus dem Register des Realismus' neue Wege bei der Wissensarchivierung und -vermittlung? Das Projekt bleibt uneindeutig. Das Bild kehrt sich ab von planer Abbildlichkeit und zeigt einen surreal-ikonographischen Zugewinn. Die Multiplizierung der Perspektiven – Drehen und Wenden des Bildkörpers, Teilen und Zusammensetzen von Körperregionen, Fahrten durch die Morphologie der inneren Organe per Mausklick – geht über den Realismus hinaus, der darauf bedacht ist, in der Repräsentation die Wahrnehmung als natürlich zu illusionieren. In diesem Sinne handelt es sich beim *Visible Human* nicht um Ab-Bildung.

Gleichzeitig geht der *Visible Human* auf tradierte Muster der Körperdarstellung zurück. Sieht man von den spezifischen interaktiven Visualisierungsformen des Programms ab, gleicht er älteren anatomischen Abbildungstechniken, die zum Teil auch mit beweglichen rückführbaren Körperteilen operierten und durch Einfärbungen der anatomisierten Teile eine verkünstlichte Topographie des Körpers herstellten.

Neu jedoch ist die Konstruktion des *Visible Human* aus ehemals lebender, individueller Materie. Hier wiederholt sich der Frankensteinsche Sündenfall – allerdings mit einer versetzten Problemlage. Ältere Darstellungsformen waren Abstraktionen, stellten den Norm-Körper ohne Eigenheiten vor. Hier jedoch steht im Bild immer auch ein Konkretum zur Ansicht, ein verwandeltes, verschwundenes Reales. Spitzer: „Our man in the machine allows everyone to explore a real human body."[32] Damit ist das Paradigma des Hybriden begründet, der aus Maschine und Realkörperlichem bestehen soll. Auch wenn Spitzer in seiner Aussage Vor- und Abbild fälschlicherweise zu identifizieren scheint, kommt er – unter zeichentheoretischem Blickwinkel – der Wahrheit dennoch nahe. Denn das Bild offeriert die Möglichkeit einer Bezugnahme auf eine Referentialität, die dem Zeichen voraus liegt, *und* einer virtuellen Ablösung davon,

---

30 Claudia Glenn Dowling, „The Visible Man", in: *Life*, February 1997, 41.
31 Ebenda, 44.
32 *Life*, 44.

die das Ge-Bilde für eine eigengesetzliche Anschauungsform öffnet: der fiktive Körper.

Dieses Schwanken wiederholt sich auf der Ebene des Abgebildeten. Auch wenn es erklärtes Ziel der Wissenschaftler war, „to find a cadaver that was normal"[33], um damit die Spezifik, die jeden Körper auszeichnet, zu marginalisieren, bleibt die Singularität eines Lebens, für die der Eigenname Jernigan einsteht, *image*när erhalten. *Visible Human/* visible Jernigan? Der Tod ist als Bedingung im Bild gegenwärtig und wird gleichzeitig aufgehoben durch die Irrealisierung der glatten Bildgebung. Das ist das Unheimliche.

Die Gattungsundeutlichkeit von Shelleys Monster – wie ein Mensch und doch kein Mensch – ist auch dem *Visible Human*-Monster eigen: wie eine Abbildung und doch keine Abbildung, wie ein Mensch und doch nur eine Illusion, wie ein Körper und doch nur eine Fläche. Das Bild vereinigt eine Reihe von historischen Bildgenres von der anatomischen Malerei, über die Röntgenfotografie und Machsche/Galtonsche *composite photography* bis zur Horrorästhetik des Gruselfilms. Das gerechnete Bild ist ein ikonographischer Hybride (Abb. 44).

Das Unheimliche wird aber auch unmittelbar ästhetisch in der Bildgestalt reflektiert: Der ganze Bildleib[34] hat die Anmutung einer sich auflösenden Leiche. Man ist bei diesem bunten Patchwork eines durchsichtigen Körpers mit einem grinsenden gesichtslosen Gesicht und den lidlosen aufgerissenen Augen im Totenschädel an die Schilderungen des Frankensteinschen Monsters erinnert.

> His yellow skin scarcely covered the work of muscles and arteries beneath [...] his teeth of a pearly whiteness; but these luxuriances only formed a more horrid contrast with his watery eyes, that seemed almost of the same colour as the dun white sockets in which they were set. [57]
> A ghastly grin wrinkled his lips as he gazed upon me. [166]

Sehen und Wissen – eine Kluft, die sowohl das Frankensteinsche wie auch das *Visible Human Project* bestimmt.

Wo allerdings die literarische Figur die Folgen der Blindheit schmerzhaft erfährt, wird jetzt das gerade Gegenteil, das Kalkül absoluter Sichtbarkeit exekutiert. Das Label, unter dem das Projekt firmiert – Sichtbarer Mensch –, macht

---

33 Ebenda, 41.
34 Ich beziehe mich auf das Centerfold in *Life*.

Ent-Zündung

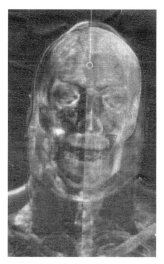

Abb. 44. Visible Human

die Botschaft rhetorisch explizit. Das anatomische Ideal einer geheimnislosen Ein-, Durch- und Aufsicht verwandelt den Bildkörper in eine einzige tiefenlose Fläche. Es gibt nicht den Rest, den Zufall, den Verlust. Das informationelle Reservoir ist endlich und geschlossen. Es gibt keinen, analog zur Thermodynamik, zweiten informationsdynamischen Hauptsatz. Damit ist prinzipiell die unendliche identische Reproduktion gesichert.

In diesem Sinne ist die Reproduktion auch der Tod. Wo das Leben – davon erzählt Shelleys Roman – sich stets erneuern, wandeln, Verbindungen herstellen, das Reservoir vor dem Leerlaufen bewahren muß, dort wird das Bild, auch das bewegte Bild als anatomisches Tableau statuesk.

Zurück in die Zukunft?

Fassen wir das *Visible Human Project* nicht als Spezialfall einer Verdatungsform auf, sondern interpretieren es in seinem paradigmatischen Wert für eine Wissensformierung über den Menschen, dann scheint in der Tat eine Rückwendung zum anatomischen Automatismus des 18. Jahrhunderts wirksam zu werden. Der Körper/Mensch ist eine Organisation aus kombinierten Einzelteilen, die prinzipiell zusammen- und auseinandergefügt werden können. Der Bildmodus überträgt sich auf die Realität. Längst gehen die Anstrengungen der plastischen und Transplantationsmedizin, der Prothetik und der Reproduktionsmedizin darauf hin, den Körper als Einzelteillager aufzufassen. Wichtiger und gravierender sind aber die Ähnlichkeiten mit der Gentechnologie. Das Erbmaterial ist nichts weiter als eine endliche anatomische Gegebenheit, die Träger von Daten ist. Das Modell *Computer* wird auf den Menschen übertragen. Stellvertretend für diese Haltung zitiere ich aus dem Buch *Der blinde Uhrmacher* des Genetikers Richard Dawkins. Dawkins macht darin die Abkehr vom thermodynamischen Konzept explizit:

> What lies at the heart of every living thing is not a fire, not warm breath, not a 'spark of life'. It is information, words, instructions. [...] If you want to understand life, don't think about vibrant, throbbing gels and oozes, think about information technology.[35]

Das anatomisch-informationelle Menschenbild nimmt den Leib in seiner lokalen Endlichkeit, in seiner zugänglichen (ich erlaube mit das Oxymoron:) oberflächlichen Räumlichkeit wahr. Das Menschenbild ist nicht – pathetisch gesagt – auf Interstrukturalität angelegt, der der Modus der Lebendigkeit wäre, sondern auf Funktionalität. Was nicht als Datum erkannt wird, existiert einfach nicht.

Anders als bei Frankensteins Kreatur bleibt dieser zusammengesetzte Leib in seiner Lichthaftigkeit als Bildschirmexistenz *kalt*. Die Blindheit von Shelleys Forscher hatte ja ihren Wahrheitswert, denn das Nicht-Sichtbare, Nicht-Zählbare entspricht dem Unkalkulierbaren des Energetischen, dem Zufall, der Abweichung.

Die Frage stellt sich, ob dieses *anatomische Menschenbild* systematisch das Rauschen ausblendet, den Hitzeüberschuß, allgemeiner gesprochen das, was den Unfall hervorrufen kann. Zurück zum kalten Licht der Aufklärung, Wiederholung des Frankensteinschen Sündenfalls? Die Antwort kann an dieser Stelle nicht gegeben werden. Vielleicht löst das Paradigma des Informationsmotors, der auf totale Sichtbarkeit, Reversibilität, Reproduzierbarkeit und abgeschlossenem Speicher beruht, das Prinzip des Verbrennungsmotors ab: Kombinatorik statt Übertragung, kalkulierte Funktion statt Bewegung zum Gleichgewicht. Die Neudefinition des Lebens definiert auch den Tod neu – nicht als Entropie, zuende gebrachte Transformation, sondern als bloße Stillegung von Bewegung.

---

35 Richard Dawkins, *The Blind Watchmaker*, Harlow 1986, 112.

> „I saw only their faces, yet there was something in their
> faces – I knew not what [...]."
> H.G. Wells, *The Island of Dr. Moreau* (1896)

DER DIVIDUIERTE MENSCH
Francis Galtons anthropologische Fotoexperimente

In-Dividuum

Individuum: das Unteilbare. Die Beobachtungs-, Überwachungs- und Erklärungsinstanzen verlangen nach Vorstellungen, Definitionen, Sichtungstechniken, Herstellungsverfahren. Was ist dieser Gegenstand *Individuum*?
   Sie rüsten sich mit Messern, Chemikalien, Blicken, um das Unteilbare zu zerteilen.

Ein Mann glaubt zu spüren, daß in ihm zwei Teile, zwei Kräfte existieren, eine Dualität oder ein Gemenge, in der die Gegensätze von gut und böse einander beständig durchkreuzen. Die Zerrissenheit zwischen rigidem Arbeitseifer und persversem Lusterleben, zwischen Güte und aggressivem Antrieb, zwischen Wissensdurst und delirhaftem Exzess quält ihn derart, daß er beschließt, mit chemisch-pharmazeutischen Experimenten zu beginnen, die ihm ein Mittel zur Beseitigung der Störung liefern sollen. Da er Mediziner mit wissenschaftlicher Neigung ist, verfügt er über genügend Know-how, um die Forschung mit Erfolg zu betreiben. Er destilliert eine Substanz, die nach Einnahme eine wundersame Wandlung in ihm hervorruft: Das böse Selbst trennt sich vom Rest und existiert für die Dauer der Drogenwirkung als reine Form. Mit dieser reinen Identität gelingt es dem Arzt nicht nur, ohne Schuldgefühl jede Tabuverletzung zu begehen, auch verwandelt sich seine leibliche Verfassung; er nimmt eine andere Gestalt an. Wie er in seinem Schlußbericht mitteilt, trägt sein Körper Zeichen der Deformation und des Verfalls, sichtbares Analogon seiner Amoralität: Sein Körper verjüngt sich, wird kleiner, behändiger, knochiger, haariger, zeigt Verwachsungen. Andere, die ihm begegnen, beschreiben ihn als zwergenhaft, tierhaft, Höhlenmenschen, als einen Verrückten. Der Arzt entdeckt ein Gesicht und schreibt über sein anderes Selbst: „Evil was written broadly and plainly on the face of the other."[1]

Der Arzt, der dieses Experiment der chemischen Identitätsbildung durchgeführt hat, ist Dr. Jekyll, die berühmte literarische Erfindung Robert Louis Stevensons aus dem Jahre 1886. Das Phantastische der Erzählung ist kein bloßes erzählerisches Kunststück, es reflektiert bildhaft Konzepte und Vorstellungen des ausgehenden 19. Jahrhunderts, die die *Modernisierung* des Menschen zum Ziel haben. Die Krise des sozialen Menschen, die sich in Symptomen der Kriminalität, proletarischen Revolten, des Massenelends und der damit verbundenen Furcht vor Degeneration zeigt, verlangt nach Reformen. Es entsteht die Idee einer biologischen Neukonstruktion des Menschen.

Stevenson verhandelt in seinem Text das Allmachtsphantasma des manipulatorischen Eingriffs in die Struktur des Individuums, die Furcht davor und das Faszinosum der Degeneration. Er entwirft das Modell der Teilbarkeit des menschlichen Seins und deutet damit einen epochespezifischen Paradigmenwechsel an: Im Zentrum des Interesses steht nicht mehr das In-Dividuum in seiner natürlichen oder naturrechtlichen Verfassung, sondern das Dividuum als biochemischer Organismus, an dem bio-technologische Eingriffe, Umbauten vorgenommen werden können. Die Erzählung bezieht eine wissenschaftspessimistische Position, wenn in ihr die katastrophalen Wirkungen der Analysierbarkeit des Menschen, d.h. der Zerlegbarkeit in verschiedene Elemente beschrieben werden. Übergeht man diese kritische Einlassung, so bleibt eine Problemstellung, die einige zeitgenössische Anthropologen und Naturkundler in ein optimistisches Wissenschafts- und Machbarkeitskalkül aufgenommen haben.

Grundvoraussetzung für einen zu organisierenden psycho-physischen Wandlungsprozeß ist eine Körpersemiologie, eine Lehre von den Zeichen des Guten und Bösen, des Kranken und Gesunden, des Gedeihlichen und Verderblichen. Diese Lehre wird bei Stevenson literarisch angedeutet und er gibt damit einer Beunruhigung Ausdruck, von der das Zeitalter heimgesucht war: Der Mensch wird als mischhaftes, hybrides Wesen wahrgenommen, in dem sich unterschiedliche, sogar widersprechende Eigenschaften verknüpfen. In einer solchen *unreinen* Situation kommt es darauf an, Unterscheidbarkeitskriterien zu entwickeln, die Strukturen, Spuren freilegen. Phrenologie, Ethologie, Physiognomik und Gemütslehren versuchen, Konzepte zu entwickeln, die mit Hilfe eines analytischen Blicks ein vorfindliches Ganzes in seinem Detailreichtum lesend zu entschlüsseln suchen; sie haben es sich zur Aufgabe gemacht, eine Elementestruktur darzustellen.

---

1 Robert Louis Stevenson, *The Strange Case of Dr Jekyll and Mr Hyde*, (Penguin Books) 1979, 84.

Eugenik

Wer sich der wissenschaftlichen Welt Galtons zuwendet, wird zunächst einem Forschersonderling begegnen. Neurotisch und arbeitsam bis zur Erschöpfung verfolgte Galton eine Vielzahl von unterschiedlichen wissenschaftlichen Interessen. Obschon er ein Universitätsstudium nie ordnungsgemäß abgeschlossen hat, muß er zu jenen Gelehrten des 19. Jahrhunderts gezählt werden, die durch ein vielfältiges naturwissenschaftliches Engagement den Geist einer industriell-säkularen Gesellschaft repräsentieren. Seine Ausbildung war generalistisch angelegt: Er studierte einige Zeit Chemie in Gießen, Mathematik und vor allem Medizin in Cambridge und London. Diese Studien wurden in frühen Jahren immer wieder von langen Reisen unterbrochen, die ihn zu geografischen, meteorologischen und anthropologischen Forschungen führten.

Auch wenn Galton und seine Forschungen heute kaum noch bekannt sind, so haben doch zwei seiner Er-Findungen in der Geschichte überlebt: Zum einen hat er die individuelle Bedeutung von Fingerabdrücken erkannt und ihre Analyse soweit systematisieren können, daß sie zu einem wichtigen Instrument polizeilicher Arbeit werden konnte. Zum anderen hat er den Begriff Eugenik geprägt, ein Begriff, der als Titel über seinem volkshygienischen Projekt firmiert.

Seinen Ruhm begründet er mit den Schriften zur Vererbungslehre. Die erste große Arbeit, *Hereditary Genius*, erscheint 1869. In ihr wird das Forschungsprogramm formuliert, das ihn die folgenden Jahrzehnte auf unterschiedliche Weise beschäftigen wird. Das Programm ist so einfach wie neu: Galton versucht zu zeigen, daß die natürlichen Fähigkeiten des Menschen durch Vererbung übermittelt werden.

„I propose to show in this book that a man's natural abilities are derived by inheritance, under exactly the same limitations as are the form and physical features of the whole organic world."[2] Mit diesem Satz eröffnet Galton sein Buch. Das einfach wie selbstbewußt vorgetragene Projekt meldet zu diesem historischen Zeitpunkt einen paradigmatischen Geltungsanspruch an, den Galton selbst in einem Vorwort von 1892 umreißt:

---

2 Francis Galton, *Hereditary Genius*, Cleveland, New York 1962, 45.

> At the time when the book was written, the human mind was popularly thought to act independently of natural laws, and to be capable of almost any achievement, if compelled to exert itself by a will that had a power of initiation. Even those who had more philosophical habits of thought were far from looking upon the mental faculties of each individual as being limited with as much strictness as of his body, still less was the idea of the hereditary transmission of ability clearly apprehended.[3]

Galton unternimmt nicht weniger als eine Neudefinition des Subjekts, das nun nicht mehr nach den klassischen Prinzipien der Aufklärung als selbstverantwortlich, autonom und selbsterzeugend verstanden, sondern bio-deterministisch als Produkt einer Anlage angesehen wird. Er bezieht damit eine Postion, die als rassistisch bezeichnet werden kann. Damit ist nicht eine Vorurteilsstruktur im engen ethnischen Sinne gemeint, sondern die Vorstellung biologischer Normiertheit, die auf Nationen, Ethnien, Klassen, Berufsgruppen, Familien und auf das Geschlecht übertragen wird.[4] Das Subjekt wird als ein zu rubrizierendes Objekt aufgefaßt, das einer Gruppe zugeordnet wird. Die Zuordnung geschieht stets nach Maßgabe eines Begriffs biologischer Zugehörigkeit.

Vor dem Hintergrund dieses Rassismus unternimmt Galton die Analyse berühmter Männer und deren Nachfahren, wobei er eine Klassifikation nach verschiedenen Berufsgruppen unternimmt. Politiker, Richter, Literaten, Feldherrren, Theologen etc. werden als Repräsentanten von Fähigkeitsmerkmalen vorgeführt. Dieses Forschungsmodell setzt er unter veränderter methodischer Anlage in *Englishmen of Science* (1874) fort.

Die rassistische Wahrnehmung beinhaltet eine Verschiebung vom Individuellen zum Kollektiven. Man könnte sie als protosoziologisch bezeichnen, denn die Eigenschaftsmerkmale erscheinen als Abstraktionen, die eine soziale Gruppe definieren oder kennzeichnen; sie sind nicht gebunden an die singulären Ausdrucks- oder Produktionsweisen eines Subjekts.

Die analytisch-retrospektive Forschung ist für Galton in zweifacher Hinsicht von fundamentaler Bedeutung: Eine Theorie der Vererbung natürlicher Eigenschaften und die Nachschrift von Stammbäumen ist die Voraussetzung für den Entwurf einer Praxis, die die Beherrschbarkeit der Rassenentwicklung zum In-

---

3 Ebenda, 25. Charles Darwin schrieb nach der Lektüre von *Hereditary Genius* an Galton: „You have made a convert of an opponent in one sense for I have always maintained that, excepting fools, men did not much differ in intellect, only in zeal and hard work." *Micropedia Britannica*, 1988, 97.
4 Michel Foucault, *Vom Licht des Krieges*, Berlin 1996, 25 ff.

halt hat. Obwohl Galton den Begriff der Eugenik im Jahre 1869 noch nicht geprägt hat, ist sie als theoretischer Tatbestand schon formuliert:

> Consequently, as it is easy [...] to obtain by careful selection a permanent breed of dogs or horses gifted with peculiar powers of running, or of doing anything else, so it would be quite practible to produce a highly-gifted race of men by judicious marriages during several consecutive generations. I shall show that social agencies of an ordinary character, whose influences are little suspected, are at this moment working towards the degradation of human nature, and that others are working towards its improvement.[5]

Um diese Rassenproduktion realisieren zu können, bedarf es eines Kategoriengerüstes, das eine Scheidung der verfall- und fortschrittbegünstigenden Merkmale gewährleistet, gleichsam einer Detektionsapparatur. Galton steht vor dem forschungsmethodischen Problem, seine biologische Spekulation zu materialisieren, d.h. er muß das, was er Genie, Fähigkeit, Eigenschaft nennt, als Datum benennbar machen. In *Hereditary Genius* wird dies noch vor allem dadurch bewerkstelligt, daß Berühmtheit als Chiffre für eine außergewöhnliche Veranlagung angenommen wird. Aber schon in diesem Werk nähert sich Galton dem Leib als zeichenhaftes Korrelat geistiger und charakterlicher Eigenschaften. Seine ideologische Position scheint zu diesem Zeitpunkt allerdings noch von Unsicherheit gekennzeichnet zu sein. Im Zuge seines eugenischen Projektes wird er seine Vererbungslehre mit dem phrenologisch-physiognomischen Konzept verknüpfen, das Charakter und Befähigung in Körpermerkmalen codiert sah. 1869 geht er aber zunächst noch davon aus, „that features and mental abilities do not seem to be correlated."[6] Wenige Seiten weiter, in einem Kapitel, das die verschiedenen Rassen einem Vergleich unterzieht, kommt Galton dann in einem Selbstwiderspruch dazu, eine Relationierbarkeit von Körper und Charakter anzunehmen. Die Passage ist bedeutsam, da er hier zum ersten Mal das Medium des fotografischen Bildes bespricht, das ihn zehn Jahre später intensiv beschäftigen wird. Es ist auffällig, wie unbekümmert die Wahrnehmung vom Vorurteil und von Idiosynkrasien gelenkt wird und wie unentwickelt noch der Sinn für die Zeichen und die Details ist.

---

5 Galton, *Hereditary Genius*, 45
6 Ebenda, 389.

> It is curious to remark how unimportant to modern civilisation has become the once famous and thoroughbred looking Norman. The type of his features, which is, probably, in some degree correlated with his peculiar form of adventurous disposition, is no longer characteristic of our rulers, and is rarely found among celebrities of the present day; it is more often met with among the undistinguished members of highly-born families, and especially among the less conspicous officers of the army. Modern leading men in all paths of eminence, as may easily be seen in a collection of photographs, are of a coarse and more robust breed; less excitable and dashing, but endowed with far more ruggedness and real vigour. Such is also the case as regards the German portion of the Austrian nation; they are far more high-caste in appearance than the Prussians, who are so plain that it is disagreeable to travel northwards from Vienna and watch the change; yet the Prussians appear possessed of the greater moral and physical stamina.[7]

Dieser Ausschnitt ist beispielhaft für den Galtonschen Textkorpus, bei dessen Lektüre sich zuallererst die Empfindung eines Epocherisses einstellt: Es ist nicht nur das national-rassistische Denken, ideologischer Grundbestand des vorigen Jahrhunderts, das aus heutiger Sicht befremdend wirkt; generell sind die in Galtons Studien aufzufindenden methodischen Unzulänglichkeiten, zweifelhaften und vorurteilsbesetzten Annahmen, mathematischen Exzesse und sein „kryptonormativer Evolutionsbegriff"[8] kaum noch der kritischen Bewertung würdig. Dennoch zeigt sich in seiner Forschungsentwicklung eine Struktur, die für die moderne Wissenschaft konstitutiv geblieben ist. Die in dem Zitat aufzufindende Naivität des Blicks, die sich mit wachsendem Komplexitätsbewußtsein verlieren wird, darf nicht darüber hinwegtäuschen, daß sich hier das Begehren nach der Spur äußert, die einen Verweis auf das geben soll, was den Menschen ausmacht. Die Spurensuche versucht, sich vollständig von philosophisch-religiösen Traditionen zu befreien, in dem sie sich auf das Vorfindliche einer vermeintlichen Objektstruktur bezieht. Der empiristische Blick positiviert das Objekt und die Fotosammlung erhält die Funktion, den Aussagen einen Objektivitätsstatus zu verleihen. Doch ist die Fotografie in der empirischen Systematik Galtons zunächst nur ein Detail; sein ausgeprägter Investigationswille bringt ihn dazu, Datenhaufen auf unterschiedliche Weise zusammenzutragen. War es eine reine Biographienforschung, auf Grund derer er *Hereditary Genius* abgefaßt hatte, so entwickelt er einen Fragebogen für seine Studie über englische Wissenschaftler.

---

7   Ebenda, 402–403.
8   Wolfgang Walter, *Der Geist der Eugenik. Francis Galtons Wissenschaftsreligion in kultursoziologischer Perspektive*, Bielefeld 1983, 99.

Dieser Fragebogen sucht u.a. Herkunft, Lebensumstände, Entwicklungsgänge, Interessen, Körpermerkmale, Gesundheit, Neigungen, politische und religiöse Einstellungen, Erinnerungsvermögen, Geschäftsverhalten zu ermitteln. Galton wird später ein *Life History Album* und ein *Record of Family Faculties* entwickeln, in denen Lebensläufe, Fotografien, Körperdaten tabulatorisch registriert werden können. Aus Anlaß der Internationalen Gesundheitsausstellung gibt es von 1884 an ein von Galton initiiertes anthropometrisches Labor, in dem Tausende von Menschen vermessen werden.

Galton geht es offenkundig um eine Verobjektivierung des Lebens durch den Akt der standardisierten Verdatung. Das Rätsel *Mensch* wird in einer repräsentativen Ordnung der Zeichen überschaubar gemacht, einer Macht unterworfen, die benennt, zerschneidet, kombiniert und Bildmarkierungen setzt. Das Kontinuum der Wesen wird im empirizistischen Zugriff in zählbare Merkmale aufgelöst, die jedoch als gebündelte Wahrnehmung wieder zu einem Bild zusammengefügt werden – zum Bild vom Rassentypus. Die Spannung zwischen dem medientechnisch erzeugten Bild und dem Vorstellungsbild berührt Galton in der Phase bis 1878, bis zur Entwicklung der *composite photography* nicht; das fotografische Bild wird unreflektiert in den Bestand des verdateten Objekts aufgenommen. Erst mit der Erfindung der Mischfotografie unternimmt Galton den Versuch, zerteilende Empirie und Bildkontinuum zu amalgamieren. In der Frühphase seiner Forschung ist er noch damit befaßt, durch Datenerhebung eine Logik der Codifizierung zu finden, die dem zweckrationalen Ziel gehorcht, eine Definition und damit eingeschlossen eine Bewertung, eine *Verzeichnung* des Menschen zu ermöglichen. Das bio-deterministische Konzept ruft zur Beobachtung und Selbstbeobachtung auf, zur kontrollierenden Ausschau nach signifikanten Zeichen, die etwas über die biologische Ausstattung aussagen sollen. Letztendlich geht es um die Festlegung von Grenzen, die das Subjekt oder die Rasse umschließen, um die (Er-)Findung eines „criterion to distinguish between races and sub-races"[9]. Bewußtwerdung heißt für Galton lediglich, angeborene Fähigkeiten zu benennen, symbolisch zu fixieren und damit eine Identitätsgarantie zu geben. „The differences between men are profound, and we can only be saved from living in blind unconsciousness of our own mental peculiarities by the habit of informing ourselves as well as we can of those of others."[10]

---

9 Francis Galton, *Inquiries into Human Faculty and its Development*, London 1883, 310.
10 Ebenda, 47.

In diesem Konzept der Informierung bleiben notwendig die Wünsche, die Kapazität zum Selbstentwurf und zur Selbstreflexion, mithin jede Form der Transzendenz als irrelevant oder täuschend ausgeblendet. Galtons empirizistisches Modell, das geistige, moralische und körperliche Eigenschaften der Datenerhebung unterwirft, dringt dagegen auf Eindeutigkeit; es nährt sich von dem Glauben an eine bio-semiologische Eindeutigkeit der Zeichen.

Dieses Modell, das bis heute (z.B. in der Genforschung) an der Formierung eines *chemischen* Menschenbildes[11] wirkt, ist im Galtonschen Diskurs sowohl der Motor für immer neue Recherchen und Erfindungen als auch für die Ausbildung eines Feinblicks. In *Englishmen of Science*, fünf Jahre nach der Veröffentlichung von *Hereditary Genius*, zeigt Galton bereits ein gewachsenes Problembewußtsein in der Verwendung von Bildmedien. Die Suche nach dem Gesicht wird zum ersten Mal im Hinblick auf die Bildkapazität kommentiert. Das Gesicht ist nicht ein nur einfach Gegebenes, entscheidend ist vielmehr, auf welche Weise es dem Blick preisgegeben wird. Der Blick muß sich gewissermaßen eine Bahn schlagen, damit er jene signifikanten Zeichen gewahren kann, die zur Tiefe des Genotyps Beziehung haben. Galton nimmt eine *in nuce* medienkritische Haltung ein, wenn er die Bildausstattung diskutiert.

> The study of hereditary form and features in combination with character promises to be of much interest, but it proves disappointing on trial, owing to the impossibility of obtaining good historical portraits. The value of these is further diminished by the passion of distinguished individuals to be portrayed in uniforms, wigs, robes, or whatever voluminous drapery seems most appropriate to their high office, forgetting that all this conceals the man. The practice might well be common of photographing the features from different points of view, and at different periods of life, in such a way as would be most advantagous to a careful study of the lineaments of the man and his family. The interest that would attach collections of these in after-times might be extremely great.[12]

Einige Jahre nach dieser Aussage empfiehlt Galton in *Inquiries into Human Faculty* (1883) für die anthropometischen Familienarchive fotografische Aufnahmen *en face* und *en profile*.[13] Diese einfache Bildcodierung, die zur gleichen Zeit in Paris von Alphonse Bertillon für die Registratur von Kriminellen im

---

11 Ich werde weiter unten auf den Begriff des chemischen Menschenbildes zurückkommen.
12 Francis Galton, *Englishmen of Science*, London 1874, 39–40.
13 Galton, *Inquiries*, 41, 43.

Polizeiwesen eingesetzt wird[14], scheint Garant dafür zu sein, daß der Mensch unverborgen in Erscheinung tritt, daß seine Erkennbarkeit gewährleistet ist. Entscheidend an dieser Positivierungsform ist der Aspekt der Vergleichbarkeit, die die Enthüllung gewährleisten soll. Ziel von Galtons Methode ist die Erstellung von Reihen, in denen das Indivduum nicht mehr als Singularität erfahren wird, sondern als Glied in einer evolutionären Entwicklung. Der Einzelne soll im Register anthropometrischer und ikonographischer Daten als bio-symbolischer Träger von Eigenschaften wahrnehmbar sein, die als Ausdruck eines rassischen Kollektivs gedeutet werden können.

Das eugenische Projekt der Zukunftserzeugung ist auf diese Registratur der Kollektivzeichen angewiesen: „The investigation of human eugenics – that is, of the conditions under which men of a high type are produced – is at present extremely hampered by the want of full family histories, both medical and general, extending over three or four generations."[15]

Indiziensuche: „watching for indications of superior strains of races"[16]. Der Eugeniker steht vor dem Problem, daß sein Objekt ein Gemisch, eine Gemenge ist, das er in eine Elementestruktur aufzulösen gewillt ist. Er muß in dem Objekt lesen können, wenn er aus den Teilen neue Texturen erstellen will. Obgleich Galton die Anzahl der vererblichen Eigenschaften nicht angibt, geht er von einer Zählbarkeit aus und unternimmt es, Gesetze zu ermitteln, die ihn in Stand versetzen, die Mischungsveränderungen in den Generationsfolgen mathematisch zu bestimmen.

Diese Konstruktion, die die Travestie wissenschaftlicher Genauigkeit ist, hat als ideologischen Hintergrund die Vorstellung, daß es eine Bedrohung der Zivilisation durch eine degenerative Entwicklung gäbe.[17] Galton meint zu beobachten, daß sich im Existenzkampf gerade jene Klassen/Rassen überdurchschnittlich vermehren, die verderbliche Eigenschaften und Fähigkeiten besitzen. Er nimmt damit eine Gegenpostion zu Darwin ein, der die Überlebenskräfte des *Tauglichsten* im Selektionsprozeß als bestimmend ansah. Galton ging dagegen von einer Regression aus, die gesetzhaft in jeder unreinen Rassenmischung wal-

---

14 Siehe Susanne Regener, *Fotografische Erfassung*, München 1999, 131 ff.
15 Galton, *Inquiries*, 44.
16 Ebenda, 307.
17 Galton repräsentiert nur einen Aspekt in der Debatte um die Degeneration, die in der zweiten Hälfte des 19. Jahrhunderts in Europa geführt wird. Siehe die ausführliche Darstellung von Daniel Pick, *Faces of Degeneration*, Cambridge 1989.

ten sollte und die die wünschenswerten Eigenschaften mit jeder Generation schwächer werden ließ. Sein Versuch der Semiologisierung und Zählbarmachung der Eigenschaften bildet die Basis für die Bestimmung der guten Eigenschaften; sie sind die Voraussetzung für eine Bevölkerungspolitik, die zu einer reinen Rasse führt: „In a pure breed, maintained during an indefinitely long period by careful selection, the tendency to regress towards the M of the general population, would disappear [...]."[18]

Doch trotz theoretischer und empirischer Anstrengung kommt sein Projekt über einen utopischen Entwurf nicht hinaus. In *Inquiries into Human Faculty* stellt er fest: „The English race has yet to be explored and their unknown wealth of hereditary gifts recorded [...]."[19]

Dieser Utopismus geht als Antrieb ein in eine Zivilisationstheorie, die nicht nur defensiv das Lamento über eine vermeintliche Degeneration artikuliert, sondern die einen sozialen Fortschrittsprozeß – gleichsam industrielogisch – anvisiert. Der Degenerationsbegriff[20] hat in diesem Kontext eine etwas irreführende Konnotation, scheint er doch einen Abfall von einem natürlichen Zustand zu bezeichnen. Galton geht es aber um das Problem der Entfernung von einem Zivilisationsstand, der einer permanenten Entwicklung unterliegt. Eugenik ist daher nicht als ein sozial-medizinisches Unternehmen aufzufassen, das einen kranken Sozialkörper heilen soll; Eugenik ist der Versuch, biologische und soziale Prozesse zu synchronisieren.

Dieses Kopplungsmodell ermöglicht es, ein Wertesystem des Guten und Schlechten zu legitimieren. Im Kosmos der Vererbung gibt es keine Abweichungen; die als schlecht oder böse erlebten Instinkte dürfen Galton zufolge nicht als Perversionen eines Naturzustands betrachtet werden.[21] Normalität und Anormalität bemessen sich allein am Entwicklungsgrad der Kultur. Am Beispiel der kriminellen Persönlichkeit zeichnet er das Bild dieser Anormalität als Ungleichzeitigkeitsphänomen: Der Gewalttätige hat in sich Anlagen vereinigt, die ihn zu einem idealen Mitglied einer weniger zivilisierten Gesellschaft machen würden. In einer Art Fiktion sieht er ihn als Jäger oder Fischer,

---

18 Francis Galton, *Natural Inheritance*, London 1889, 189.
19 Galton, *Inquiries*, 330.
20 Siehe Michel Foucault, *Die Geburt der Klinik*, Frankfurt/M., Berlin, Wien 1984, 169–170.
21 Galton, *Inquiries*, 62.

averse to steady labour, but working hard and idling by turns, and who had numerous illegitimate children [...] He was, in fact, a somewhat good specimen of a half-savage, without any criminal instincts. [...] but the gipsy-like character of the race was unsuited to success in a civilised country. So the descendants went to the bad, and such hereditary moral weakness as they may have had, rose to the surface and worked mischief without check.[22]

Galton stellt das Motiv der Unangepaßtheit der biologischen Struktur in einem veränderten Zivilisationskontext als entscheidendes Kriterium für eine eugenische Politik heraus. Das Beispiel der kriminellen Persönlichkeit illustriert dabei eine generelle Gesellschaftsdiagnose: Die im Laufe von hunderten von Generationen erworbenen Fähigkeiten sind dem Kulturkritiker Galton „ebenso obsolet geworden als seit der Einrichtung der Eisenbahn alte Postwagen-Gewohnheiten und Sitten"[23]. Er befindet, daß die Fähigkeiten der Philosophen, der Politiker, Handwerker und Arbeiter nicht „der Höhe moderner Komplexität"[24] entsprechen.

Die Kulturverfassung wird als objektives Korrelat angerufen, das den eugenischen Politikern den Eigenschaftenbedarf vorgeben soll. Undenkbar ist dabei offenbar die Vorstellung, die Gesellschaft durch Regression dem biologischen Muster anzupassen. Galton scheint von einer Gesellschaftsentwicklung, von einem comteschen Weltbild überzeugt zu sein, in dem der Fortschritt, der Gang zu höherer Komplexität gesetzhaft eingebaut ist. Durch gezielte Verheiratungsregelungen hofft Galton, dieser Gesetzhaftigkeit Rechnung zu tragen und einen rassischen Zustand, eine biologische Nachbesserung erreichen zu können, die die Rasse den Umständen adaptiert. Das mathematische Vererbungskalkül übernimmt in diesem sozial-hygienischen Projekt die Funktion, Auslese und Prognostizierbarkeit zu gewährleisten.

Die planende Zurichtung der bio-sozialen Struktur hat für den Einzelnen weitreichende Konsequenzen, denn er wird gemäß der Verbesserungslogik mit einer Definition belegt: Die durch die Verdatung bewirkte Analyse seines Eigenschaftenprofils stellt ihn in eine Wertehierarchie, die seine Eignung sowohl für die Fortpflanzung als auch im sozialen Prozeß bestimmt. Der Tauglichste ist derjenige, der sich in Harmonie mit dem Gesellschaftsganzen befindet.[25] Galton

---

22 Ebenda, 64.
23 Galton, *Hereditary Genius*, 392–393.
24 Ebenda, 400.

sieht eine Zeit kommen, in der der geistige und gesundheitliche Entwicklungsgang von Jugendlichen aufgrund ihrer Abstammung vorhersagbar wird und daraus die Erfolgschancen in einem Beruf prognostizistisch abgesteckt werden können.[26] Biologische Teleologie: Zukunft ist für Galton nicht mehr als die Verlängerung einer Vergangenheit; die Vorzeit hält die Bausteine bereit, aus der das Künftige entsteht.

In dieser Evolutionsvorstellung wird das Individuum lediglich als ein Übergangsobjekt betrachtet; es erfährt sich nicht als einzigartig, offen, entwicklungsmächtig, sondern als ein Patchwork aus vorgezeichneten, selbstfremden Elementen. Das Indivduum wird dividualisiert, aufgerechnet, typologisiert.

> The world is beginning to awaken to the fact that the life of the individual is in some sense a prolongation of those of his ancestry. His vigour, his character, and his diseases are principally derived from theirs; sometimes his faculties are blends of ancestral qualities; but more frequently they are mosaics, patches of resemblences [...].[27]

Galton selbst weist auf die Unangemessenheit des Wortes *Individuum*[28] hin und wendet sich gegen einen Sentimentalismus, der die Teilbarkeit und Determiniertheit nicht wahrhaben möchte. Der Einzelne ist in seiner Struktur ein kollektiviertes, ein Mischwesen.

Mosaikteilchen, Stücke, Elemente interessieren den Eugeniker, die er nach Art einer chemischen Elementetafel in eine Ordnung bringen möchte. Wenn weiter oben vom *chemischen* Menschenbild die Rede war, so ist mit dieser Metapher die symbolische Verwandlung des Menschen in eine zerteilbare Objektabilität gemeint. Der Eugeniker rechnet darauf, Analysen, Verbindungen, Mischungen, Legierungen, Milieus herstellen zu können.

Dieser Chemismus hat praktische Folgen: Ab 1878 experimentiert Galton mit der *composite photography*, ein Verfahren, in dem Menschenbilder ikonographisch analysiert und gleichzeitig synthetisiert werden. Die Suche nach dem Gesicht verwandelt sich im fotografischen Labor in eine Produktion.

---

25 Galton, *Natural Inheritance*, 192.
26 Galton, *Inquiries*, 324–325.
27 Ebenda, 43.
28 Ebenda, 333. *Hereditary Genius*, 428.

Der dividuierte Mensch 175

Composite Photography

Galton gehört neben Muybridge und Marey zu jenen Forschern, die in den 80er Jahren die Fotografie nicht als bloßes Dokumentationsverfahren benutzen. Sie sind Blickforscher, die das Medium zu Recherchezwecken einsetzen, um die natürlichen Grenzen der Sichtbarkeit zu überschreiten.

Muybridge und Marey besetzen das Feld der Bewegungsstudien; sie nehmen Menschen und Tiere ins Visier ihrer Kameras mit dem Ziel, das Kontinuum der Abläufe in Stücke zu zerschneiden. Da die ‚natürliche' Wahrnehmung nicht gerüstet genug ist, schnelle Bewegungsvorgänge zu erfassen, ist die Sistierung im Bild die Voraussetzung für die Analyse leibmotorischer Aktivitäten. Muybridge und Marey betreiben eine ikonographische Grundlagenforschung am Körper, die später im Effizienzkalkül des Taylorismus ihre praktische Anwendung findet. Ähnlich verfährt Galton, der im Genre der Porträtfotografie ebenfalls eine Prothetisierung der Wahrnehmung vornimmt. Wie Muybridge und Marey strebt auch er eine zerteilende Blickhaltung an, mit der die Unübersichtlichkeit und Eindrucksvielfalt gleichsam anatomisiert wird.

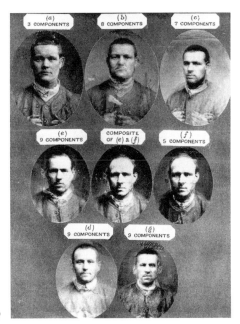

Abb. 45. Francis Galton, Criminals, c. 1879

Er beginnt damit, Porträtfotografien von Kriminellen in einem Mehrbelichtungsverfahren übereinander zu kopieren. Es werden eine Anzahl Fotografien, auf denen die Personen in gleicher Manier (Lichteinwurf, Größe, Körperstellung) abgebildet sind, nacheinander auf einer lichtempfindlichen Platte reproduziert (Abb. 45).

Auf diese Art wird ein Gesamtbild aus den einzelnen Bildern erstellt. Die zugrunde liegende Intention besteht darin, die je individuellen Eigenheiten verschwinden und die übereinstimmenden Merkmale der Personen durch die gegenseitige Verstärkung zum Vorschein kommen zu lassen. Galtons Idee war es, mit mechanischer Präzision ein generalisiertes Bild zu bekommen,

> one that represents no man in particular, but portrays an imaginary figure, possessing the average features of any given group of men. These ideal faces have a surprising air of reality. Nobody who glanced at one of them for the first time, would doubt its being the likeness of a living person. Yet, as I have said, it is no such thing; it is the portrait of a type and not of an individual.[29]

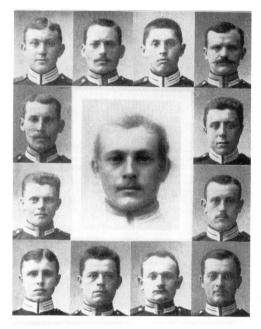

Abb. 46. H.P. Bowditch, Sächsische Soldaten, 1894

---

29 Galton, *Inquiries*, 222.

Sein Verfahren folgt einer Sichtungs- und Detektionslogik, stellt eine Art Filterungsmechanismus dar, um die Spur des Typischen zu ermitteln, die in der Unübersichtlichkeit und Mischstruktur des menschlichen Antlitzes vermutet wird. Die *composite photography* gewinnt ihre Überzeugungskraft aus der Annahme der dividuellen Struktur des Einzelnen, die hier sichtbar gemacht werden soll.

Galton erzielt mit seiner Erfindung[30] einen gewissen Wirkungserfolg, denn bald nach der öffentlichen Bekanntmachung wird das Verfahren von Anthropologen und Medizinern rezipiert und auch zur Anwendung gebracht.[31]

Führt man sich die von den Forschern produzierten Objekte vor Augen, so ersteht ein bizarres anthropologisches Panoptikum: Es wurden Schwarze, Indianer, Schulkinder, Offiziere aus Sachsen (Abb. 46), Kriminelle, Familien, Lungenkranke, Frauen und Männer, Kutscher aus Boston, Rechtsanwälte, Professoren der Mathematik, walisische Geistliche, Studenten von verschiedenen amerikanischen Universitäten sowie Geisteskranke mit der Kompositfotografie typisiert. In Form vorgeblich gereinigter Gesichter gibt das rassistische Bewußtsein Belege seiner Menschenschau. Das Individuelle ist ihm lediglich eine schleierhafte Schicht, die das Typische verkleidet. Im Porträt wird das Gesetz der Determinierung gesucht: Welcher Rasse, Gruppe, Familie gehörst du an?

---

30 Galton war nicht der erste, der fotografische Bilder übereinander kopierte. Vor ihm hatte Ernst Mach u.a. mit Schädelinnen- und -außenseiten Versuche angestellt. Siehe dazu ausführlich Herta Wolf, „Galton mit Mach", in: Marianne Schuller, Claudia Reiche, Gunnar Schmidt (Hg.), *BildKörper*, Hamburg 1998, 77–120.

31 Bekannte Autoren wie Cesare Lombroso, Havelock Ellis, Robert Virchow oder Albert Londe benutzen oder erwähnen die Mischfotografie in ihren Publikationen. Siehe auch Arthur Batut, *La photographie appliquée à la production du type d'une famille, d'une tribu ou d'une race*, Paris 1887. John T. Stoddard, „Composite Photography", in: *Century Illustrated Monthly Magazin*, March 1887, 750–757. Richard Neuhauss, „Kombinierte Porträt-Photogramme", in: *Zeitschrift für Ethnologie*, 22 (1890), 253–254. Anonymus, „Photographische Compositions-Porträts", in: *Photographisches Archiv*, 29. Jg., 1888, 236–246. Hans Groß, *Handbuch für Untersuchungsrichter*, Bd. 1, München 1892, 263. H.P. Bowditch, „Are Composite Photographs Typical Pictures?", in: *McClure's Magazine*, August 1894, 331–342. Anonymus, „Combinirte Porträts", in: *Amateur-Photograph*, Nr. 62, 1892, 17–20. Noch im 20. Jahrhundert kommt die Mischfotografie vereinzelt zum Einsatz: 1913 fertigt Lewis Hine einige Composites von Arbeitermädchen an; siehe dazu Alan Sekula, „The Body and the Archive", in: *October*, 39 (1986), 53. Siehe weiterhin David Katz, *Studien zur experimentellen Psychologie*, Basel 1953. W. de Decker, *Gesichtsausdruck und Alterung von Magenkranken im Durchschnittsbild*, Kiel 1962.

Die spezifische Leistung, die Galton mit seiner Fotografie zu erbringen sucht, ist die Anpassung des Mediums an die Vorstellung vom Typus. Seit Erfindung der Fotografie war immer wieder mit Staunen auf den Detailreichtum der Bilder hingewiesen worden. Kein Bildgenerierungsverfahren war bis dahin in der Lage gewesen, Welt so genau zu erfassen. Galton ist mit seinem Kompositionsmodell imstande, das Detail aus dem fotografischen Bild zu verbannen. Individualität, die sich ihm zufolge im Kleinen, im Partikel zeigt, wird ausgelöscht. Obwohl Galton der Fotografie nimmt, was sie auszeichnet, nährt sich das kombinierte Porträt doch auch parasitär an der Tugend der Fotografie als präziser Realitätslieferant: „The merit of the photographic composite is its mechanical precision, being subject to no errors beyond those incidental to all photographic poductions."[32] Allein weil das Porträt ein Fotobild ist, wird ihm ein Glaubwürdigkeitszuschuß zugemessen. Der Sinn des Bildes wird auf entscheidende Weise von der Art seiner Herstellung beeinflußt.

Daß dieser Sinn jedoch nicht selbstverständlich dem Bild innewohnt, sondern ihm appliziert wird, zeigt sich in dem Umstand, daß Galton immer wieder sein Verfahren bespricht und zu legitimieren unternimmt. In seinen Texten möchte ich zwei Diskurse unterscheiden, die auf je eigene Weise das Verhältnis von Bildwahrnehmung und Sinn konstituieren: den technisch-mathematischen und den anthropologischen Diskurs

Der technisch-mathematische Diskurs: Galtons Abhandlungen sind in erster Linie technische Anleitungen zur Herstellung der Mischfotografie. Seine Apparaturen werden über Jahre verbessert und in einer Reihe von Abhandlungen in minutiöser Sprache beschrieben. Diese Informierung erfüllt nicht nur die denotative Leistung der Gebrauchsanweisung; sie wird mythisch, da sie den Bildsinn konnotierend mitbestimmt. Technik ist das in die Praxis umgesetzte Paradigma aufgeklärter Wissenschaftlichkeit. Messen, Präzisieren, Akkumulieren, Mathematisieren, Technifizieren, Positivieren umschlingen in textualisierter Form die Fotografie und statten sie mit der Aura der Berechenbarkeit und Abstraktion aus. Galtons Diskurs ist ein Paratext, die verlängerte Form der Bildlegende, der das Bild zu einer Metapher des Technischen und Wissenschaftlichen macht. Die Präzision des Verfahrens und der Beschreibung bekommen einen Übertragungswert für das Bild: Die Bildaussage wird mythisch durch die Vermischung von Bildinhalt (Porträt) und und Bildgenerierung. Die Wahrheit des Bildes

---

32 Galton, *Inquiries*, 224.

("truth of the composite"[33]) und die Unparteilichkeit des fotografischen Prozesses ("fairness of the photographic process"[34]) werden dadurch vereinheitlicht, daß der instrumentelle Wert der Technik inhaltslogisch umgedeutet wird.

Dieser Sinngebungsprozeß zeigt allerdings Risse, die Galton wohl auch gespürt hat: Den Fotografien ist eine gattungsspezifische Unschärfe eigen, die wie ein sinnlicher Einspruch gegen das Postulat der Exaktheit wirkt. Galton neigt in seinen Beschreibungen dazu, die *blurs* in ihrer Bedeutung zu marginalisieren, und versucht, sie durch neue Anordnungen und Apparaturen zum Verschwinden zu bringen. Die Gesetze der Technik und die Gesetze des Bildes dürfen eben keine Differenzen aufweisen.

Das Kompositverfahren zeigt in dem Aspekt der technifizierten Gesichtsherstellung bereits eine Analogie zum eugenischen Projekt, das ja ebenfalls eine exakte und technologische Vorstellung von der Menschenproduktion hat. Dieses analogische Muster setzt sich fort in der Tendenz zur Abstraktion, in der Nichtung des Singulären, die durch die Idee der Zahl und der Empirie gestützt wird und die die Flanke des technischen Diskurses bildet.

In der erkenntnistheoretischen Behauptung Galtons, die *composite photography* stelle die Vereinigung von bildhaftem und mathematischen Symbol dar – er spricht von „pictorial statistics", „real generalisations" und „pictorial averages"[35] –, mag eine logische Anmaßung enthalten sein, doch ist diese Konstruktion wesentlich für die Wissensproduktion. Der Fotografie ist die Zahl nicht äußerlich; sie wird stets in der Legende mitgeführt und bildet so einen integralen Bestandteil der Bildwahrnehmung. Ihre Beigabe entspricht einer Sinnausstattung insofern, als in der Zahl der Verdichtungsgrad angegeben und damit die Annäherung an den zu erkennenden rassischen Typus suggeriert wird. In seinen Versuchsreihen der Komponentenaddition beginnt Galton mit kleinen Mischungen, doch wird er bald behaupten, „that composite portraiture may attain statistical constancy, within limits not easily disinguished by the eye, after some 30 haphazard portraits of the same class have been combined."[36] Trotz dieser Feststellung scheint die Zahl ihr eigenes Gesetz zu besitzen, das „und noch eins" sagt. Galton macht schließlich Versuche, in denen er bis zu 1000 Einzelbilder vereinigt.

---

33 Karl Pearson, *The Life, Letters and Labours of Francis Galton*, Bd. 2, Cambridge 1914–30, 287.
34 Galton, *Inquiries*, 231.
35 Ebenda, 233, 239.
36 Ebenda, 12.

Mit der Zahl und dem Bild schließt Galton zwei Symbolsysteme zusammen, die einander fremd sind. Die Kopplung erfüllt die Funktion, die Wahrnehmung dem Pathos der Quantifizierung zu unterwerfen. Die Zahl und die Einheit des Bildes, die Exaktheit und die Sinnlichkeit werden verschnürt, um den Mythos des Durchschnittsporträts zu begründen. „Composite portraits", schreibt Galton, „are pictorial equivalents of those statistical tables out of which averages are deduced."[37] Die unüberbrückbare Spannung zwischen dem Begehren zu Schauen und dem Begehren zu messen ist in Galtons Produktion zwar zu spüren, aber sie wird im mathematisch-empirischen Diskurs einem instrumentellen Realismus geopfert. Wo ein traumbildhafter Mischmensch uns anstarrt, dort wird positive Erkenntnis behauptet, „cold-blooded verification"[38].

Der anthropologische Diskurs: Es ist offenkundig, wie sowohl Verfahren als auch die Gesichtssymbolik der Mischfotografie der Logik des eugenischen Projekts gehorchen. Der Typus – Phantasma des rassistischen Denkens – ist eine Konstruktion, ohne die in dem Gemenge der Erscheinungen keine Politik zu machen ist. Die Sichtbarkeit im physiognomischen Datum rückt in Galtons Wissenschaftsentwicklung mehr und mehr ins Zentrum des Erkenntnisinteresses. Er intensiviert durch seine Bildbearbeitungstechnik jenen Blick, der in den Erscheinungen die erschöpfende Anwesenheit eines Seins zu erkennen meint.[39] Dieser durch den Blick gelenkte Erkenntniswille ist nun von einer eigentümlichen Verwerfung gekennzeichnet: Obgleich Galton nicht müde wird, die biometrische Typologie und den Erkenntnisreichtum seiner Bilder zu preisen, wird der eigentliche anthropologische Diskurs, also die Übersetzung der Wahrnehmungen in Sprache kaum ausgeführt. Selten, nur in fragmentarischer Kürze und in Fällen gar widersprüchlich bespricht er, was ihm das Bild zu sehen gibt. Die Rede artikuliert sich in einem epigrammatischen Stil, die, so scheint es, auf die Evidenz des Bildsinns vertraut. Drei Textbeispiele – ungekürzt – mögen dies veranschaulichen:

---

37 Galton zit. n. Pearson, *The Life*, 297.
38 Ebenda, 297.
39 Siehe Foucault, *Geburt*, 121 ff.

> They [photographs of consumptive patients] show two contrasted types, the one fine and attenuated, the other coarse and blunted.[40]
> It is very interesting to note the stamp of culture and refinement on the composed officer, and the honest and vigorous but more homely features of the privates.[41]
> There is much interest in the fact that two types of features are found much more frequently among these [portraits of criminals] than among the population at large. In one, the features are broad and massive, like those of Henry VIII., but with a much smaller brain. The other, of which five components are exhibited, each deduced from a number of different individuals, varying four to nine, is a face that is weak and certainly not a common English face.[42]

Sprache, die im technisch-mathematischen Diskurs Reichtum aufweist, wird im Moment der anthropologischen Beschreibung und Deutung arm. Man könnte meinen, die Rede versage vor dem Bild. Es ist bemerkenswert, daß diese Leerstellensymptomatik gerade dort auftritt, wo das Zentrum des Interesses behauptet wird. Galton selbst hat diesen Sprachmangel durchaus gespürt. Er schreibt: „It is strange that we should not have more power of describing form and personal features than we actually possess. For my own part I have frequently chafed under the sense of inability to verbally explain hereditary resemblances and types of feature."[43]

Ich lese diese Bemerkung nicht als Eingeständnis einer lediglich literarischen Sprachunfähigkeit. Vielmehr sind systemische Gründe für die Sprachlosigkeit anzunehmen, die in der spezifischen Wissenskonstruktion durch das Bild zu begründen sind. Dieser Verdacht liegt zumal nahe, da die zeitgenössische Sekundärliteratur zur *composite photography* ähnliche Ausfallsymptome aufweist.

Der induktive Positivismus macht aus der Welt eine Tatsachensammlung. Die Kategorien der Zählbarkeit und Sichtbarkeit dienen dazu, Erkenntnis in einer Positivierung des je Unmittelbaren anzulegen. Das Denken soll sich des Urteils enthalten und sich allein dem Seienden verpflichten. In der Armut des vorgeblich urteilslosen Sprechens nistet aber die Fixierung, die als Ursprung das übersehene Vor-Urteil hat. Die Fixierung bleibt unerkannt, weil sie auf das Vertraute setzt, die Überraschung vermeidet. Auch Galton läßt bei der Auswahl der Komponenten keinen Zweifel darüber aufkommen, daß er sich vom Ergebnis in der

---

40 Francis Galton, *Memoirs of My Life*, London 1908, 262.
41 Galton, *Inquiries*, 240.
42 Ebenda, 232.
43 Francis Galton, „Personal Identification and Description", in: *Nature*, 38 (1888), 173–174.

Mischfotografie nicht in Erstaunen versetzen lassen will: Im Vornherein werden die Porträts danach ausgesucht, ob sie untereinander Ähnlichkeiten aufweisen. Es werden also nicht nur soziologische Parameter verwendet (der Kriminelle, der Engländer, die Familie), sondern ebenso die Bildelemente klassifiziert. In der Auswahl wird bereits nach visuellen Äquivalenzen (d.h. Vor-stellungen) gesucht. Im ersten Schritt fällt bereits das Urteil, das dann in der Mischfotografie Bestätigung findet. Im Ton des Methodikers begründet Galton das Verfahren: „No statistician dreams of combining objects into the same generic group that do not cluster towards a common centre; no more should we attempt to compose generic portraits out of heterogeneous elements, for if we do so the resut is monstrous and meaningless."[44]

Monstrous and meaningless: Mit diesen Begriffen wird das Fremde, Unverständliche mit einer Angstgeste in den Bereich des Unmethodischen gestellt, dorthin, wo die Vorstellungsbilder nicht von den fotografischen Bildern bestätigt werden. Der anthropologische Diskurs ist von Ausfällen und Verwerfungen gezeichnet, weil ihm in der Fotografie die bildgewordenen Gespenster seiner Überzeugungen entgegentreten, die von ihm selbst dort installiert wurden. Wenn man etwas bestätigt *sieht*, dann braucht es nicht mehr der Argumentation.

Galtons Diskurs bewegt sich ganz im Horizont einer Auffassung, die im 19. Jahrhundert kaum Widerspruch erfahren hat: Das Foto wird nicht nur wegen seiner Abbildungsgenauigkeit von den Wissenschaften rezipiert, es wird auch als Sprachsubstitut gedeutet. Die Einführung des fotografischen Bildes in den wissenschaftlichen Repräsentationsapparat verstanden die Wissenschaftler als Sprachergänzung oder -entlastung; das Bild war für sie eine Art Hypersprache, die jedes diskursive Sagen als beschränkt auswies. In der wissenschaftlichen Literatur des 19. Jahrhunderts, die die Fotografie preist, kursiert ein Wort, das den Geist des positivistischen Repräsentionswillens zum Ausdruck bringt: „ein Bild sagt mehr als tausend Worte". Wenn das empirische Ideal in einer verlustlosen Übertragbarkeit der Welt in ein Repräsentationsmedium besteht, dann gewinnt das Foto als quasi-linguistischer Hypercode einen ungeahnten Vertrauenswert, wird zum Inbild von Wahrheit. Vor diesem Hintergrund wird verständlich, warum Galton kaum mehr als allegorisierende Unterschriften seinen Bildern beistellt: *Health, Disease, Criminality*. Wenn das Bild für sich selbst spricht, dann kann die Subjektivität des Wissenschaftlers zugunsten der Bildobjektivität suspendiert werden.

---

44 Galton, *Inquiries*, 230.

Die Funktion des Bildes, die sprachliche Leerstelle auszufüllen, wird an einem Beispiel deutlich, das Karl Pearson übermittelt hat: 1885 veröffentlicht Galton *composites* von jüdischen Jugendlichen, die von Pearson als „landmark in composite photography" bezeichnet werden. Er begründet die Qualität mit nur einem Satz, der unverhohlen das Vorurteil bestätigt: „We all know the Jewish boy, and Galton's portraiture brings him before us in a way that only a great work of art could."[45]

Die Idolatrisierung des Bildes wird deutlicher noch in einem anderen Kommentar betrieben, der den „reinen Blick" anruft und dabei die „reine Sprache"[46] verwirft:

> But words fail one most grievously in trying to split up into words its elements that most living of all things, human expresssion; and Mr Galton's composites say in a glance more than the most skilful physiognomist could express in many pages. 'The best definition', said the old logicians, 'is pointing with a finger' [...]; and the composites here given will doubtless form for a long time the best available definition of the Jewish expression and the Jewish type.[47]

Das Bild ist Definition, Inbegriff der Wissenschaftlichkeit. Die Erscheinungen müssen nicht mehr besprochen werden, weil die Fotografie mit ihrem Authentizitätswert die Vorurteilsstruktur kaschiert und ein Wahrheitszertifikat ausstellt. Das Vertrauen in den untrüglichen Blick auf das Bild ist entlastend, denn die Risiken der Übersetzung können so vermieden werden. Die Vermeidung des deutenden Sprechens hat im System einer positivistischen Wissenschaft einen notwendigen Stellenwert, denn nur so wird der Anspruch garantiert, das Vorfindliche als solches in den Griff zu bekommen. Sprache mit ihren Tiefen würde jeden Sinn als Konstruktion spürbar werden lassen, den Anspruch auf Objektivität unmittelbar gefährden. So entsteht das Paradox, daß der anthropologische Diskurs nicht gesprochen werden darf, damit er seine Überzeugungskraft nicht verliert. Die Fotografie ist Simulation des Wissens.

Der Begriff der Simulation scheint geeignet, die Galtonsche Fotografie als Teil der beginnenden modernen Mediengeschichte zu betrachten. Die Fotografie, die bis dahin Abbild und Referenzobjekt imaginär zusammenrücken ließ, wird bei Galton neu definiert. Je mehr Komponenten im Kompositum zu-

---

45 Pearson, *The Life*, 293.
46 Foucault, *Geburt*, 127–129.
47 Galton zit. n. Pearson, *The Life*, 293.

sammengeführt werden, umso undeutlicher werden die Referenzobjekte. Im Porträt sehen wir nicht n-Zahl Gesichter, wir nehmen eben nur ein einziges Gesicht wahr. Galton gelingt es, etwas in die Fotografie einzuführen, das man als Phantomstruktur bezeichnen könnte.[48] Das Porträt ist Trug einer Realität, denn es zeugt weder von einem Moment aus der Zeit noch von einem Antlitz; es verdichtet Dinge und Zeiten zu Undingen und Unzeiten. Traum, Halluzination, Gespenst?[49]

Galton hat es mit Gespenstern in mehrfacher Hinsicht zu tun: Zunächst ist seine Suche nach dem Typus eine Suche nach Gespenstern insofern, als es ja die Zeichen der Toten sind, die ihn interessieren und die seiner Ansicht nach in den Lebenden fortexistieren. Dazu löscht er in seiner Bildpolitik den Einzelnen aus, tötet ihn symbolisch. Dieser Umstand hat auch dazu beigetragen, daß seine Fotografie beim großen Publikum kaum Anklang gefunden hat. Galton hat die Verweigerung zwar zur Kenntnis genommen, konnte aber kein Verständnis dafür aufbringen: „I found that persons did not like being mixed up with their brothers and sisters in a common portrait. It seems a curious and rather silly feeling, but there can be no doubt of its existence."[50]

Der Widerstand gegen die dividualisierende Mächtigkeit der Fotografien scheint nur allzu verständlich, denn wer möchte sich in einer Art Totenbild dargestellt/entstellt finden. Die Ästhetik der Bilder gibt zudem das Morbide als sinnlichen Eindruck wieder, ein Eindruck, den Galton selbst konstatiert: „[...] any sudden trait of expression is lost. The composite gives the features in repose."[51]

Die tote überhistorische Spur des Typischen mag bildlich das lebensechte Einzelporträt ersticken, doch kehren die ikonographisch Getöteten wieder – als *ghosts*, ein Wort, das Galton mehrfach verwendet. Er meint damit jene sichtbaren Reste des Individuellen, die nicht gänzlich durch das Mischverfahren zum Verschwinden gebracht werden konnten. Er setzt nun alles daran, diese Wieder-

---

48 Siehe Klaus Bartels, „Zwischen Fiktion und Realität: das Phantom", in: *Zeitschrift für Semiotik*, Bd. 9, Heft 1–2, 1987, 159–181.
49 Bereits Sigmund Freud hat das Moment der Irrealisierung betont. In seinem Buch *Die Traumdeutung* verweist er auf Galtons Mischfotos und benutzt sie als Analogon für die Traumarbeit, die ebenfalls in der Lage ist, Mischpersonen herzustellen. Siehe Sigmund Freud, *Die Traumdeutung, Studienausgabe II*, Frankfurt/M. 1972, 155, 295, 475.
50 Galton, *Memoirs*, 261.
51 Galton, *Inquiries*, 8.

kehr in Bann zu schlagen: „If the number of combined portraits had been large, these ghostly accessories would have become too faint to be visible."[52]

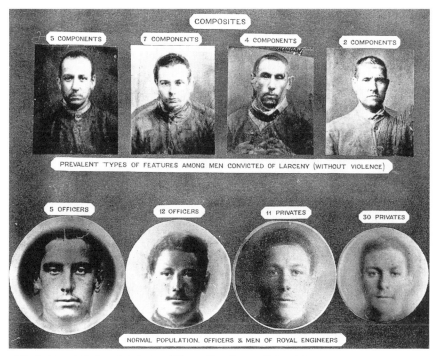

Abb. 47. Francis Galton, Criminal and Normal Population, 1880er Jahre

Der Begriff der Phantomstruktur beinhaltet im Falle der Mischfotografie einen weiteren Aspekt, der über die zerteilend-rückschauende Dimension hinausgeht. Als Galton seine Erfindung in wissenschaftlichen Dienst nahm, sollte sie analytisches Hilfsmittel in der eugenischen Semiologie sein. Im Jahre 1883, das Jahr in dem er den Begriff *Eugenik* prägt, veröffentlicht er ein Kompositum, das aus zwölf Offizieren und zwölf „*Privates*" (Soldaten der einfachen Ränge) besteht. Dieses Bild ist das erste, das nicht analytisch-aufzeichnende, sondern synthe-

---

52 Ebenda, 231.

tisch-projektive Zwecke erfüllen soll. Galton gibt diesem Foto allegorisierend die Überschrift *Health* und kommentiert es wie folgt: „This face and the qualities it connotes probably gives clue to the direction in which the stock of the English race might most easily be improved. It is the essential notion of a race that there should be some ideal typical form from which the individuals may deviate in all directions."[53]

Galton scheint eine ikonographische Revolution in Gang gesetzt zu haben, denn zum ersten Mal gibt es ein Bild, das den Blick in die Zukunft erlaubt: Gespenster aus dem Morgen. Das Phantombild zeigt ein Referenzobjekt, das erst noch zu bestellen ist. Eugenische Fiktion: Wir sehen etwas, das (noch) nicht existiert; der Fotograf behauptet, das Unsichtbare sichtbar gemacht zu haben. Die Simulation gibt dem Blick ein Gesicht, das die Differenz zwischen Wirklichkeit und Vorstellung aufhebt. Die Phantomfotografie und der Text artikulieren das Begehren nach dem Machbarkeitskalkül; sie nehmen symbolisch die Rassenplanung der Zukunft vorweg: Gesichtsproduktion.

Galton steht damit – medienlogisch und bio-manipulatorisch – am Beginn eines Zeitalters, das die Virtualität zum Prinzip vorweggenommener Zukunft erklärt: das Planspiel als Vorgriff auf das Reale.

Eugenik II

Über den Aspekt der Virtualität hinaus zeigt sich an diesem Punkt des Galtonschen Projekts etwas – situiert zwischen Phantasma und Hard Science, zwischen Technik und Fiktion –, das uns heute verstärkt beschäftigt und auch beunruhigt. Zwei Bilder, die aus kulturell unterschiedlichen Sphären stammen, sollen exemplarisch diese Symptomatik einer gegenwärtigen und zukünftigen Problemlage anzeigen. Beide Bilder scheinen auf den ersten, den formalen Blick nichts miteinander zu tun zu haben und nur wenig mit den Galtonschen Fotos. Ein zweiter, struktureller Blick kann jedoch die Verbindung aufweisen.

Das erste Bild stammt von der Foto-Künstlerin Inez van Lamsweerde. Es trägt den Titel *Marcel* (Abb. 48). Wir sehen einen jungen, etwas linkisch wirkenden Mann, der, gestützt auf seine Arme, in die Kamera lächelt. Ein normales Porträt, ein normaler junger Mann? Bei genauer Betrachtung des Bildes stellt

---

53 Ebenda, 10

Der dividuierte Mensch 187

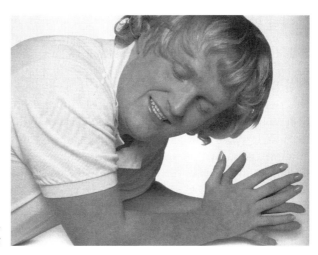

Abb. 48. Inez van Lamsweerde, 1995

man fest, daß seine Arme unmerklich in elegante Frauenhände auslaufen. Lamsweerde hat am Computer dieses Bild manipuliert und dem männlichen Körper ein weibliches Detail aufgepropft.

Das zweite Bild stammt nicht aus dem Künstleratelier, sondern aus dem Labor der Bio-Ingenieure. Es zeigt eine Maus mit einem menschlichen Ohr (Abb. 49).

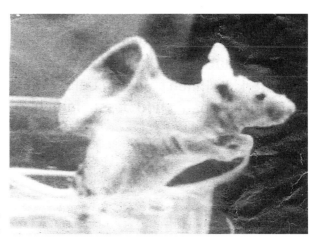

Abb. 49. University of Massachusetts

Hierbei handelt es sich nicht um eine Bildmontage, diese Maus mit dem Humanorgan hat tatsächlich existiert. Forscher an der Universität von Massachusetts haben künstlich gezüchtete Knorpelmasse in Form eines Menschenohres einer Maus *aufgepfropft*.

In beiden Fällen wird uns ein Körper als Patchwork präsentiert, als eine Anlage aus auswechselbaren Einzelteilen: Ein Körperteil wird fort genommen, ein anderes einfach eingefügt oder aufgesetzt. Die neuen Bio- und ikonographischen Techniken stehen Seite an Seite und öffnen für ein Universum, wo die Natur neu arrangiert wird, wo die traditionellen Identitäten und Unterscheidungen ihre Geltung verlieren. Hier öffnet sich eine Welt des Monströsen, die ihre Vorbereitung auch im Galtonschen System hat. Es ist die dividuierende Wahrnehmung, die Aufsplittung von Körper und Leben in Merkmale, Abschnitte, Fragmente, lokale Einheiten. Auch wenn Galton darauf bedacht war, heterogene Mischungen gerade zu vermeiden – sie waren ihm *monstrous and meaningless* erschienen – so hat er doch seinen Feinblick gerade auf diesen Tatbestand der Teilung und auf das Problem der Kombinatorik gerichtet.

Vielleicht sind wir in die Phase einer zweiten surrealistischen Revolution eingetreten, einer Revolution, die nicht mehr nur Sache einer elitären ästhetischen Avantgarde ist. Sie findet tagtäglich in den Labors und Computern dieser Welt statt, und vielleicht wird sie nachhaltig unser Bild vom Körper, vom Leben, vom Menschen verändern. Wenn der Künstler Hans Bellmer in den fünfziger Jahren den surrealen Leib mit einem Satz verglich, „der uns einzuladen scheint, ihn bis in seine Buchstaben zu zergliedern"[54], dann nehmen ihn die Genforscher und Cyber-Ikonographen heute beim Wort. Das DNS-Molekül mit den Erbinformationen ist den Ingenieuren eine lange Buchstabenkette, die aufgesprengt und neu gefügt werden kann. Auch gattungsübergreifend: Stammzellentransfer von Mensch zu Tier und Xenotransplantation sind dazu die Stichworte. So ist es beispielsweise möglich, menschliche Gene mit denen eines Schweins zu koppeln. Das derart *humanisierte* Schwein kann als Organspender verwendet werden. Die Schweineleber mit menschlichen Anteilen arbeitet dann in einem menschlichen Körper.

Stellt sich vor diesen Realitäten die Frage der Gattung neu oder ist sie überholt?

---

54 Hans Bellmer, *Die Puppe*, Frankfurt/M., Berlin, Wien 1983, 95.

Und die Bildmacher? Sie *operieren* ebenfalls mit abstrakten Symbolen; sie übersetzen die Körperglieder in binäre Zahlencodes und machen daraus beliebig verrechenbare und kombinierbare Einheiten.

Lamsweerdes surrealer Hermaphrodit, ihre Puppenmodels (Abb. 50) und die Labormaus zeigen, was es bedeuten kann, Leben und Leib in eine zählbare und damit endliche Dimension zu übersetzen.

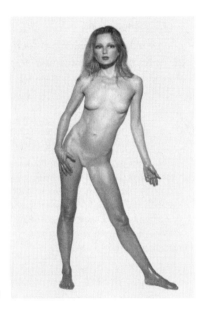

Abb. 50. Inez van Lamsweerde, 1993

Das Leben wird zur Baustelle. Unsere medizinisch-biologische Kultur ist ja schon lange dabei, Renovierungen, Umstrukturierungen, Neuausgestaltungen vorzunehmen: Hier ist nicht nur die Gentechnologie zu nennen, die mit ihren Möglichkeiten ja erst am Anfang steht. Auch die Prothetik mit ihren Herzschrittmachern, künstlichen Gliedmaßen und Brain-Chips, die Chirurgie, die mit Schönheits- und geschlechtsumwandelnden Operationen den Körper modelliert, die Reproduktionsmedizin sowie Organ- und Hirngewebetransplantationen gehören in diese Kontext künstlicher Hybridisierung oder Monsterbildung. Mehr und mehr wird der Mensch zu einer Mischung aus Erwachsenem und Fetalem, Biologischem und Mechanischem, Eigen- und Fremdkörperlichem, Fleischlichem und Informationstechnischem, Tierischem und Humanem.

Begibt man sich in diese Dimension dividuierender Wahrnehmung und manipulativer Praxis, ist man stets aufgefordert, die Frage zu beantworten, was die richtige, die optimale Mischung der bezeichneten Merkmale ist. Genau diese Frage hat den Eugeniker Galton beschäftigt. Auch wenn das Wort *Eugenik* heute in seiner alten Bedeutung kaum noch Verwendung findet, kann man auf Grund der genannten technischen Menschenbild-Entwicklung davon sprechen, daß wir in einem eugenischen Zeitalter leben.[55] Die Diskussion um die Klonierung zeigt dies in aller Deutlichkeit. So erschreckend zunächst die Vorstellung von identischen Lebewesen sein mag, die mit den Klonierungstechniken verbunden wird, entscheidender noch ist der Umstand, daß es hier vor allem darum geht, optimale Lebensformen zu reproduzieren. Wissenschaft wirft damit das Problem der Selektion und Perfektion auf: Wer entscheidet auf welcher Grundlage (ethisch, ökonomisch ästhetisch), welche Merkmale Existenzberechtigung gegenüber anderen haben sollen? Jean Baudrillard hat in einem Essay in aller Klarheit auf diesen diskriminierenden Umstand hingewiesen.

> Es liegt auf der Hand, daß die Klonierung, falls sie sich weiterentwickeln sollte, automatisch diskriminierend sein wird [...]. Damit schließt sie sich dem anderen Phantasma an, das hinter der gesamten Genmanipulation (hinter der gesamten Technik überhaupt) steht, nämlich die ideale Formel der Spezies zu entwickeln, um sie nur noch reproduzieren zu brauchen. [...] Voraussetzung ist eine unerbittliche Selektion in Übereinstimmung mit Modellen, die hinsichtlich der Rasse, Gesundheit, Leistungsfähigkeit, ‚Intelligenz' [...] genau festgelegt sind.[56]

Klonierung in diesem Sinne ist Eugenik mit Techniken asexueller Reproduktion. Die „genetische Lotterie" wird außer Kraft gesetzt, wie Klaus Haefner dazu formuliert hat.[57] Und es ist leicht, sich vorzustellen, nach welchen Modellen selektiert wird. Die biologische und psychische Struktur muß sich den Anforderungen des Spätkapitalismus anpassen: Effizienz, physische Leistungsfähigkeit, mentale Beweglichkeit, Fähigkeit, in sozialen Megamaschinen leben zu können, Lernkompetenz, Gesundheit bis ins hohe Alter usf. Hier wiederholt sich genau jene Denkfigur Galtons, der die biologische und charakterliche Ausstattung mit der Gesellschaftsentwicklung synchronisieren wollte. Krass gesagt: Das Bio-En-

---

55 In diesem Sinne äußert sich auch Paul Virilio, *Die Eroberung des Körpers*, München, Wien 1994, 133.
56 Jean Baudrillard, „Das Original und sein Double", in: *Die Zeit*, Nr. 12, 14. März 1997, 67.

gineering sorgt für die adaptierende Nachrüstung des Menschen, hilft der Evolution auf die Sprünge.

Ist das ein Bild hoffnungsfroher Utopie oder angstmachender Dystopie? Beides beherrscht die Köpfe. Die versprochene „Freiheit vom Ungewissen"[58] scheint ebenso verlockend zu sein wie die Furcht vor einem definierten Leben groß ist.

Welche Perspektive man auch einnehmen mag, es bleibt eine grundsätzliche erkenntniskritische Frage: Läßt sich das, was wir Mensch, was wir Leben nennen, in einer statistisch-funktionellen Endlichkeit von Merkmalen überhaupt aufheben?

Composite photography II

Anders als Inez von Lamsweerde haben sich zeitgenössische Fotokünstler direkt bei Galton bedient und seine fotografische Materialbeherrschung in den Dienst einer anderen Aussagelogik genommen. Die avantgardistische mischfotografische Montage strebt danach – gegen Galtons Intention –, die Bildelemente zu autonomisieren und das Heterogene zu kombinieren. Inhaltlich bleiben sie dem galtonschen Kosmos aber insofern verbunden, weil die Arbeiten – dies ist meine Deutung – auf die moderne Problematik der Kommodifizierung von Eigenschaften reagieren.

Einen direkten ikonografischen Kommentar zu Galton formuliert der polnische Fotograf Krzrystof Pruszkowski.[59] Pruszkowski nennt seine Produkte nicht

---

57 Klaus Haefner, „Das Ende der genetischen Lotterie", in: *Frankfurter Rundschau*, Nr. 77, 3. April 1997, 10.
58 Ebenda.
59 Weitere Beispiele aus der Kunst, die ich nicht kommentiere: Die Wiener Künstlergruppe *Der Blaue Kompressor* fertigt von den sieben Mitgliedern eine Kompositfotografie an. Siehe *Falter*, Nr. 14, 1991, 6. William Wegman, „Family Combinations" (1972), in: *Kultur, Technik und Kommerz. Die photokina Bilderschauen 1950–1980*, Köln 1990. Bekanntheit hat in den 80er Jahren ein Plakat erlangt, auf dem die Porträts führender Politiker von atomwaffenbesitzenden Ländern gemischt wurden. Der Text auf dem Plakat informiert den Betrachter, daß das Mischverhältnis nach dem Anteil des Waffenarsenals des jeweiligen Landes bestimmt wurde.

mehr *composites*, sondern Fotosynthesen. Er kombiniert ebenfalls allerlei Vorlagen, die die Systematik der soziologischen Gruppe karikiert, gewissermaßen die rassistische Wahrnehmung des 19. Jahrhunderts humorvoll bricht: Fotografien von Staats- und Feuerwehrmännern, von U-Bahnpassagieren, Schönheitsköniginnen, Piloten (Abb. 52) und berühmten Paaren.

Gegen die Strategie der Schärfe und realistischen Illusionierung setzt er bewußt die Verunschärfung. Ihm gelingen sowohl poetische, in gespensterhaften Schleiern sich auflösende Porträts als auch karikaturhaft-satirische Effekte. Nancy und Ronald Reagan erscheinen bei ihm als groteskes Bild eines amerikanischen Upper-Class-Hermaphroditen (Abb. 51). Pruszkowskis Umbildungen betonen jene *blurs*, die Galton aus seinen Bildern zu vertreiben suchte. Er hebt damit die ästhetische Eigensinnigkeit des Galtonschen Verfahrens hervor, die das Foto von der Referentialität befreit.

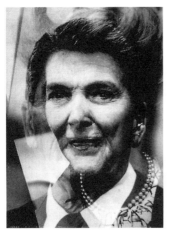
Abb. 51. Krzystof Pruszkowski, 1986

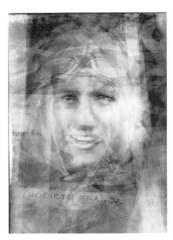
Abb. 52. Krzystof Pruszkowski, 1984

Im Wittgenstein Archiv (Wien) befindet sich eine Mischfotografie, auf der die drei Schwestern Wittgensteins und (wahrscheinlich) Ludwig selbst abgebildet sind. Warum dieses Foto angefertigt wurde, ist bisher noch nicht geklärt worden. Es liegt nahe, eine Verbindung mit der späten Sprachphilosophie Wittgensteins zu konstruieren. Dort spielt der Begriff der Familienähnlichkeit eine wichtige Rolle. Siehe Michael Nedo, „Familienähnlichkeit. Philosophie und Praxis", in: *Wittgenstein*, Ausstellungskatalog der Wiener Secession, Bd. 1., Wien 1989.

Einen ähnlichen Reflex auf die typifizierende Charakterisierung zeigt das Bild von Nancy Burson, welches fünf weibliche Stars der 50er Jahre zu einem Gesicht verschneidet (Abb. 53). Hier wird das zeitgebundene Schönheitsideal, das als reduzierbar auf ein Stereotyp vorausgesetzt wird, durch die Montage verzerrt. Die Künstlerin spielt mit dem Phantasma einer Idealität, die durch Addition unverstellt zum Vorschein kommen soll. Mit dem Bild, das an der Auslöschung des Antlitzes arbeitet, hebelt sie aber genau die Idee des proportionierbaren Ideals aus. Nicht unerwähnt in diesem Zusammenhang sollte bleiben, daß Nancy Bursons Attacke auf den signalgelenkten Schönheitskult ein affirmatives Pendant in der Humanethologie hat. Es gehört zur eingeführten Methode, Mischporträts am Computer herzustellen – z.B. von sogenannten ‚normalen' Frauen und von Pin-up-Models –, um sie männlichen Probanden zur Attraktivitätsprüfung vorzulegen.

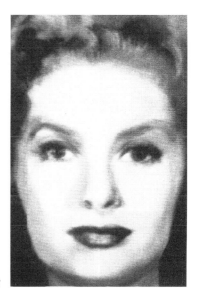

Abb. 53. Nancy Burson, 1982

Einen weniger humorvollen, jedoch zeitnäheren Versuch der Umdeutung der Mischfotografie hat Thomas Ruff mit seiner Werkgruppe „andere Portäts" unternommen (Abb. 54). Unter Zuhilfenahme einer Minolta-Montage-Unit, wie sie vor der Einführung elektronischer Medien von den Kriminalämtern zur Herstellung von Phantombildern benutzt wurden, fertigt er Misch-Doppelporträts an und vergrößert sie mit dem Siebdruckverfahren auf ein Format von 2x1,5 Metern.

Sieht man vom Aspekt des Monumentalismus ab, so imitiert Ruff die Bildästhetik Galtons: die Starrheit, die farblose Sachlichkeit und den verstörenden Illusionismus. Die Bilder verbergen nicht ihre Herkunft aus der polizeilichen Technik der Gesichtsbeherrschung.

Ruffs Nachahmung erscheint als Versuch einer kritischen Reaktion auf die heutige technisch-ideologische Situation. Man könnte glauben, einen Intertext Galtons zu vernehmen, wenn Thomas Ruff sagt: „Ich kombiniere zwei Gesichter, um zu sehen: Kommt da immer noch ein Mensch raus oder ein Monster, oder wird's total fiktiv."[60]

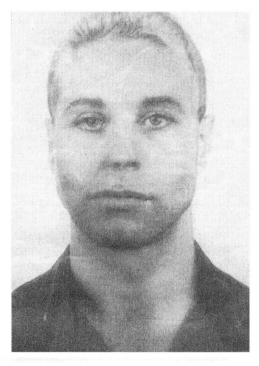

Abb. 54. Thomas Ruff, 1994/95

---

60 *Die Zeit/Magazin*, Nr. 23, 2. Juni 1995, 26.

Nach Aussagen des Fotografen ist die Werkgruppe nicht nur durch die neuen manipulativen Möglichkeiten der elektronischen Bildverarbeitung inspiriert worden, mit denen Menschenbilder entworfen und verändert werden können. Auch der Utopismus der Genmanipulateure, die neue Wesen durch Eingriffe ins Erbmaterial herstellen wollen, war Anlaß für seine Bild-Kritik. Wir treffen in veränderter technologischer Gestalt auf die zwei Pfeiler, die die Forschung Galtons gestützt haben: Die Bild- und die Bio-Macht. Ruffs Fotografien, die jede psychologisierende Charakterdarstellung vermeiden, scheinen die Kälte des Labors zu reflektieren, in denen der Mensch technisch gezeugt werden soll. Seine Kritik an der bio-maschinellen Gesichtsproduktion realisiert sich in einer ikonographischen Mimesis ans Kritisierte.

Diese Bilder heutiger Fotokünstlern beschränken sich m.E. nicht nur auf eine antithetische Funktion zum visuell-ideologischen System Galtons; im ästhetischen Wandel wird auch eine Bedeutungsveränderung des Antlitzes sichtbar. Im 19. Jahrhundert wurde das Gesicht einem ethno-soziologischen Zwangssystem der Visualisierung und Vermessung unterworfen. Aussehen und Sein sollten keine Differenz aufweisen. Stets blieb aber die Beunruhigung, das es hinter dem Licht, das zum Bild wird, etwas Verstecktes gab, einen Mr. Hyde. Mit der Wahrnehmung der Zeichen als autonome Elemente kommt im 20. Jahrhundert eine Variierbarkeit zur Geltung, die dem Antlitz nicht mehr Wahrheit zugestehen mag, sondern es zu einer Spielfäche kosmetischer Zeichnungen macht. Das Gesicht erscheint als eine Fiktion. Wovon diese Fiktion aber erzählt – das ist die Frage.

Den Leib zerschneiden

SCHNITTE

1. Schnitt. Jedes fotografische Bild entsteht aus einem Akt, der konstruktiv und zugleich gewalttätig ist: Mit dem Auslösen des Verschlusses setzt der Fotograf einen Schnitt gegen die Zeit, gegen Bewegungen, gegen Kontexte, Umwelten, gegen Geräusche und Dialoge. Das Bild ist gegenstandgewordenes Phantasma eines Ist-Zustandes, das das Segment als ein Ganzes deliriert. Fotografische Wirklichkeit ersteht in dieser Perspektive nicht aus einer bloßen Abbildung von etwas Anwesendem, sondern hat zur Bedingung die Reduktion und Abschattung von Wirklichkeitsreichtum. Der Fotoapparat ist eine Maschine, mit der Eingriffe bewerkstelligt, mit der Sektionen an der Realität vorgenommen werden. Beim Schauen auf die Teile vergessen wir oft, fasziniert durch die stille Präsenz, daß die abgebildeten Dinge umgeben waren von einer unendlichen Fülle sichtbarer und unsichtbarer, nun abgeschnittener Verknüpfungen.

Der Fotoapparat ist eine Beschneidungsmaschine.

2. Schnitt. In den 30er Jahren dieses Jahrhunderts beginnt der amerikanische Neurologe Walter Freeman mit chirurgischen Experimenten am Gehirn von psychisch kranken Menschen, vor allem von Frauen.[1] Durch Schnitte in die weiße Substanz des Stirnlappens sollten „geistige Störungen" beseitigt werden, u.a. Zwangssymptome, Depressionen, Psychosen, Alkoholismus, Hysterien, Selbstmordideen oder Angstzustände. Die präfrontale Lobotomie sollte für mehrere Jahrzehnte eine neurologisch-psychiatrische Praxis begründen, die Leiden und Unangepaßtheit mit einem raschen Eingriff zu beseitigen, fortzuschneiden suchte. Die Psychochirurgie kann als eine medizinische Körperpolitik betrachtet werden, die gegen Psychoanalyse und -therapie angetreten war. Denn: Psychoanalyse ist von jeher an längere Zeiträume der Veränderungsprozesse geknüpft, die Selbsttätigkeit, Einsicht und Erfahrung des Patienten einschließen, und die Individualisierung und Differenzierung zum Ziel haben. Durch eine geglückte Psychoanalyse lösen sich nicht nur benennbare Störungen und Symptome auf, Komplexität wird ermöglicht und es werden Lebenspotentiale aktiviert.

---

1 Siehe Walter Freeman, *Psychochirurgie*, Stuttgart 1949.

Psychochirurgie hingegen hat als Therapieziel Körper- und Menschenbilder, deren Inhalt Unauffälligkeit und Angepaßtheit ist. Sie versucht, eine zweckrationale Technik zu sein, mit Hilfe derer die Einnormierung an eine scheinbar unproblematische Alltäglichkeit zu Wege gebracht werden kann. Beispiel: An einer 35jährige Frau, die an einer andauernden Wochenbettpsychose litt, wird eine Lobotomie durchgeführt. Freeman schreibt: „Eine Woche nach dem Eingriff beantwortet sie zum ersten Mal Fagen. Nach ihrer Heimkehr kam sie wieder recht gut in Ordnung und war wieder brauchbar." Dieser Aussagetyp ist typisch für die Rede des Arztes. Darin zeigt sich ein Leben an, das nichts als ein entstörter Minimalprozeß ist. Menschenleben, Frauenleben werden zurechtgeschnitten, so daß lediglich ein nötiges Mindestmaß an Triebäußerung erhalten bleibt. Reicht eine Operation nicht aus, der Störung ihren „Stachel" zu nehmen, wird ein zweiter Schnitt gesetzt: Symptom um Symptom wird aus dem Gehirn geschabt; Geschichte, Wünsche, Intensitäten werden gekappt.

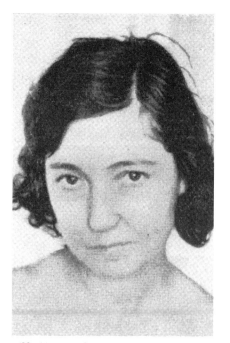 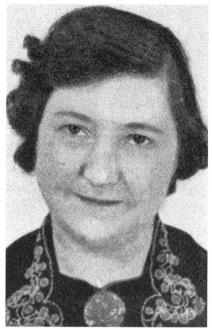

Abb. 55, 56. Walter Freeman, Psychochirurgie, 1949

3. Schnitt. In dem Buch *Psychochirurgie*, in dem Freemann Theorie, Verfahren und Wirkungsweisen der Lobotomie beschreibt, sind eine Reihe von Fotografien von Patientinnen und wenigen Patienten reproduziert. Fast alle Aufnahmen folgen dem bekannten Vorher-Nachher-Schema: Eine Fotografie zeigt die Patientin vor dem Eingriff, eine oder zwei weitere präsentieren sie in kleineren oder größeren Zeitabständen nach der Operation (Abb. 55-56). Dieses Schema, das die Medizin seit dem 19. Jahrhundert kennt und das über Jahrzehnte auf den Kosmetikseiten von Frauenzeitschriften eine populäre Fortsetzung gefunden hat, wird durch eine Röntgenaufnahme des Schädels ergänzt, auf dem die Schnittführung im Hirnlappen zu erkennen ist (Abb. 57).

Wie jede Vorher-Nachher-Fotografie folgt auch diese offensichtlich einer Rhetorik der Beweisführung: Der Betrachter soll die Veränderung zum Guten wahrnehmen; der verzweifelte Gesichtsausdruck ist einem zufriedenen gewichen. Die Einfachheit dieser Überzeugungskunst überscheint die Komplexität der Krankengeschichte und kommt dennoch dem Geist der Psychochirurgie nahe. Die Bilder stellen Zeitschnitte dar, die einen Wechsel von einer seelisch-körperlichen Verfassung in die nächste demonstrieren sollen. Sie propagieren ein Leben der Ist-Zustände, der Lebensstandards. Die Schädelaufnahme erfüllt in diesem Schema nicht nur die Funktion eines chirurgischen Belegs, in ihr strahlt die Magie des Moments der Veränderung: Nur ein kurzes Stillehalten, ein Skalpell dringt in die weiße Masse des Gehirns und die Metamorphose ist vollbracht.

Die Bildunterschriften artikulieren das Ideal der chirurgischen Psychiatrie, ein Ideal, in dem das simple Leben als Inbegriff der Gesundheit erscheint: „Sie hatte beträchtlich an Gewicht zugenommen, war ziemlich indolent, jedoch in guter Stimmung. Ihr Hauswesen hielt sie in Ordnung." Zu einem anderen Bild: „Die Patientin war drei Jahre lang gut beisammen. Der Blutdruck fiel von 240 auf 220." Oder: „Ein Jahr nach der Operation. Die Patientin führt den Haushalt."

In der Lakonie dieser Sprache bezeugt sich ein Machbarkeitswille, der das Verstümmelte, Reduzierte, Beschnittene als erfolgreiche Resultate seiner Handgriffe zeigt.

Die Schlichtheit des psychiatrischen Lebenskonzepts, das die Legenden bekunden, wird auf der Bildebene komplementiert. Medizinische Fotografie konvergiert mit jenen bereits erwähnten Bildern von den Schönheitsseiten der Frauenzeitschriften. Hier wie dort wird der Körper zu einem modellierbaren Anschauungsobjekt, der das Sein allein als Oberflächenschein inszeniert. Das Nachher-Foto stellt nicht nur einen Augenblick zur Schau, in dem eine glückstrahlende Physiognomie erschien, es operiert ebenso mit den Zeichen der Mode- und Kosmetikbranche: Wo vorher ein Nachthemd oder eine nackte Schulter zu sehen waren, da sind nachher ein hübsches Kleid oder Bluse zu besichtigen; wo vorher das Haar ungekämmt war, da ist nachher die feine Frisur zu sehen; wo vorher das blasse Gesicht sich zeigte, da ist nachher ein geschminktes zu betrachten. Kosmetik und Psychochirurgie produzieren Körperbilder, Gesichtsbilder, aber sie vernichten – emphatisch gesprochen – Antlitze. Für den Philosophen Emmanuel Lévinas ist das Antlitz nicht phänomenal, in Zahl und Begriff zu erfassen.[2] In der epiphanischen Begegnung mit dem Antlitz bleibt der Andere unendlich und unendlich fremd, besonders und unerfaßt. Das wissenschaftliche Foto mit seinen Legenden nimmt den entgegengesetzten Weg, den der Semantisierung. Das Gesicht ist das Objekt von Aussagestrategien. Das Verfahren duldet keine Widerrede. In diesem Sinne ist das Bild, folgt man der Ethik Lévinas', unethisch. Wo das Antlitz zum Gespräch auffordert, Gegenseitigkeit begründet und virtuell unabschließbar ist, dort ist die Produktion von Gesicht gleichbedeutend mit Erkenntnis. Ethik steht in Opposition zum Können. Die Objektalisierung des Antlitzes zum Gesicht bezeugt die Macht zur Endlichmachung. Entweder: Ich spreche zum Antlitz. Ich verhalte mich synthetisch. Oder: Ich mache das Gesicht zum Label: Krankheit, Schönheit, Ernsthaftigkeit, Fröhlichkeit, Niedergeschlagenheit usw. Ich verhalte mich analytisch.

Psychochirurgie und Fotografie arbeiten mit je eigenen Schnittechniken und kommen so zu Bildern vom Menschen. Sie beschneiden die Vielfältigkeit oder Unendlichkeit individueller Wirklichkeiten. Der Neurologe Freeman bringt beide Techniken zusammen, ihre Korrespondenz wird in den Dienst medizinischer Zurichtungen genommen. Derart werden aus Menschen einfache, zeigbare Einheiten gemacht – Zuschnitte.

---

2   Siehe Emmanuel Lévinas, *Totalität und Unendlichkeit*, Freiburg, München 1993. Emmanuel Lévinas, *Ethik und Unendliches*, Wien 1992, 64-71.

Schnitte 203

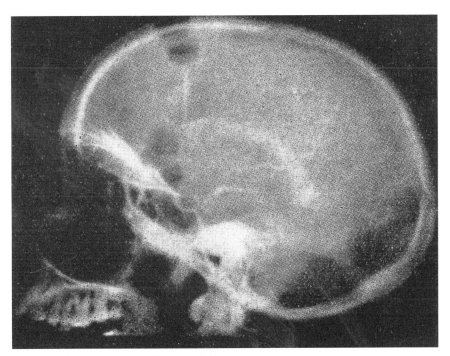

Abb. 57. Walter Freeman, Psychochirurgie, 1949

VALENTINA ZACHENI

Handbuch der speziellen pathologischen Anatomie und Histologie. Der vierte Teil des dreizehnten Bandes (Nervensystem) erscheint 1956. Das Kapitel über Mikroencephalie, über die Kümmerbildung des Gehirns enthält eine Abbildung (Abb. 58). Die Bildunterschrift erklärt: „Normal entwickeltes Kleinhirn und Rückenmark bei weitgehender Hypoplasie des Großhirns. Im Windungsaufbau nichts auffälliges. 65 cm groß, 9 Jahre alt."

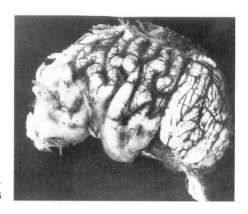

Abb. 58. Handbuch der speziellen pathologischen Anatomie und Histologie, 1956

Hypoplasie bedeutet Unterentwicklung. Das ist die knappe Sprache der Wissenschaft, die einen Restbestand Mensch beschreibt: Dingsprechen, Dingzeigen. Die strenge Funktionalität – zeigen, erklären, belehren – verleugnet die Geschichte dieses Gehirns, seiner Entstehung als Bild. Text und Bild verschweigen eine grausame Praxis, eine *Hinrichtung*, eine Zerlegung, verschweigen, *wie* das Gehirn und das Rückenmark feinsäuberlich aus dem Schädel geschält und präpariert, dem Leib, dem Leben geraubt wurden.

Der Journalist Ernst Klee hat ein Stück dieser Geschichte ans Licht gebracht.[1]

---

1 Sichten und Vernichten. Psychiatrie im 3. Reich. (Fernsehfilm 1995).

Es ist das Jahr 1941. Valentina Zacheni ist ein mageres neunjähriges Mädchen. Valentina ist blind und geistig behindert. Man hat sie in eine psychiatrische Anstalt gebracht. Hier werden Kinder nicht versorgt. Nazi-Ärzte benutzen sie für medizinische Experimente. Auch Valentina erleidet das Schicksal des Versuchsmenschen. Ein Film aus der Experimentierkammer der Anstalt zeigt einen Weißbekittelten, der das Mädchen faßt, ihm den Kopf hin- und herrenkt, den leichten, kümmerlichen Leib, zwischen den Händen haltend, zusammen- und auseinanderfaltet, die Wirbelsäule dreht. Dann hält er das nackte Mädchen an den Beinen, schleudert es mehrmals in die Luft, läßt es fallen, fängt es, läßt es kopfüber in der Luft hängen. Valentina weiß nicht, was ihr geschieht. Nahaufnahme auf das baumelnde Mädchen: Valentina ist angstverkrampft, die Arme preßt sie schutzsuchend an den Leib oder an den Kopf – hilflose Gesten der Abwehr gegen den erbarmungslosen Zugriff. Der Mund ist aufgerissen zum Schrei, zum Jammer. Der Arzt vermeidet es, dem Mädchen ins Antlitz zu schauen. Ich frage mich, ob er je den Namen des Kindes ausgesprochen hat. Ohne Gesicht, ohne Namen ist dieses Geschöpf nichts als ein anatomisches und physiologisches Ding.

Was der Film nicht zeigt: Irgendwann verabreicht man Valentina eine Überdosis eines Beruhigungsmittels, das eine tödliche Lungenentzündung hervorruft. Das Kind muß sterben, damit man es obduzieren kann. Man enthäutet den Körper und fixiert ihn. Das Hirn samt Rückenmark wird aus dem Schädel operiert. Man fertigt Fotografien davon an.

15 Jahre vergehen. Ein Foto erscheint nun als unverdächtiges Dokument im medizinischen Lehrbuch. Die Folter, die Tötung, die blicklose Berührung, das Skalpell – obszöne Gewalt: Was ein Mensch war, verschwindet in knappen, gelehrten Sätzen, in einem Bild grauer Masse. Die Werkzeuge, Hände und Augen zerreißen und fixieren, aber sie zeugen keine Erinnerung. Die Wissenschaft anatomisiert nicht nur den Körper, sie schneidet den Reichtum eines Seins, einer Geschichte ab. Dazu gehört auch die Qual der letzten Lebenszeit. Das Bild zeigt sie nicht und die Angst, die sich unsichtbar ins Hirn Valentinas eingebrannt haben mag.

Und es zeigt nicht den Verlust der Scham der Wissensmächtigen. Ihre Praxis geht direkt vom Griff zum Begriff, vom Blick zum Bild. Was dem Wissen sich nicht fügt, darauf fällt der Schatten. Das Objekt in seiner kalten wissenschaftlichen Zurichtung ist stumm für den Tod, den es darstellt. Das Geraubte – Leben, d.h. die Fähigkeit, Zusammenhänge herzustellen – entbehrt es nicht. Dem Bild ist durch seine Unauffälligkeit, Abstraktheit und reduktive Sachlichkeit jene

Immunität mitgegeben, die die experimentierenden Ärzte dem Individuellen, dem Namen, dem Wachsenden gegenüber aufwiesen.

So bleibt am Ende von Valentina Zacheni nichts als ein Karteikarton mit wenigen Daten und einige fotografische Aufnahmen – eine Kümmerbildung.

Den Körper verstrahlen

„He looks at the portait; a thing of no substance [...]
Nathaniel Hawthorne, *The House fo the Seven Gables* (1851)

FOTOGRAFIE UND HYPNOSE

Vor-Sicht

Daten zu nennen, ist der Beginn von Geschichtsschreibung. Mit der Datumssetzung entsteht das Problem der Geschichtskonstruktion: Ich bezeichne einen Punkt. Das Datum ist ein Ort mit Umgebung. Wie erfasse ich diese Umgebung? Das fragt der Historiker.
  1839 – Öffentliche Anerkennung der Erfindung der Fotografie.
  1841 – Der englische Chirurg James Braid, Fachmann für Augenoperationen, macht sein erstes hypnotisches Experiment und publiziert zwei Jahre später eine wissenschaftliche Ahhandlung zum Hypnotismus.
  Zwei Begebenheiten in unmittelbarer historischer Nachbarschaft, die in ihrer Folge nicht unbeträchtliche Wirkungen hinterlassen haben, provozieren eine erkenntnistheoretische Frage: Sind die Begebenheiten nichts weiter als kontingente Ereignisse, zufällig beigestellte Atome in einem zeitlichen chaotischen Universum; oder sind sie als epochecharakteristische Merkmale anzusehen, die einen Zusammenhang miteinander bilden? Ahnte Nathaniel Hawthorne vielleicht etwas von einer untergründigen Beziehung, als er für seinen Roman *The House of the Seven Gables* die Figur des Holgrave erfand, die sowohl den Beruf des Mesmeristen wie des Daguerreotypisten ausübt? Dieser Hinweis ist noch keine Begründung, die die Überschnitte, Parallelen oder analogischen Verhältnisse darlegen müßte.
  Der Wunsch, Strukturen oder Sinn im historischen Ereignisstrom wahrzunehmen, mag Konstruktionen einrufen, die eher halluzinatorisch sind, als der Realität gerecht werden. Freud hat den paranoischen Wahn, der durch die Prädominanz der Interpretation gekennzeichnet ist, als Zerrbild eines philosophischen Systems gekennzeichnet.[1] Dieser Satz könnte dazu dienen, die Skepsis so

---

1 Sigmund Freud, „Totem und Tabu", in: ders., *Studienausgabe IX*, Frankfurt/M. 1974, 363.

weit zu tragen, daß im wissenschaftlichen Bedeuten das Zerrbild einer Paranoia erkennbar wird.

An-Sicht

Im Jahre 1887 veröffentlicht Guy de Maupassant die phantastische Erzählung „Der Horla". Es ist die Geschichte eines Verfolgungswahns. Darin wird eine kurze Episode erzählt, in der der Ich-Erzähler an einer seltsamen Hypnosesitzung teilnimmt und in der, eher beiläufig, eine Fotografie eine Rolle spielt. Dem Experiment geht ein Gespräch voraus, in dem ein Doktor Parent, Arzt von Beruf, behauptet, daß die menschlichen Sinne grob und unvollkommen seien. Intellektuelle Konstruktionen dienten den Menschen stets dazu, so der Arzt, die Wahrnehmungsdefizite wettzumachen. Das Übernatürliche und sogar die Religion würden der Spannung zwischen dem Unsichtbaren und der Ahnung einer Existenz entstammen. Als Gewährsleute seiner Ansichten erwähnt Parent Anton Mesmer, die „englischen Wissenschaftler" und die „Schule von Nancy", womit Maupassant in seinem Text einerseits auf Braid und seine Nachfolger, andererseits auf Liébeault und vor allem Bernheim anspielt, die ab 1882 in Nancy hypnotische Behandlungen durchführten und auch lehrend vertraten.

Die Passage aus „Der Horla" hat folgenden Wortlaut:

> Meine Kusine, die gleichfalls höchst ungläubig tat, lächelte. Da sagte der Doktor Parent zu ihr: „Soll ich einmal versuchen, Sie einzuschläfern, gnädige Frau?"
> „Ja, mir soll's recht sein."
> Sie setzte sich in einen Stuhl, und er fing an, ihr starr und faszinierend in die Augen zu blicken. Ich spürte dabei plötzlich, wie ich leicht verwirrt wurde; mein Herz pochte rasend, und meine Kehle war wie zugeschnürt. Ich sah, daß die Augen der jungen Frau immer schwerer mit dem Schlaf kämpften, wie sich ihr Mund verkrampfte und verzerrte und ihre Brust keuchte.
> Zehn Minuten später schlief sie tief und fest.
> „Stellen Sie sich hinter ihren Stuhl", gebot mir der Arzt.
> Und ich setzte mich in ihrem Rücken auf einen Sessel. Nun gab er ihr eine Visitenkarte in die Hände und sagte zu ihr: „Da haben Sie einen Spiegel. Was sehen Sie darin?"
> Sie antwortete:
> „Ich sehe meinen Vetter." „Was tut er?"
> „Er zwirbelt seinen Schnurrbart." „Und jetzt?"
> „Er zieht eine Photographie aus der Tasche." „Was ist das für eine Photographie?"
> „Seine eigene."
> Das stimmte. Die Photographie hatte man mir am gleichen Abend erst ins Hotel geschickt.

„Wie ist er auf dieser Photographie abgebildet?" „Er steht da und hält seinen Hut in der Hand."
Sie sah also in dieser Karte, in diesem weißen Karton, genau so deutlich wie in einem Spiegel.[2]

Man könnte glauben, daß in dieser okkult-phantastischen Hypnoseszene die aus der Tasche gezogene Fotografie nichts weiter als ein austauschbares Requisit ist; ein Etui, ein Tuch oder ein Kamm hätten die gleiche Funktion erfüllen können. Doch bei näherer Betrachtung wird deutlich, daß dem Porträt ein spezifischer Sinn zukommt.

Sehen wir ab vom phantastischen Plot[3] und schauen, welche Beunruhigung den Protagonisten umtreibt, so wird deutlich, daß in der Erzählung Fragen der Erkenntnisfähigkeit gestellt werden. Horla ist ein vom Erzähler erfundener Name für etwas, das keine Substanz zu haben scheint und doch in der Lage ist, Wirkungen in der Welt zu verursachen. Nacht für Nacht wird der Held von diesem unfaßlichen Wesen heimgesucht, das unbemerkt den Nachttrunk stiehlt. Der Verfolgte wird von Panik gepackt. Ein aufs andere Mal fragt er: Gibt es jemanden, dort, jenseits von mir (*hors là*), oder sind es Halluzinationen, die mich bedrängen?

Die Erzählung thematisiert das Verhältnis von Anwesenheit und Abwesenheit, Substanz und Erscheinung. Sie arrangiert diese Elemente in unterschiedlicher Kombination. Der Horla wird als Anwesenheit ohne Substanz und Erscheinung beschrieben. In der Hypnoseszene gibt es dagegen eine substantielle Anwesenheit, die jedoch für die Kusine mit einer doppelten Unsichtbarkeit belegt wird: Sie wird in Schlaf versetzt und der Cousin tritt hinter ihren Rücken. Der okkult-hypnotische Zugriff bewirkt anschließend eine Wiedersichtbarmachung – aber ohne materiellen Transport. Man könnte von einer Entsubstantialisierung des Sehens sprechen, da in diesem Moment sämtliche bekannten

---

2 Guy de Maupassant, „Der Horla", in: ders., *Die Totenhand*, Frankfurt/M. 1985, 206–207.
3 Daß die Phantastik durch ein zeittypische Interessen für Hypnose und Parapsychologie inspiriert ist, läßt sich aus einer Schilderung Charles Richets (1850–1935) schließen. Richet war Mediziner und Nobel-Preisträger, betrieb aber auch Forschungen im paranormalen Bereich. Er berichtet von einer Hypnosesitzung, in der eine Frau die Zeichnung eines Bilderrahmens erhält. Die bildleere Zeichnung anschauend, beschreibt sie die Fotografie, die vom realen Bilderrahmen, der als Vorlage für die Zeichnung diente, eingefaßt ist. Die Fotografie zeigt eine Person in Uniform. Siehe Charles Richet, *Thirty Years of Psychical Research*, New York, 1923, 130.

physiologischen und physikalischen Gesetze der Wahrnehmbarkeit außer Kraft gesetzt zu sein scheinen.

Die Fotografie schließlich kombiniert das Verhältnis von Sichtbarkeit und Anwesenheit auf eigene Weise, denn sie belegt, daß es Abwesenheit von Substanz gibt, die dennoch sichtbar gemacht werden kann. Eine längst vergangene Zeit und ein anderer Ort werden als Bild zurückgerufen. Das Foto ist die Entsubstantialisierung der Sache zur bloßen Anschauung.

Betreibt Maupassant ein ironisches Spiel, das darauf zielt, Halluzination, Okkultismus, Hypnose und fotografische Technologie der selben Ordnung zuzuweisen? Eines ist vorerst zu sagen: Was in dieser Ordnung sich aufhält, bringt auf je eigene Weise Sache und Wahrnehmung in ein Verhältnis der Distanz. Ob in der Hypnose, in der Halluzination oder im Foto: Was ich sehe, muß nicht auch vor meinen Augen liegen. Der Text nimmt noch einmal eine der wichtigen Fragen des 19. Jahrhunderts auf: Was kann ich sehen?[4]

Man kann die Entwicklung und Verbesserung von optischen Medien und Wahrnehmungsprothesen im letzten Jahrhundert – Mikroskop, Stereoskop, Fotografie, Phenakistiskop, Zootrop, Diorama, Kaleidoskop –, die neue Sichtbarkeiten zu erzeugen im Stande waren, auch als Ursache für einen wachsenden Zweifel an der Verläßlichkeit der (natürlichen) Wahrnehmung deuten. Ob in wissenschaftlicher Theorie, Philosophie oder im Alltagsleben, die Naivität eines Wahrnehmungsrealismus' löste sich allmählich auf, um am Ende des Jahrhunderts merkbare Spuren zu hinterlassen. Diese komplizierte Entwicklung soll an dieser Stelle nicht diskutiert werden. Erwähnt werden sollen nur Stichworte, die das Prekäre der Situation zum Ausdruck bringen: Das Aufkommen der Wahrnehmungsphysiologie und Psychophysik, der modernen Kunst (Impressionismus), des Phantastischen, von Theorien des unsichtbaren Reservoirs (z.B. Marxismus, Psychoanalyse) ist vor dem Horizont eines am Blick orientierten

---

4 Folgt man Robert Darntons Darstellung des Standes der Wissenschaft zum Ende des 18. Jahrhunderts, so wird die Dominanz des erkennenden Blicks im 19. Jahrhundert als Reaktion verständlich. Zum Ausgang der Epoche der Aufklärung waren sowohl Wissenschaftler als auch die Öffentlichkeit von allerlei Phänomenen des Unsichtbaren fasziniert, was immer wieder zur Verwirrung zwischen wirklichen und eingebildeten Kräften führte. Aus dieser Erfahrung erscheint die Haltung erklärbar, die nur solchen Erscheinungen Geltung zugestehen mochte, die durch die Wahrnehmung Bestätigung finden konnten. Siehe Robert Darnton, *Der Mesmerismus und das Ende der Aufklärung in Frankreich*, Frankfurt/M., Berlin 1986.

Positivismus als Krise zu verstehen, als Infragestellung realistischer, naturalistischer und induktiver Anschauungen.⁵ Im selben Zug kündet die parallel zu diesem wissenschaftlichen Paradigmenwechsel wachsende Faszination für das Irrationale und Übernatürliche von dem Bedarf an Sinnhaftigkeit, die die Sinnlichkeit als profane Grenze nicht anerkennen möchte. Die Spiritualisten ließen den inneren Menschen durch Raum und Zeit streifen, während der Körper in starrer Trance verharrte. Bemerkenswert daran ist, daß hier eine genaue Umkehrung der fotografischen Erfahrung vorliegt, gewissermaßen ihr Negativ: In einem Porträt wird der innere Mensch zurückgelassen, während der starre Körper in papierner Form von Hand zu Hand gehen, durch Raum und Zeit geschickt werden kann.

Das Zerfallen der Welt in Substanz und Bild konturiert gänzlich neue Erfahrungen, erzeugt gleichsam die Phantastik der Verschiebbarkeit. Die englische Dichterin Elizabeth Barrett hat bei der Betrachtung einer Daguerreotypie die Spannung zwischen erstaunlicher Sichtbarkeit und Substanzverlust mit den Theorien des Okkultismus (Mesmerismus) in Verbindung gebracht. In einem Brief des Jahres 1843 schreibt sie:

> [...] haben Sie schon von jener wundervollen Erfindung unserer Zeit, der sogenannten Daguerreotypie, gehört? – ich meine, haben Sie schon jemals ein Porträt gesehen, das auf diese Weise verfertigt wurde? Stellen Sie sich vor, ein Mann setzt sich ins Sonnenlicht und hinterläßt, kaum daß anderthalb Minuten vergangen sind und ohne daß vom Umriß oder Ton irgendetwas fehlt, sein vollständiges Faksimile unverrückbar auf einer Platte! Damit verglichen wirkt die mesmeristische Trennung der Seele vom Leib weit weniger wunderbar. [...] und nun sehne ich mich danach, von jedem Wesen dieser Welt, das mir lieb ist, ein solches Andenken zu besitzen. Es ist nicht die Ähnlichkeit allein, die derlei so kostbar macht, sondern die Vorstellung und das Gefühl der Nähe, [...] es ist die Tatsache, daß dort der echte Schatten eines Menschen für alle Zeiten festgehalten ist!⁶

Das Faszinosum liegt im Erschauen von Bildern, die sich gleichsam selbsttätig von der Sache ablösen. Strahlung, Wellen, Energie, so unsichtbar sie sind, zeigen Wirkung. Zwischen Sache und Bild steht die Technik, sie macht Kanäle.

Wie der Betrachter einer Fotografie so kann der Hypnotisierte unter dem suggestiven Einfluß des Hypnotiseurs Bilder erschauen, die ihm gemacht wer-

---

5   Siehe hierzu besonders Jonathan Crary, *Techniken des Beobachters*, Dresden, Basel 1996.
6   Elizabeth Barrett, „Brief über Porträtphotographie", in: Wilfried Wiegand (Hrsg.), *Die Wahrheit der Photographie*, Frankfurt/M. 1981, 42–43.

den. Eine entscheidende Analogie zwischen Fotografie und Hypnose besteht darin, daß beide Prozeduren Techniken zur Bilderzeugung sind. Ein Spezifikum ist dabei hervorzuheben: Fotografie und Hypnose können als Vergegenwärtigungstechniken eingesetzt werden. Bekanntlich verwendeten Freud und Breuer in den 80er Jahren des 19. Jahrhunderts die Hypnose dazu, vergangene Erlebnisse im Hypnotisierten aufscheinen zu lassen.[7] Die Funktionsähnlichkeit mit der Fotografie ist auffällig: Das Zurückliegende, das, was man hinter sich hat – im Rücken –, soll als Bild sich wieder einstellen. Unter diesem technischen Gesichtspunkt unterscheidet sich der hypnotisch induzierte grundsätzlich vom natürlichen Schlaf, denn die nächtlichen Traumbilder folgen gerade nicht einer technisch und intentional eingerichteten Logik, und sie sind nicht gebunden an die Anwesenheit eines anderen.

Die Dimension der (Foto-)Technik, die einen Schnitt an ein traditionelles Verständnis vom Bild setzt, wird in der literarischen Szene in noch gänzlich anderer Hinsicht bekundet. Die an Erkenntnis interessierte Frage „Was kann ich sehen?" wird ergänzt durch „Was will ich sehen?".

AB-SICHT

In Maupassants Beschreibung eines Hypnoseexperiments besteht das Besondere darin, daß nicht nur Arzt und Hypnotisierte agieren, sondern daß das Publikum in Gestalt des Erzählers in die Versuchsanordnung eingebaut ist, daß er eine Rolle zu spielen hat. Durch diesen Umstand werden Elemente in das hypnotische Theater gebracht, die als Versinnbildlichung medientechnischer Begriffe gelesen werden können.

Zunächst: Ganz offensichtlich spielt die Szene mit der Vorstellung der *Projektion*. Der weiße Karton in der Hand der Kusine, der durch die Worte Dr. Parents zum Spiegel gemacht wird, ist ein Bildschirm, handformatige Leinwand, Analogon zum lichtempfindlichen Papier, das der Cousin in der Hand hält. Auf ihm sieht sie die Dinge, die ihr Blick nicht direkt einfangen kann. Über welche Maschinerie die Projektion erfolgt, darüber schweigt die Geschichte, da sie an diesem Punkt ihre Phantastik einschaltet. Eine Art freibewegliches Aufnahmeorgan scheint alles zu registrieren, was hinter dem Rücken vor sich geht und auf den Karton überträgt.

---

7 Siehe Sigmund Freud/Josef Breuer, *Studien über Hysterie*, Frankfurt/M. 1979.

Bedeutsam an diesem Setting ist, daß das Bild, das auf dem leeren Papier imaginiert wird, der Hypnotisierten etwas Ähnliches zeigt, nämlich den Verwandten, der die gleiche Haltung wie sie eingenommen hat. Er sitzt wie sie auf einem Stuhl und hält wie sie ein Stück Karton in der Hand, auf dem ein (allerdings reales) Bild zu sehen ist. In diesem Tableau ist der zweite medientechnische Begriff szenisch dargestellt: Die Frau erblickt einen Abzug ihrer selbst: eine *Reproduktion*. Maupassant zeigt im gleichen Moment zwei Reproduktionen. 1. Die Fotografie enthält das Abbild des Erzählers. 2. Die Szene verdoppelt die Pose. Es scheint, als dirigiere der Hypnotiseur die Gesten und Haltungen und synchronisiere sie zu einem *tableau vivant* aus Imitationen.

Zum dritten Term: Die Hypnose wird häufig dadurch eingeleitet, daß der Patient die Augen fest auf einen Gegenstand richtet. Er muß starren, um starr zu werden. Maupassant bannt in seiner Schilderung nicht nur die Frau über die Methode des Starrens, sondern für einen Augenblick auch ihren Cousin. Sie sind Fixierte. *Fixierung* – dieser Begriff aus dem Fotolabor gehörte auch zum Vokabular der Hypnose.[8] Für einen Moment ist die Erstarrung, wie sie den Personen auf Fotografien eigen ist, auf die Lebenden übergangen. Eine Technik hat sie zu reproduzierbaren Bildern gemacht.

Projektion, Reproduktion, Fixierung – diese Begriffe sind nicht allein deswegen erwähnenswert, weil sie die Struktur der literarischen Episode bezeichnen und diese mit Aspekten der Fotografie verklammern. Sie lassen darüber hinaus an Veranstaltungen denken, die zur gleichen Zeit in Paris stattfanden, als Maupassant seine Erzählung verfaßte. Der Arzt Jean-Martin Charcot hatte seinen Ruhm als Hypnotiseur, Neurologe und Fachmann für Hysterie längst begründet. An der Salpêtrière führte er regelmäßig mit theatralischem Aufwand hypnotische Experimente durch, von denen Maupassant Kenntnis hatte.[9] Da die Geschichte dieser Inszenierungen mittlerweile gut dokumentiert ist[10], sollen nur einige Hinweise gegeben werden, die als zeitgenössischer Kontext die Passage aus Maupassants Erzählung beleuchten.

---

8   Siehe Henry F. Ellenberger, *Die Entdeckung des Unbewußten*, Bern, Stuttgart, Wien 1973, 170.
9   Charcot wird von Maupassant in seinen Erzählungen „Magnetismus" und „Ein Irrer?" erwähnt.
10 Siehe Ellenberger, Entdeckung; Georges Didi-Hubermann, *Die Erfindung der Hysterie*, München 1997; ders., „Ästhetik und Experiment bei Charcot", in: J. Clair, C. Pichler, W. Pircher (Hrsg.), *Wunderblock*, Wien 1989, 281–296 Christina von Braun, *Nicht-Ich*, Frankfurt/M. 1988.

Die wissenschaftliche Suche Charcots hatte zum vorgängigen Ziel, typische Muster und Verläufe des hysterischen Anfalls zu erkunden. Er ging dabei von der These aus, daß stets wiederkehrende Einheiten erkennbar wären. „Die klinischen Typen bieten sich dem Beobachter in zahlreichen Exemplaren, welche gestatten, das Krankheitsbild mit eine Blick in verschiedenen, gleichsam fixierten Stadien zu überschauen [...]"[11] Er war also an Reproduktionen des Typus' interessiert. Die auffälligsten hysterischen Symptome, die die Medizin zu jener Zeit beschäftigten, bestanden in Lähmungen und Katalepsien. Charcot kam es nun nicht nur darauf an, diese Symptomatologie beobachtend zu erforschen. Mit Hilfe der Hypnose erzeugte er experimentelle Reproduktionen dieser Lähmungen bei seinen Patientinnen. Das Moment der Reproduzierbarkeit war bedeutsam, weil in ihm die Garantie wissenschaftlicher Wahrhaftigkeit gesehen wurde. Über die hysterische Lähmung schreibt Charcot: „Unter bestimmten Bedingungen können wir sie künstlich reproduzieren. [...] Einen pathologischen Zustand reproduzieren zu können, ist die Perfektion selbst, denn man hält die Theorie in den Händen, wenn man über die Mittel verfügt, die Krankheitssymptome zu reproduzieren."[12]

Erkennbar ist die Analogie zu Maupassants Beschreibung, die die Fixierung und die Reproduktion der Pose zum Inhalt hat. Durch Suggestion kann das Theater der Hysterie auf die Bühne gebracht werden, die die Wiederaufführung des stets gleichen Stückes ist. Mit dieser Analogie soll gewiß nicht nahegelegt werden, daß die totale Beherrschung der Hysterie historische Realität war. Die Hysterie findet Wege genug, für Überraschung zu sorgen. Die Erwähnung Charcots im Kontext der Erzählung soll ein zeittypisches Verlangen zeigen, das darauf gerichtet war, Ähnlichkeiten oder Verwandtschaften der Formen zu finden und sie durch Technik beherrschbar zu machen. Reproduzierbarkeit durch Hypnose bedeutet hier, einer Logik des Bildes zu nachzufolgen.

Die Idee der Wiederholbarkeit als Wissensformierung und Bildwerdung ging bei Charcot direkt in die Lehre ein. Da er ein aufgeklärter Mann war, entwickelte er neue Methoden der Unterrichtung und der Darstellung. Er ließ in der Klinik ein Fotolabor einrichten, und seine Kranken wurden, während sie im Anfall ihre hysterischen Zeichen hervorbrachten oder einfach imitierten, fotografiert. Zwei Blick-Techniken: Die klinische Reproduktion durch Hypnose und

---

11 Charcot zit. n. Georges Didi-Huberman, *Die Erfindung*, 313.
12 Charcot zit. n. von Braun, *Nicht-Ich*, 447.

Inszenierung wurde durch die fototechnische ergänzt. Ellenberger berichtet, daß Charcot diese Bilder während seiner medizinischen Unterweisung projizieren ließ. Auf diese Art entsteht eine Stufenfolge der Schematisierung und Sichtbarmachung: Anfall, Hypnose, Fotografie, Projektion.

Man könnte meinen, Maupassant wiederhole mit seiner Hypnose-Szene dieses Muster. Der Körper wird durch Worte und Gesten zum starren Bildnis; durch die Projektion dieses Körperbildes aufs fotografische Papier wird der Reproduzierbarkeit des vitalen Körpers eine Reproduzierbarkeit zweiter Ordnung hinzugefügt. Es entsteht eine Ikonographie der Ähnlichkeit. Die Ähnlichkeit wird in den Körpern und in den Bildern der Körper gesucht.

Eine interessante Koinzidenz ist in diesem Zusammenhang zu erwähnen: Im selben Jahr des Erscheinens von „Der Horla" veröffentlichen Charcot und Richer *Les Demoniaques dans l'Art*, eine Sammlung von Kunstwerken, die dazu diente, das Schema der Hysterie in den Darstellungen des Dämonischen wiederzuentdecken.[13] Überall die gleichen Körper, die gleichen Posen? Dies scheint die Perspektive gewesen zu sein, die die Blicktechniker zu verbreiten suchten. Und die Fotografie? Entsteht mit ihr eine Bildindustrie, die sich die Herstellung der Ähnlichkeit zur Aufgabe gemacht hat? Abbilder, die nichts weiter als Reproduktionen anderer Abbilder sind?

Um-Sicht

Betrachtet man das Setting bei der Hypnose und im Atelier des Porträtfotografen, drängt sich unmittelbar eine Analogie auf.[14] Der zu Fotografierende und zu Hypnotisierende schließen jeweils einen Vertrag mit einem Fachmann, dem sie sich als Objekt unterwerfen. In beiden Fällen gibt es eine Gegenüberstellung und ein Spiel mit Blicken, in dem die Blicke des Fotografen und des Hypnotiseurs absolute Dominanz haben. Sie sind es, die den Kunden und Patienten zurecht rücken. Sie geben Anweisungen, sich zu konzentrieren, eine bestimmte Pose

---

13 Siehe J.-M. Charcot, P. Richer, *Die Besessenen in der Kunst*, hrsg. v. Manfred Schneider, Göttingen 1988.
14 Da ich lediglich andeutend die Atelierfotografie behandle, verweise ich auf Timm Starl, „Die Physiognomie des Bürgers. Zur Ästhetik der Atelierporträts", in: ders., *Im Prisma des Fortschritts*, Marburg 1991, 25–48.

einzunehmen und still zu halten. Die Sitzenden konzentrieren sich, lenken ihre faszinierten und dabei blinden Blicke auf einen Punkt. Sie werden zu Stein. Blick ins Antlitz der Medusa? („Sie setzte sich in einen Stuhl, und er fing an, ihr starr und faszinierend in die Augen zu blicken.") In beiden Fällen wird die Herstellung eines Körper angestrebt, der zum Bild verfestigt wird. Die Personen werden zu Models, die Modelle von Angemessenheit, Gesundheit, Respektabilität repräsentieren.

Von der kommerziellen Atelierfotografie wird immer wieder behauptet, daß sie den Besitz an Selbstbildern demokratisiert habe. So richtig diese Feststellung sein mag, sie unterschlägt, daß die Verfügbarkeit gerade nicht den Ausdruck der Individualität einschloß. Die Ähnlichkeit zwischen Porträt und Porträtiertem wurde gegengeschnitten durch die Stereotypisierung oder Schematisierung der kommerziellen Fotoästhetik. Wie in Charcots klinischen Vorführungen wird die Reproduktion von etwas bereits Vorgebenem angestrebt. Durch ein begrenztes Reservoir an Posen, Inszenierungsstandards, Studiorequisiten, Hintergründen erfolgte die Angleichung der Individuen an ästhetische Muster, wiedererkennbarer Schemata. „Das Atelier des Photographen wird zur Requisitenkammer eines Theaters, in dem für alle beruflichen Rollen die passenden Charaktermasken bereitgestellt sind."[15]

Dieses Begehren, in einer Ähnlichkeit aufzugehen, konnte bis zur Verwechslung führen. Nadar, berühmter Porträtist des 19. Jahrhunderts, beschreibt in seiner Autobiographie, daß Porträtierte glaubten, sich in Bildern anderer zu erkennen.[16] Die Selbstrepräsentanz war augenscheinlich nicht auf die Möglichkeit einer Selbstdeutung oder -darstellung im Sinne psychologischer oder charakterlicher Authentizität ausgerichtet. Die Person wurde als Oberflächenwesen begriffen, das einer ästhetischen Einnormierung sich unterwarf. In dieser Perspektive ist die Deutung der Fotografie als Verfügung über Selbstbilder zu korrigieren. Eher ist von einer Darstellung gewollter Selbstentfremdung in einer Inszenierung zu sprechen. Auch wenn die Fotografie in ihrem Gebrauch ans Private gebunden sein mochte, so ist ihre ästhetische Gestalt dennoch einem Menschenbild verpflichtet, dessen inneres Prinzip Anpassung an öffentliche Anschauung ist. Das Foto ist die Herrichtung eines Anscheins. In ihm unterwirft sich der Porträtierte einem Text, den der Fotograf spricht, der jedoch aus dem

---

15 Gisèle Freund, *Photographie und Gesellschaft*, Reinbek b. Hamburg 1983, 74–75.
16 Siehe Nadar, *Als ich Photograph war*, Zürich 1980, 108–109.

diffusen Raum des Gesellschaftlichen kommt. Richard Sennett deutet die Persönlichkeitsvorstellung des 19. Jahrhunderts als eine, die die Anbindung an öffentliche Kultur zu ihrem integralen Bestandteil hat. Das in diesen Vorstellungen wirkende Prinzip geht darauf, die Menschen als Tableau zu fixieren.[17] Die Menschen unterwerfen sich Strategien der Maskierung. Ohne Zweifel ist die Atelierfotografie Teil dieser Kultur der Verbergung durch Sichtbarmachung, gründet sie doch auf Passivität, Kontrolle des Ausdrucks und Abschirmung von Empfindungen.

Eine ganz ähnliche Normausrichtung zeigt auch die Medizin des 19. Jahrhunderts, die die Hypnose therapeutisch einsetzte. Gesundheit war in dieser Konzeption einer Ästhetik der Verdeckung verpflichtet, denn Hypnose versuchte, die Symptome durch Suggestion zu retuschieren. Auch ihr ging es um eine Festschreibung oder besser: Festsagung (durch die Worte des Hypnotiseurs)

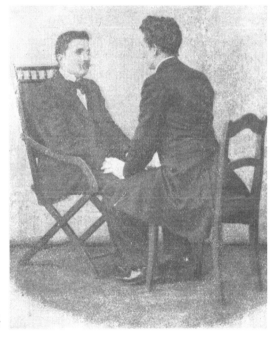

Abb. 59. Reinhard Gerling, Hypnotische Unterrichtsbriefe, o.J

---

17 Siehe Richard Sennett, *Verfall und Ende des öffentlichen Lebens*, Frankfurt/M. 1983, 212.

eines Körperbildes. Das Symptom, das ein Ausdruck individueller Geschichte und Leidens ist, wird durch den sprechenden Eingriff des Arztes überwischt. Begleitet wurde das Sprechen oft auch von der Geste des Streichens über die affizierten Gliedmaßen. Es wurde etwas in Ordnung gebracht, wie man einen Rock glattstreicht, der in unschicklichen Falten liegt. Sigmund Freud hat angemerkt, daß die hypnotische Therapie etwas „im Seelenleben zu verdecken und übertünchen" sucht, daß sie „wie eine Kosmetik" arbeitet. Sie verbietet die Symptome und verstärkt die Verdrängung, „läßt den Patienten untätig und ungeändert".[18] Dem Körper wird die Projektion eines anderen, öffentlichkeitsverpflichteten Körpers zugefügt und zwar in einem Zustand äußerster Lethargie.

„Machen Sie (sich) ein Bild von mir." Mit diesem Satz könnte man den Wunsch aussagen, der die Menschen in die Ateliers und Praxen der Hypnoseärzte gehen ließ. Der bannende Blick, der aus dem Subjekt macht, was es in den Augen der anderen sein will, und die damit verbundene Passivität des Angeschautwerdens begründen einen Rapport, der ohne weiteres als hysterisierend bezeichnet werden kann. Um es zu wiederholen: Gemeint ist damit nicht die Nachahmung der Hysterie als komplexes pathologisches Geschehen. Die Betonung liegt auf dem Aspekt des Gefallenwollens in einer dualen Beziehung. Die Hypnose, die besonders in der Hysterietherapie eine wichtige Rolle gespielt hat, konnte gerade in diesem Bereich wirksam sein, weil das hysterische Begehren, wie man vermuten muß, danach strebt, das Subjekt vor den Augen des Anderen ein anderes werden zu lassen. Wie vor der Kamera handelte es sich dabei nur um einen Augen-Blick, der den Schnitt zwischen wahr und falsch, real und imaginär auslöscht.[19] Das Subjekt begehrt zuallererst, in Erscheinung zu treten. Maskerade, Kosmetik, Staffage, Schein sind Be-Zeichnungen; durch sie soll eines erlangt werden: An-Sehen.[20]

Die Verführung durch das Bild einer Idealität, das den Wunsch des anderen animieren möchte, ist selber Wunsch nach Verfügung. Der Akt der Selbstsetzung als Objekt gegenüber dem Fotografen-/Arztauge wird begleitet von einem imaginären Prozeß einer Ichidealherstellung. Der Vorgang wäre als rekursive Identifizierung zu beschreiben: Das Subjekt identifiziert sich mit sich selbst als

---

18 Sigmund Freud, „Vorlesungen zur Einführung in die Psychoanalyse", in: ders., *Studienausgabe I*, Frankfurt/M. 1989, 433.
19 Siehe Jacques Lacan, *Schriften I*, Frankfurt/M. 1975, 94.
20 Siehe Jacques Lacan, *Schriften II*, Olten und Freiburg im Breisgau 1975, 130–131.

Objekt, das durch den Blick des anderen den Status des Ideals erhalten soll. In diesem Identifikationsmodus wird nicht einfach ein Vorbild benutzt, er funktioniert innerhalb einer Perspektivität der Blickwechsel. Das Ichideal stellt „jenen Punkt vor, von dem her das Subjekt wie vom anderen gesehen/comme vu par l'autre sich zu sehen vermag".[21] Das Bild, das gemacht wird, ist auch auf dieser Ebene der Selbstwahrnehmung der Versuch, etwas zu sehen und sehen zu geben, das keine Existenz hat: Repräsentativität als bildhaft-imaginärer Zustand, der jeglichen Mangel zu verleugnen sucht. Kein Hypnotiseur und kein Atelierfotograf wird seine Arbeit verrichten können ohne die Investition des Wunsches des Subjekts, das Objekt des Gefallens sein möchte. Selbst- und Fremdbestimmung, Subjekt- und Objektposition sind in diesem Arrangement kaum mehr unterscheidbar.[22]

Allerdings scheint unter logischem Gesichtspunkt ein Moment erster Setzung nötig zu sein. Zum Bild eines Anderen sich zu machen, bedeutet, daß eine bereits existierende Bildvorstellung wahrgenommen oder imaginiert wird, der nachgestrebt werden kann. Arzt und Fotograf sind in dieser Hinsicht nicht private Dienstleistungsträger, sondern – vor allem in einer Gesellschaft mit rigiden sozialen und ästhetischen Normvorstellungen – Instanzen des Anderen, Vermittler eines gesellschaftlichen Gesetzes, das die Bilderproduktion, -verwaltung und -verteilung regelt.

Respektabilität, Gesundheit, Normalität, Ansehen – die Suche nach dem Schema und die gefällige Reproduktion der Norm erzeugen das Theater des *public man* während des Industriezeitalters. Unveränderbarkeit und Trägheit, Betonung der Ähnlichkeit zugunsten des individuellen Ausdrucks sind Bedingungen, die einen Bedarf an Körper-Bildern entstehen lassen. „Eine Grenze", schreibt Sennett, „zwischen dem inneren Charakter und der augenblicklichen äußeren Erscheinung ist nicht erkennbar."[23] Der Moment des Einschlafens in der Hyp-

---

21 Jacques Lacan, *Die vier Grundbegriffe der Psychoanalyse,* Olten und Freiburg im Breisgau 1980, 282. Zum Thema der hysterischen Identifikation siehe auch Alain Juranville, *Lacan und die Philosophie*, München 1990, 212.
22 Eine phänomenologische Beschreibung dieses Sachverhalts beim Fotografiertwerden gibt Roland Barthes: „Das PHOTOGRAPHISCHE PORTRÄT ist ein geschlossenes Kräftefeld. Vier imaginäre Größen überschneiden sich hier, stoßen aufeinander, verformen sich. Vor dem Objektiv bin ich zugleich der, für den ich mich halte, der, für den ich gehalten werden möchte, der, für den der Photograph mich hält, und der, dessen er sich bedient, um sein Können vorzuzeigen." Roland Barthes, *Die helle Kammer*, Frankfurt/M. 1985, 22.
23 Sennett, *Verfall*, 186.

nose und des Auslösens des Verschlußmechanismus' der Kamera ist der Augenblick der Festlegung eines Ich, das sich vollständig als ein sichtbares begreift. Die Pose und das Tableau sind, so könnte gemutmaßt werden, Seinsversicherungen, die jede identitätsstörende Vehemenz zu verbergen trachten. Unter ästhetischem Gesichtspunkt könnte von expressiver Lethargie gesprochen werden. Die Frage: „Wer bin ich?" wird durch die Einverwandlung in ein Bild-für-den-Anderen (scheinhaft) beantwortet.

Die szenische Darstellung in Maupassants Text bekundet diese Faszination für das Bild, für das, was Oberfläche sein kann und welche Sichtbarkeiten über sie bestehen. Alle Figuren sind Schauende, doch sind sie vor allem auch Angeschaute. Lediglich der Hypnotiseur bleibt marginal in dem Spiel der Blicke. In dieser Stellung kann er der Initiator und Gesetzesträger einer Reihe von Blicken sein, die ihr Ende in der Betrachtung einer Fotografie findet.

Unsichtbarkeit

Ist dieser Punkt der Fixierung letzte Rechenschaft darüber, daß es Sichtbarkeit geben soll? Denn es existiert ja die Leerstelle in Gestalt der Visitenkarte, wo der Wunsch zu sehen sich als Halluzination realisiert. Sind der Anblick und die Verfehlung also das gleiche? Offenbar geht es Maupassant darum, den Raub und die Vermittlung von Bildern *einer* Instanz zuzuschreiben. Der, von dem die Bezeugung der Gegenwärtigkeit erwartet wird, ist gleichzeit derjenige, der das Bild, das *Ansehen* zu rauben im Stande ist. *hors là* – dort ist etwas, das die Macht hat, mich zu machen oder zu vernichten. Hinter den Bildern ist (vielleicht) das, was Nicht-Ich ist. Maupassant thematisiert die Angst, daß jenseits des sichernden Blicks eine Blindstelle auftaucht: leeres Papier, leerer Spiegel.

> Es war taghell im Zimmer, und ich sah mich nicht im Spiegel! [...] Er war leer, klar, tief, voll Licht. Doch mein Spiegelbild war nicht darin! [...] Und dabei stand ich davor, gerade gegenüber! Ich sah das große, klar spiegelnde Glas von oben bis zuunterst. Und das starrte ich mit weit aufgerissenen, angstvoll geweiteten Augen an und wagte keine Bewegung mehr zu machen, und doch spürte ich deutlich, daß er da war, daß er mir aber auch diesmal wieder entwischen werde. Er, dieses Wesen, dessen unsichtbarer Leib mein Spiegelbild aufgezehrt hatte.[24]

---

24 Maupassant, „Horla", 221.

Fotograf und Hypnotiseur sind Medusen-Techniker, die durch Faszination in Schlaf versetzen, fixieren, definieren, töten. Diese letzten Verben sind metaphorisch zu verstehen im Sinne einer Kennzeichnung der Identifikation: Abschließung eines Seinswerdungsprozesses im Bild. Spiegelbild, Phantom, Standbild, Doppelgänger, Fata Morgana, Imagines – dies sind Begriffe, die Lacan in seinem einflußreichen Aufsatz „Das Spiegelstadium als Bildner der Ichfunktion" einsetzt, um die Abhängigkeit psychischer und physischer Ganzheit von einer Gestalt zu bezeichnen, die durchaus als gespenstisch zu charakterisieren ist.[25] In Maupassants Text kommt das Schwanken zwischen Ergreifung und Verlust des sichernden, entfremdenden Bildes zur Sprache, das Lacan mit seinen Begriffen zu fassen sucht. Am Ende des Jahrhunderts kann Maupassant das Aufbrechen der Identität als Krise beschreiben – als Krise des Blicks und des Bildes. Das, was man das Wahre nennen möchte, ist nicht mehr im Bild, im Körper, im Körper-Bild zu gewahren. Die Sicherung der Realität durch die Abbildung wird in Frage gestellt. Kunst und Psychoanalyse gehen Hand in Hand bei der Kritik an jenem Modell, das eine Identität von Sein und Sichtbarkeit behauptet. Beide machen, mit einem Wort von Pontalis, daß „das Unsichtbare durch das Sichtbare hindurch erscheint"[26]. Im selben Zug geht die große Zeit der Atelierfotografie und der Hypnose zuende – ein neues Wissen, ein neues Menschenbild kündigt sich an.

---

25 Jacques Lacan, *Schriften I*, 61–70.
26 J.-B. Pontalis, *Aus dem Blick verlieren*, München 1991, 306.

> „Wäre es möglich eine photographische Darstellung
> der in meinem Kopfe sich abspielenden Vorgänge, des bald äußerst
> langsam, bald [...] mit rasender Geschwindigkeit erfolgenden
> *Züngelns der vom Horizont herkommenden Strahlen* zu geben, so würde
> sicher für den Beschauer jeder Zweifel an meinem Verkehr mit Gott
> verschwinden müssen. Allein leider verfügt wohl die menschliche
> Technik noch nicht über geeignete Hilfsmittel, um derartige
> Eindrücke der objektiven Wahrnehmung zugänglich zu machen."
> Daniel Paul Schreber, *Denkwürdigkeiten eines Nervenkranken* (1903)

1895: FREUD | RÖNTGEN

Zwei Geschichten

Ich betrete den geteilten Wissenschaftsraum, indem ich, ein Jahrhundert überspringend, zurückgehe. Im Jahre 1895 werden eine Entdeckung und eine Theorie in die Welt gebracht. Röntgen läßt X-Strahlen durch Körper gehen und macht ihr Inneres sichtbar. Freud legt die Grundlagen der Psychoanalyse: Zum ersten Mal analysiert er ausführlich einen Traum[1], es erscheinen die *Studien über Hysterie*, entsteht der „Entwurf einer Psychologie", der erste Versuch einer systematischen Darstellung des Seelenapparates.

Erste Annäherung: In Wien und in Würzburg geht es, so könnte man glauben, um Bilder des Inneren, die, bislang verborgen, nun dem Blick, dem Verstehen geöffnet werden: Röntgenfotografie und Traumanalyse. Freud und Röntgen verschaffen sich Ein-Sichten.

Zweite Annäherung: In der zweiten Hälfte des 19. Jahrhunderts behauptet sich die Fotografie als Kontroll-, Beobachtungs- und Meßinstrument im physikalischen Labor. Sie erfährt einen Funktionswechsel. Im Labor geht es nicht darum, sichtbare Dinge aufzunehmen; Lichtwellen dienen nicht länger als bloße Medien, um *Körper* ins Ikonische zu transportieren. Die Physiker fokussieren ihr Interesse auf die Welle, auf das Medium, das nun ihr Objekt ist. Ich nenne beispielhaft vier Anwendungsbereiche: Die fotografische Platte erschließt die ultravioletten, dem Auge unzugänglichen Teile des Spektrums; sie dient dazu, die

---

1 Es handelt sich um den Traum von „Irmas Injektion". Siehe Sigmund Freud, *Die Traumdeutung. Studienausgabe II*, Frankfurt/M. 1972, 126 ff.

Ausbreitung von Kathodenstrahlung zu studieren; sie zeigt sich empfindlich für die unsichtbare Röntgenstrahlung; und sie hilft bei der Entdeckung der ebenfalls unsichtbaren Radioaktivität.[2]

Mit der Fotografie gelingt der Blick ins Immaterielle.

Die Abkehr vom Körper vollzieht auch Freud auf medizinischem Terrain. Der Arzt und ehemals forschende Physiologe wendet sich den immateriellen Produktionen der Seele zu, den Krankheiten ohne Organursachen. Freud benutzt dazu keinen Fotoapparat wie noch vor ihm Charcot.

Zwei Annäherungen, zwei Möglichkeiten, Freud und Röntgen in Korrespondenz zu bringen: 1. Beide bingen Verborgenes ans *Licht*; 2. beide registrieren die Effekte des Unfaßlichen, um es zu erforschen.

Oder gilt der Einwand, daß hier lediglich zwei koinzidente, eigensinnige Entwicklungen vorliegen, zu der die Wissenschaftsgeschichte keinen konstruktiven Zugang hat?

Zwei Logiken

Ulrich Raulff hat in einem kleinen Essay mit dem thesenhaften Titel „Der große Durchblick" den Verdacht geäußert, daß die „säkulare Parallelaktion" von Röntgenscher Technik und Freudscher Seelenanalyse als Hinweis auf einen „eigentümlichen Willen zum Wissen" verstanden werden kann, dem unser Jahrhundert geopfert hat. Angesiedelt an äußeren Polen der Wissenskultur haben sich zwei Techniken daran gemacht, durchsichtig zu machen, „was als das Opake schlechthin galt, den Körper des Menschen und seine Seele."[3] Bereits Thomas Mann hat in seinem Roman *Der Zauberberg* diese Verbindungslinie signifikativ gezogen: Er läßt zum einen den Dr. Krokowski die „Durchleuchtung des Unbewußten"[4] preisen, und macht zum anderen in einer aufürlichen Röntgen-Szene die „Durchleuchtung" des Körpers mit „Innenaufnahmen", „Lichtanatomie" und „Spukhaftigkeit" zum Thema.[5] Raulff stellt nun allerdings gegen die Analogie

---

2 Siehe Wolfgang Baier, *Die Geschichte der Fotografie*, München 1980, 408 ff.
3 Ulrich Raulff, „Der große Durchblick: Hundert Jahre Röntgenstrahlen und Psychoanalyse", in: *Frankfurter Allgemeine Zeitung*, 25.4.1995, 35.
4 Thomas Mann, *Der Zauberberg*, Frankfurt/M. 1981, 183.
5 Ebenda, 292–310.

heraus, daß im Motiv der Transparenz logische und kulturelle Differenzen zwischen Naturwissenschaft und Psychoanalyse entscheidend sind: Die eine Disziplin kümmert sich um das empirische Naturwesen, die andere um die Subjektstruktur.

Raulffs Betonung der wissenslogischen Differenz wird von Freud selbst bestätigt. Am 17.1.1897, also nur etwas mehr als ein Jahr nach der Entdeckung und Bekanntmachung einer „neuen Art von Strahlen" durch Röntgen, schreibt Freud an Wilhelm Fließ einen Brief, in dem er sich mit der Phantasietätigkeit in der Hysterie beschäftigt. Ausgehend vom Trauma als „Fremdkörper" berührt er auch das Problem des Sehens und Erkennens. Er kontrastiert implizit zwei Wissenschaftszweige – die Psychoanalyse und die Physik:

> Die Grausamkeiten gestatten übrigens einige bisher dunkle Symptome der Hysterie zu verstehen. Die Stecknadeln, die auf den sonderbarsten Wegen zum Vorschein kommen; die Nähnadeln, wegen welcher die Armen sich die Brüste zerschinden lassen und die mit Röntgen nicht zu sehen sind, wohl aber in der Verführungsgeschichte zu finden. (Die Eckstein [eine Patientin] hat eine Szene, wo ihr der Diabolus Nadeln in die Finger sticht [...])[6]

Diese Passage gibt zu erkennen, daß Freud eine jener Röntgen-Aufnahmen von Händen mit Fremdkörpern wie Nägeln und Nadeln gesehen haben muß, die zu der Zeit an vielen Orten veröffentlicht wurden (Abb. 60).[7]

Die Erwähnung Röntgens geschieht aber ganz in der Absicht, den neuen Bildergenerator als gänzlich unbrauchbar zu qualifizieren. Was sich im Leib zu verbergen scheint, kommt nicht mit Röntgenstrahlen zum Vorschein: Fremdkörper, die im Leib der Patientin halluzinierte Verletzungen verursachen. Seelenbilder sind nicht zu sehen, sie müssen erzählt werden.

Die metaphorische Redeweise Ulrich Raulffs vom „großen Durchblick" berührt als kulturanalytisches Aperçu die zwiespältige Tendenz neuzeitlicher Wissenschaftsentwicklung, die sowohl zum zivilisatorischen Fortschritt wie auch und zur imperialistischen Annexion Neigungen hat, die erhellendes und verbrennendes Licht verbreitet. In wissenschaftstheoretischer Hinsicht ist sie

---

6 Sigmund Freud, *Briefe an Wilhelm Fließ*, hrsg. von Jeffrey Moussaieff Masson, Frankfurt/M. 1986, 238.

7 Albrecht Fölsing, *Wilhelm Conrad Röntgen. Aufbruch ins Innere der Materie*, München, Wien 1995, 186–187. Siehe auch Otto Glasser, *Wilhelm Conrad Röntgen und Die Geschichte der Röntgenstrahlen*, Berlin 1931, 188.

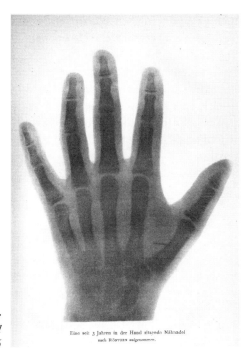

Abb. 60. Internationale Photographische Monatsschrift für Medizin und Naturwissenschaft, 1896

allerdings problematisch. Denn weder Freud noch Röntgen waren sonderlich am Blick als Analysekategorie interessiert. Der Begründer der Psychoanalyse, so sehr er sich mit Malerei und Skulptur beschäftigte, löste sich gerade vom medizinischen Blick, wie ihn Foucault für das 19. Jahrhundert beschrieben hat. Und Röntgen? Er war, auch wenn er leidenschaftlicher Amateurfotograf war und mit den neuen Strahlen von unterschiedlichen Gegenständen Aufnahmen gemacht hat, nicht darauf aus, Durchblick im konkreten Sinne zu erlangen. Für ihn waren die Fotografien lediglich Kontrolle und Dokument, um das ihm Eigentliche, die geradlinige Fortbewegung von Strahlen, zu belegen. Röntgen spricht daher in seiner Mitteilung auch nur von *Durchlässigkeit*. Erst die Anwender, Mediziner vor allem, verstehen die Röntgentechnik als Fortsetzung ihrer endoskopischen Praxis mit anderen Mitteln. Sie sind interessiert an der Dinglichkeit, der Anatomie, der Blicklichkeit.

Verschiedene Objekte, verlorenes Blickepisteme – heißt das, daß jede logische Parallelität zwischen Röntgentechnik und Psychoanalyse unmöglich ist?

Auch wenn das Wissen sich in der Streuung der Objekte, Methoden, Modelle, Ergebnisse auf verschiedene Disziplinen differenziert, ist damit nicht notwendig eine epistemische Heterogenität mitgegeben. Dies behauptet zumindest die „vertikalisierende Wissenschaftsgeschichte"[8]. Sie geht daran, gegen die Klassifikation die Disziplinen in ihrer Synchronizität auszuleuchten, um im Komplex diverser Wissenschaften Ähnlichkeiten ausfindig zu machen.

Was könnte aber beanspruchen, als Vertikale zwischen Freud und Röntgen zu fungieren? Meine These: Röntgen und Freud treffen sich darin, daß sie Apparate, Ströme, Prozesse, Energien entwerfen und untersuchen.

Zwei Sprachen

Die Praxis der Psychoanalyse ist Sprache, Rede. Man erzählt Geschichten, Träume und Phantasien. Der paradigmatische Wechsel vom medikalisierten Leib zum Text läßt den wissenschaftlichen Darstellungsmodus des Psychologen nicht unberührt. Oft wird jene Passage aus den *Studien über Hysterie* zitiert, in der Freud bemerkt: „[...] es berührt mich selbst noch eigentümlich, daß die Krankengeschichten, die ich schreibe, wie Novellen zu lesen sind." An gleicher Stelle – seltener zitiert – weist Freud auf seine wissenschaftlichen Ursprünge hin, von denen er sich, so hat es den Anschein, abzulösen sucht: „Ich bin nicht immer Psychotherapeut gewesen, sondern bin bei Lokaldiagnosen und Elektroprognostik erzogen worden [...]" Und er macht seinen Gegenstand, die Hysterie, dafür verantwortlich, daß „Lokaldiagnostik und elektrische Reaktionen"[9] bei dem Studium nicht zur Geltung kommen. Ähnlich äußert sich Josef Breuer, der die naturwissenschaftlich-physikalische Neurologie marginalisiert: „In diesen Erörterungen wird wenig vom Gehirn und gar nicht von den Molekülen die Rede sein. Psychische Vorgänge sollen in der Sprache der Psychologie behandelt werden [...]"[10]

Die Absetzbewegung bleibt jedoch halbherzig. Denn um zu verstehen, braucht es offenbar die Sprache der Naturwissenschaft, der Physik. Dabei ist es

---

8 Wolf Lepenies, „Vergangenheit und Zukunft der Wissenschaftsgeschichte – Das Werk Gaston Bachelards", in: Gaston Bachelard, *Die Bildung des wissenschaftlichen Geistes*, Frankfurt/M. 1987, 30.
9 Sigmund Freud/Josef Breuer, *Studien über Hysterie*, Frankfurt/M. 1979, 131.
10 Ebenda, 149.

das Feld der Theoretisierung, auf dem die physikalischen Begriffe zum Einsatz kommen. Die psychologischen Begriffe und die Novelle werden transformiert in das, von dem sie zuvor abgesetzt wurden. Breuer, der in den *Studien* den Teil „Theoretisches" übernimmt, benutzt zur Beschreibung der hysterischen Symptome und der sie bedingenden Prozesse Analogien aus der Elektrizitätslehre: Das zerebrale System wird zur Beleuchtungsanlage, die Verbindungs- und Leitungsbahnen zu Telephondrähten. Weiterhin verwendet er Begriffe wie Kontakt, (Hoch-)Spannung, Strom, Dynamomaschine, Energieverbrauch, Leitungsnetz, Licht, Kraftübertragung, Kurzschluß, Isolation. Breuer spricht wie ein Techniker oder Ingenieur.[11]

Freud geht einen Schritt weiter. Im selben Jahr des Erscheinens der *Studien über Hysterie* verfaßt er seinen „Entwurf einer Psychologie", in dem die Absicht verwirklicht werden soll, „eine naturwissenschaftliche Psychologie zu liefern"[12]. Dieser schwierige und verschlungene Text ist der erste Versuch Freuds, die seelischen Vorgänge *in toto* zu theoretisieren. Im Gegensatz zu Breuer, der die Elektro-Metaphorik eher zurückhaltend benutzt, wird Freud im „Entwurf" den physikalistischen Duktus als rhetorisches Grundcharakteristikum durchhalten. Nicht nur mit seiner Siglen-Verwendung (z.B. ψ, ω, φ, $Q\eta$, ϖN, W) schmiegt er sich der formalisierten naturwissenschaftlichen Darstellungsform an. Die Begrifflichkeit bezieht Freud aus dem Vokabular der Thermo- und Elektrodynamik: Leitung, Leitungsvermögen, -vorgang, -hindernis, -weg, Strom, Strömungen, Widerstand, Kraft, Bewegung, Bewegungsgesetz, Quantität, Quantitätsbewegung, Niveau, Ablenkung, Ablauf, Leistung, Kontakt, Kontaktschranken, Energie, Apparat, Induktion, Ladung, Intermittenz, Periode, Konstanzprinzip, Trägheit, Entladung, Zustand.

---

11 Über den abnormen Reflex schreibt er: „Ich möchte den Vergleich mit einer elektrischen Anlage nicht zu Tode hetzen [...] Aber hier mag noch an den Fall erinnert werden, daß durch hohe Spannung die Isolation der Leitung einer Beleuchtungsanlage gelitten haben und an einer Stelle ein ‚kurzer Schluß' hergestellt sei. Treten nun an dieser Stelle elektrische Phänomene auf (Erwärmung, z.B. kurze Funken o. dgl.), so leuchtet die Lampe nicht, zu welcher die Leitung führt; wie der Affekt nicht entsteht, wenn die Erregung als abnormer Reflex abströmt, in ein somatisches Phänomen konvertiert." Ebenda, 167.
12 Sigmund Freud, *Aus den Anfängen der Psychoanalyse*, Frankfurt/M. 1962, 305.

Es soll hier nicht diskutiert werden, ob Freud mit seiner Terminologie authentisch physiko-physiologisch oder metaphorisch spricht.[13] Es geht um das Bild einer Apparatur, die im Text konstruiert wird.

Dazu ist noch einmal kurz auf Freuds wissenschaftliche Ausbildung Rekurs zu nehmen, die im entscheidenden Maße im physiologischen Institut von Ernst von Brücke erfolgte.[14] Brücke gehörte der Helmholtz-Schule an, die sich seit den 40er des 19. Jahrhunderts mehr und mehr wissenschaftlichen Einfluß verschaffte. Zum einen grenzte sich diese Schule vom Vitalismus ab, der die Lebensvorgänge philosophisch zu begründen suchte, wohingegen die Helmholtzianer sich der Meßbarkeit zuwendeten: Mechanische, elektrische, magnetische Kräfte, Licht und Wärme waren ihre Gegenstände. Zum anderen vollzog diese Physiologie einen Paradigmenwechsel. Hatte die klassische Newtonsche Lehre noch die Kräfte auf das beobachtbare Moment von Anziehung und Abstoßung reduziert, ging es nun darum, nicht nur die Wirkungen, sondern die Energien, die Kräfte selbst zu untersuchen. Man schaute gewissermaßen in die Maschine, ins Kraftfeld, um Abläufe, Bewegungen, Übertragungen zu erkennen. Wenn Freud im ersten Absatz des „Entwurfs" programmatisch schreibt, daß es seine Absicht ist, „psychische Vorgänge darzustellen als quantitativ bestimmte Zustände aufzeigbarer materieller Teile"[15], dann ist damit genau das Forschungscredo getroffen, welches um die Begriffe *Energie* und *Bewegung* kreist. Freud steht damit in der gleichen physikalischen Tradition wie Röntgen, der Theoretische Maschinenlehre, Theorie des Lichts, Thermo- und Elektrodynamik lernte und lehrte.[16]

---

13 Jacques Derrida entscheidet sich für das metaphorische Modell in seinem Aufsatz „Freud und der Schauplatz der Schrift", in: ders., *Die Schrift und die Differenz*, Frankfurt/M. 1976, 308. Festzustellen ist dazu, daß der Status physiologischer Terminologie zu diesem historischen Zeitpunkt noch prekär ist, da die Abläufe in den Zellen höchst selten durch naturwissenschaftlich-technische Verfahren gewonnen, sondern von Verhaltensbeobachtungen abgeleitet wurden. Man könnte die Begriffe daher als offene charakterisieren, die sowohl zur Metapher und Metapsychologie wie auch zur physiologischen Beschreibung tendieren. Zum Stand der Physiologie zu Zeiten Freuds siehe Wolfang Leuschner, „Einleitung", in: Sigmund Freud, *Zur Auffassung der Aphasie*, Frankfurt/M. 1992, 19–21.
14 Siehe Siegfried Bernfeld/Suzanne Cassierer Bernfeld, *Bausteine der Freud-Biographik*, Frankfurt/M. 1988.
15 Freud, *Anfängen*, 305.
16 Siehe dazu ausführlich Fölsing, *Röntgen*.

(Ich möchte hinzufügen, daß die gemeinsame wissenschaftliche Filiation an entscheidenden Stellen wie ein geheimer Vektor zwischen Röntgen und Freud zu wirken scheint. Denn die zwei wichtigsten Arbeiten Röntgens verweisen begrifflich auf zwei zentrale Terme des Freudschen Vokabulars. Im Jahre 1888 veröffentlicht Röntgen eine Arbeit, mit der er den Nachweis des von James Clerk Maxwell vorausgesehenen „displacement current" [Verschiebungsstrom] erbringen möchte.[17] Ging es in dieser frühen Studie also um das Problem der Verschiebung, so sollte bei seinen Versuchsreihen mit den X-Strahlen im Jahre 1895 die Dichte eine gewichtige Rolle spielen. Bei seinen Experimenten mit diversen Materialien stellte Rönten fest, daß die Durchlässigkeit für X-Strahlen „wesentlich bedingt ist durch ihre Dichte: keine Eigenschaft macht sich in so hohem Grade bemerkbar als diese."[18]

Nun sind bekanntlich Verschiebung und Verdichtung zwei Kernbegriffe in Freuds Theorie, die in der *Traumdeutung* (1899/1900) ihre erste gemeinsame Nennung erfahren.[19] Auch wenn es – mit guten Gründen – mittlerweile zum Standardrepertoire der Freud-Rezeption gehört, diese Terme rhetorisch-poetologisch aufzufassen, so ist doch weiterhin auf die physikalisch-energetischen Konnotationen hinzuweisen.)

Ich komme zu den Modellen zurück.

In Zentrum der neuen Physik stehen nicht mehr der feste Körper, statische Kräfteverhältnisse, das Gleichgewicht. Topische und energetische Verhältnisse werden zusammengeführt. Nicht mehr Form, sondern Transformation spielt die Hauptrolle, nicht Körper, sondern Strahlung.

Schauen wir, wie Röntgen vorgegangen ist: In einem verdunkelten Zimmer legt er eine Spannung an eine vakuierte (Crookesche oder Lenard-)Röhre, erzeugt einen Kathodenstrahl, der sich beim Austritt in die Materie zerstreut. Es entstehen an dieser Stelle die Röntgestrahlen, die, anders als der Kathodenstrahl, sich durch den Raum ausbreiten und auf einem Schirm mit Bariumplatincyanür

---

17 Der Titel des Aufsatzes lautet: „Über die durch eine Bewegung eines im homogenen elektrischen Feldes befindlichen Dieletrikums hervorgerufene elektrodynamische Kraft". Zur genauen Darstellung des in diesem Aufsatz verhandelten Problems siehe ebenda, 94–98; Angelika Schedel, *Der Blick in den Menschen. Wilhelm Conrad Röntgen und seine Zeit*, München, Wien, Baltimore 1995, 78–81.
18 W.C. Röntgen, Über eine neue Art von Strahlen, in: Fölsing, *Röntgen*, 325.
19 Der Begriff *Verdichtung* taucht zuerst in der *Traumdeutung* auf, der Begriff *Verschiebung* gehört bereits seit 1892 zum Vokabular Freuds.

„aufleuchten, fluoresciren". Dann stellt er fest, daß die Strahlen Körper „in sehr verschiedenem Grade"[20] durchdringen und Schatten auf dem Schirm hervorrufen. An Stelle des Schirms hält Röntgen fotografische Platten, die, noch in der Umhüllung, die Leuchterscheinungen aufnehmen.

Und wie baut Freud seinen Apparat? Ohne ihn im Detail darstellen zu können: Auch hier werden Erregungen, Energien, Quantitäten in den apparativen Umlauf gebracht. Je nach Größe und neuronaler Leitungsbeschaffenheit durchfließen die Quantitäten die Leitungen, treten über in andere, treffen auf Widerstände, die sie überwinden oder nicht, die Veränderungen in den Bahnen hervorrufen oder Bahnungen erzeugen, die an anderer Stelle zu Entladungen oder zu Summationen und Vorräten führen. Freud selbst bekommt beim Entwerfen seines Apparates den Eindruck, „das Ding sei jetzt wirkliche eine Maschine und werde nächstens auch von selber gehen."[21]

Sowohl Freud als auch Röntgen verfolgen Linien, lassen Energie durch verschiedene Instanzen laufen, beschreiben das Verhalten: Beeinflussungen, Ablenkungen, Transformationen und die Kapazität zur Durchdringung. (Auf diesen letzten wichtigen Punkt komme ich zurück.)

Michel Serres hat eine kurze Bemerkung zur Freudschen Theorie gemacht, in der er das topologische Modell vom Maxwell-Listing-Typ erkennt.[22] Der deutsche Mathematiker Listing hat den Begriff Topologie geprägt und damit die Lehre von der Lage und Anordnung geometrischer Gebilde im Raum gemeint. Maxwell hat sich auf Listing bezogen, um das Verhalten von Kraftlinien in elektromagnetischen Feldern beschreiben zu können. Folgen wir Serres wissenschaftstheotischer Klassifikation, dann erstellen Freud und Röntgen Apparate, in denen topologische Gegebenheiten nicht nur aus fest situierten Instanzen, sondern ebenso aus Bewegungen und Strahlungen bestehen. Wenn Laplanche und Pontalis in ihrem *Vokabular der Psychoanalyse* zum Freudschen Begriff des Apparates schreiben, daß der Ausdruck „gewisse Eigentümlichkeit hervorhebt", nämlich: „seine Fähigkeit, eine determinierende Energie weiterzuleiten und umzuformen, und seine Differenzierung in Systeme oder Instanzen"[23], dann ließe sich diese Beschreibung auch auf Röntgens Versuchsanordnung übertragen.

---

20 Röntgen, „Strahlen", 323.
21 Freud, *Briefe*, 149.
22 Und eine Energetik thermodynamischen Typs. Darauf gehe ich in meinem Text nicht ein. Siehe Michel Serres, *Hermes IV. Verteilung*, Berlin 1993, 273.
23 J. Laplanche/J.-B. Pontalis, *Das Vokabular der Psychoanalyse*, Frankfurt/M. 1980, 73.

Beiden Forschern geht es nicht um feste Lokalitäten (Freud hatte sich bereits 1891 in seiner Schrift *Zur Auffassung der Aphasien* von der gehirnanatomischen Lokalisationstheorie verabschiedet), sondern darum, Kraftlinien und ihre Wirkungen zu zeichnen.[24] Energetik bildet keinen Gegensatz zur Topik. Nicht Dinge, sondern „Relationen" sind entscheidend, in denen „Größen" und „Richtungen" stattfinden.[25]

Die Korrespondenz zwischen den Entdeckungen Freuds und Röntgens ist nach dem Gesagten nicht auf der Ebene der Praxis – durchleuchten, sagbar machen – zu finden, sondern auf der Ebene der *Konstruktion*, des Apparates und der darin stattfindenden Prozesse. Auch wenn Freud nach 1895 die physikalistische Sprache zum Teil aufgeben oder sie eindeutig metaphorisieren wird: seine Topiken (unbewußt/vorbewußt/unbewußt und Ich/Es/Über-Ich) verknüpfen sich mit jenem dynamisch-energetischen Strömungsmodell der Anfangsphase. Die Psychoanalyse „führt [...] alle psychischen Vorgänge [...] auf das Spiel von Kräften zurück, die einander fördern oder hemmen, sich miteinander verbinden, zu Kompromissen zusammentreten usw."[26] Und sie gibt eine Theorie der Übergänge und Durchlässigkeiten zwischen den Systemen.

Zwei Zustände

Mit dem Stichwort *Durchlässigkeit*[27] ist der sensationelle Aspekt der Röntgenschen Entdeckung benannt. Die Wirkungen der X-Strahlen, Materie zu durchdringen, hat auf auffällige Weise eine analogische Entsprechung im Freudschen „Entwurf", in dem das Problem der Durchlässigkeit ausführlich diskutiert wird. Im I. Teil stellt Freud allgemein fest:

> Eine Haupteigenschaft des Nervengewebes ist das Gedächtnis, d.h. ganz allgemein die Fähigkeit, durch einmalige Vorgänge dauernd verändert zu werden, was einen so auffälligen Gegensatz gibt zum Verhalten einer Materie, die eine Wellenbewegung durchläßt und darauf in ihren früheren Zustand zurückkehrt.[28]

---

24 Dies ist für Freud wörtlich zu nehmen; er fügt seinem „Entwurf" eine Reihe von illustrierenden topischen Zeichnungen bei.
25 Ernst Cassirer, *Philosophie der symbolischen Formen*, 3. Teil, Darmstadt 1994, 545.
26 Sigmund Freud, „Psycho-Analysis", in: *Gesammelte Werke*, Bd. XIV, London 1955, 301.
27 Röntgen definiert den Terminus *Durchlässigkeit* in einer Fußnote als Helligkeitsverhältnis. Siehe Röntgen, „Strahlen", 323.
28 Freud, *Anfängen*, 308.

Freud setzt fort:

> Es gibt 2 Klassen von Neuronen. Erstens solche, die Quantität (Qη) durchlassen, als ob sie keine Kontaktschranke hätten, die also nach jedem Erregungsablauf im selben Zustand sind wie vorher, und zweitens solche, deren Kontaktschranken sich geltend machen, so daß sie Quantität (Qη) nur schwer oder partiell durchlassen.[29]

Freud mag, wenn er von Durchlässigkeit spricht, an Magnetfelder, Wärme, Elektrizität oder Licht gedacht haben. Aber es findet sich hier das Doppel von Aufzeichnung und Durchlässigkeit, Bahnung und Widerstandslosigkeit, welches ein Merkmal auch im Verhältnis von Strahlung und Materie ist.

Zwar kamen die X-Strahlen unerwartet und fast zufällig Röntgen zur Kenntnis; dennoch war die wissenschaftliche Entwicklung darauf zugelaufen, das bereits angesprochene geometrische festkörperliche Weltbild zu verlassen. Das Licht, das Glimmen und Flimmern in Gasentladungsröhren, die später sogenannten Kathodenstrahlung, hatte Crookes in den 70er Jahren bedeutungsvoll und in Vorahnung auf Kommendes als „strahlende Materie" und „vierten Aggregatzustand" bezeichnet. Heinrich Hertz, Schüler Helmholtzens, war es, der nicht nur den Transport von Elektrizität durch Strahlung, sondern 1887 auch die Existenz elektromagnetischer Wellen nachwies. Beide, elektromagnetische Welle und Kathodenstrahlung, haben die Fähigkeit, Materie zu durchdringen. Und es war Helmholtz selbst, der vor der Entdeckung der Röntgenstrahlen einige Merkmale der X-Strahlen prognostizierte.[30]

Aber nicht nur in der Physik, auch im parawissenschaftlichen Milieu der Geisterseher und Seelensucher war man mit immateriellen unsichtbaren Phänomenen befaßt. Man hoffte, Magnetismus, Fluida, Strahlen, Auraphänomenen, Gedanken- und Lebensenergien, der Seele fotografisch auf die Spur zu kommen.[31]

Um 1895 war also die Sensibilität für über-materielle Zustände bereits geweckt. Und die Entwicklung ging rasant weiter: Ebenfalls im Jahre 1895 macht

---

29 Ebenda, 308–309.
30 Siehe Glasser, *Röntgen*, 164; Walter Kaiser, „Helmoltz's Instrumental Role in the Formation of Classical Electrodynamics", in: David Cahan (ed.), *Hermann von Helmholtz and the Foundations of Nineteenth Century Science*, Berkeley, Los Angeles, London 1993, 401.
31 Siehe Rolf H. Krauss, *Jenseits von Licht und Schatten*, Marburg 1992; *Im Reich der Phantome. Fotografie des Unsichtbaren*, Ausstellungskatalog des Städtischen Museums Abteiberg Mönchengladbach, Ostfildern-Ruit 1997; Michel Frizot, „Das absolute Auge. Die Formen des Unsichtbaren", in: ders., *Neue Geschichte der Fotografie*, Köln 1998, 280–284.

C.T.R. Wilson die Bahnen subatomarer Partikel sichtbar und Lorentz formuliert eine elektromagnetische Theorie der Materie. 1896 beobachtet Becquerel die natürliche Radioaktivität des Urans und Jean Perrin fand, daß Gase durch Bestrahlung mit Röntgenstrahlen zu elektrischen Leitern werden; 1897 wurde das Elektron identifiziert und die erste Elektronenstrahlröhre gebaut; 1898 entdecken die Curies das Radium.

Und die Psychologie? Auch auf diesem Gebiet machte man sich daran, das Subjekt energetisch aufzufassen. In der Folge der Charcotschen Hysterieforschung wird die Haut als Membrane der Seele aufgefaßt, auf der psychische Spannungen als elektrische identifiziert werden sollten.[32] Diese diagnostische Praxis korrespondierte mit Therapien unter Einsatz von Elektrizität: „elektromagnetische Bäder" und andere „galvanische Methoden" gehörten zum Repertoire der Salpêtrière.[33] „Unsichtbare Bewegungen" und „unberührbare Phänomen" apparativ zu erfaßen und graphisch zu registrieren, war auch das Anliegen von Poyet, der mit seinem Plethysmographen (1899) Gefühle und Stimmungen aufzeichnen wollte.[34]

Strahlen, Ströme, Ladungen – Welt- und Menschenbild ändern sich. Freud und Röntgen kommen aus dem gleichen physikalischen Denkraum und stehen doch, jeder für sich, an der Grenze zu neuen Erkenntnisformen. Sie durchqueren unterschiedliche Objekte – und nehmen dabei die gleiche *episteme* mit: Welt und Subjekt werden nicht extensiv, sondern intensiv begriffen.

Dieser Durchgang berührt nicht zuletzt die Frage der Bilder.

Zwei Bilder

Röntgenfotografie, die für Röntgen selbst zuerst nur fotometrisches Dokument war, wird von den Praktikern in den Dienst der Lokalisierung gestellt. *Durchsichtsbilder* vermitteln Lageverhältnisse aus dem Inneren des Körpers. Die Praktiker sind am Dargestellten interessiert.

Röntgen spricht in seiner Abhandlung über die X-Strahlen von *Schattenbildern*. Damit ist zum einen präzise angegeben, was die Bilder zeigen. Es wird zum anderen implizit ein Kategorienschnitt gesetzt. Denn die Schatten zeigen, daß es

---

32 Siehe Christoph Asendorf, *Ströme und Strahlen*, Gießen 1989, 72.
33 Siehe Georges Didi-Huberman, *Erfindung der Hysterie*, München 1997, 217–229.

um das Phänomen der Dichte geht: Die Dinge werden nicht, wie in der herkömmlichen Fotografie, als perspektivische Oberfächenerscheinungen fixiert. Röntgens Aufmerksamkeit gilt nicht dem Dargestellten, sondern der Darstellung. Im Falle der Strahlenfotografie funktioniert jene alte Metapher nicht mehr, die die Fotografie als „Zeichenstift der Natur" kennzeichnete. Mit dieser Metapher wurde die Vorstellung der Einheit von Hand und Auge des Künstlers in den technisch-natürlichen Vorgang des Fotografierens projiziert. In diesem Sinne kann man nicht mehr sagen, daß die Röntgenfotografie mit dem Blick noch etwas gemeinsam hätte. Wollte man den Vorgang anthropomorphisieren, so wäre eher der Tastsinn als der Sehsinn aufzurufen. Dichte kann man nicht sehen, allenfalls spüren. Durchgang durch die Materie, Absorption, Schattenwurf: Es reicht nicht festzustellen, daß Unsichtbares in Sichtbares überführt wird. Unter dem Gesichtspunkt der Strahlungsqualität transformiert die Röntgenfotografie Fühlbares in Visualität.[35]

Wer den „Entwurf einer Psychologie" liest, wird dort ebenfalls auf Bilder treffen. Freud gibt eine Reihe davon an: Wortbild, Klangbild, Erinnerungsbild, Wahrnehmungs-Abfuhrbild, Bewegungsbild, Wunschbild. Auch wenn es sich nicht in jedem Fall um visuelle Bilder handelt, die im psychischen Apparat durch Bewegung entstehen, dort fixiert und abgelegt werden, entscheidend für den Vergleich ist, daß die Bilder sich verknüpfen und in Verdichtungen miteinander verschmelzen. Das Traumbild ist für diesen Prozeß – Bewegung, Durchgang, Anhäufung, Besetzung – paradigmatisch: Auch wenn der Traum sich als reine Visualität zu geben scheint, seine verteilten Intensitäten zeigen, daß er über unterschiedliche Verdichtungen verfügt. „Die größte Intensität zeigen jene Elemente des Traums, für deren Bildung die ausgiebigste *Verdichtungsarbeit* in Anspruch genommen wurde."[36] Auch der Traum ist also ein Dichte-Bild.

Der Unterschied zwischen der Röntgenschen und Freudschen Anordnung soll nicht durch überzogene Analogisierung verwischt werden. Doch liegt in beiden Fällen eine Apparatur vor, die nicht nur aufzeichnet (wie der Fotoapparat), sondern im selben Maße die Bedingungen der Produktion (die Energie) in sich trägt. Daraus entspringt das Spezifische der Bildformierung: Es wird eben

---

34 Siehe Brigitte Felderer (Hg.), *Wunschmaschine Welterfindung*, Wien, New York 1996, 345.
35 Diesen Hinweis, daß die Strahlen unter anthropomorphem Gesichtspunkt dem Fühlsinn zuzuordnen wären, verdanke ich Silke Timmann (Hamburg).
36 Freud, *Traumdeutung*, 327.

nicht bloß Unsichtbares zum Vorschein gebracht – seien es verhüllte, eingeschlossene Dinge oder vergessene, verdrängte Wahrnehmungen –, es ist das Nicht-Sichtbare, die Energieströmung des Apparates, die *als Effekt der Dichte* ins Bild eingeht. Man kann also sagen, daß Schattenbild und Traumbild einen Aspekt des Apparatinneren repräsentieren – ohne ihn allerdings zu zeigen. Durch diese Bilder öffnet sich der Apparat für die Befragung nach seinem Funktionieren.

Zwei Tensitäten

Noch einmal das Jahr 1895. Die Brüder Lumière setzen eine Fotomaschinerie in Gang. Bewegt-bewegende Spur, Licht, Durchgang: Flimmern auf einem Schirm.

Es zeigen sich am Ende des 19. Jahrhunderts Ströme und Wellen, die die Nacht, die Dunkelheit, die Opazität durchdringen. Traumtheorie, Kino, Röntgentechnik – ihr Gemeinsames haben sie darin, daß Apparate den Raum mit Energie anfüllen, die Bildeffekte zu erzeugen vermögen. Man entdeckt, konstruiert, benutzt Energien, die die Dinglichkeit auflösen. Ab dem Jahr 1895 wird sichtbar, daß die Extensivität von der Intensität abgelöst wird.

Schluss

„Nehmen wir die Photographie der Schönen, einst sagte man
Porträt dazu und auch Darstellung: stehend, nackt, deutlich
abgehoben, in einer bestimmten Größe. Bis ins Detail
vergrößert, bis zum Korn der Haut, zum Molekül des Korns,
zum Atom des Moleküls, wird die Schöne zu einer Abstraktion."
Michel Serres, *Die fünf Sinne*

ÜBER DEN KÖRPER

In Eugène Sues erfolgreichem Kolportageroman *Die Geheimnisse von Paris* aus
den vierziger Jahren des 19. Jahrhunderts findet sich am Ende eine Szene, in der
Doktor Griffon, ein kalter Verstandesmensch und medizinischer Forscher, einen
Freund durch die Säle seines Krankenhauses führt. Die Besichtigungstour macht
Eindruck:

„Nun", sagte der Doktor mit Stolz, „wie gefällt Ihnen mein Krankenhaus?"
„Ich weiß wirklich nicht", antwortete der Graf, „warum ich Ihrem Wunsche nachgegeben
habe; es gibt keinen traurigeren Anblick als die Säle voller Kranker."
„Bah! In einer Viertelstunde ist das alles vergessen. Sie sind doch Philosoph [...]."[1]

Sehend erfahren oder Nachdenken, eingebrannte Bilder mitnehmen oder Wissen hervorbringen – der Hiatus muß uns unangenehm berühren. Wie gern möchten wir glauben, Traurigkeit und Philosophie könnten sich verbinden, damit der Mensch zum Wohl kommt. Aber ist es nicht eine historische Erfahrung, daß die Empfindung vor der Sache, ihre Ästhetik, im Zwist ist mit der anästhesierenden Wirkung der Wissensliebe?

Sie, diese Erfahrung, wiederholt sich beim Blick auf die medizinischen Bilder des 19. Jahrhunderts. Ich gerate in eine schizoide Doppelrolle, schwankend zwischen Ausflucht suchender Anerkennung des Furchtbaren und empfindungsloser Kommentierung. Ich erinnere mich an ein Seminar, in dem eine Studentin nach kurzem Blick auf die alten Fotografien sich schützend abwendete, während die Interpreten ungerührt ihren Gedanken nachgingen. Die Faszination zerreißt

---

1 Eugène Sue, *Die Geheimnisse von Paris*, Köln 1984, 526.

die Reflexion, macht unwissend. Ganz anders die Wissenschaft, sie gerät nicht, wie Roland Barthes bemerkt hat, außer sich.[2]

Ohne Zweifel, die kranken, versehrten oder entstellten Körper können Schrecken erzeugen, Ekel und Scham hervorrufen. Die Nachbarschaft zur Pornographie ist oft evident, denn der Körper, nichts als der Körper wird uns als obszöne Schau dargeboten. Man wird zum voyeuristischen Betrachter von Opfern im doppelten Sinne: Opfer der Krankheit und Opfer einer professionellen Inszenierung, die die wunde Stelle unbarmherzig ins Bild bannt.

> Mit einer raschen Bewegung warf der Doktor die Bettdecke zurück und entblößte so Johanna Duport fast gänzlich. Die Unglückliche schluchzte und bat den Doktor um Schonung.[3]

Heroismus der Wissenschaft und Erniedrigung der Objekte – eine heillose Allianz? Was Sue in kritischer Absicht in seinen Roman schreibt, läßt sich an den Bildern ablesen: die fokussierende Blickobsession, die die Abgebildeten zu Schauspielern einer Funktion macht. Die Fotografien täuschen nicht über etwas hinweg, illusionieren nicht, sie scheinen in aller Deutlichkeit zu sagen: „Sieh her, ein Objekt!"
Eine (notwendige?) professionelle Perversion? Fasziniert schauen wir, was dem Körper widerfahren kann, zu welchen Ausbrüchen und Verrenkungen er fähig, welchen gewaltsamen Eingriffen von Seiten der Ärzte er ausgesetzt ist. Der legitime aber kalte Erfassungswille stellt ein Subjekt ins Licht. Das Subjekt repräsentiert sich nicht, es wird als Fall präsentiert.

> Er abstrahierte ganz von dem Kranken und beschäftigte sich nur mit der Krankheit. Es war ihm gleichgültig, ob er einen jungen oder alten Patienten, einen Mann oder eine Frau, einen Reichen oder Armen vor sich hatte; er dachte stets nur an das medizinische Faktum, das ihm das Subjekt darbot.
> Es gab für ihn nur Subjekte.[4]

Sub-jekte, das sind die Unterworfenen. Gerade in der Frühzeit der Bildnahme, in der die Spuren der Atelierfotografie anwesend sind und die reine symptom-

---

2 Roland Barthes, *Über mich selbst*, München 1978, 174.
3 Sue, 529.
4 Ebenda, 397.

zentrierte Fotografie noch nicht zur vollen Entwicklung gekommen ist, wird man zum Zeugen einer Verschiebung, die auf eine Auslöschung der Person hinausläuft. Das sprachlose Bild sagt nichts vom Leid, vom Umgang mit der *Entstellung*.

Diese Situation ist nicht als moralische Verfehlung zu verstehen, die der gute Wille abzustellen in der Lage wäre. Ein Wissen, das sich in die Abstraktion, in den Begriff und ins kalte Bild versenkt, vergißt Ästhetik und Moral.[5] Wer gutmeinend nach Ganzheitlichkeit oder dem altestamentarischen Bilderverbot ruft, kalkuliert mit dem Risiko des Mythos'. Eher ist die Spannung auszuhalten: Die Fotografie bringt mich in eine Nähe zum leidenden Körper. Und doch distanziert sie mich auch, fordert den „Philosophen" heraus, der aus dem Bild ein Wissen macht. Die Fotografie ist mein „Subjekt".

Das historische Material präsentiert entstellte Körper. Ich habe sie Anamorphosen genannt, weil sie den Blick faszinieren und noch nicht von einem Wissen erkannt sind.[6] Aber ich habe es auch mit der Entstellung *durch* die Bilder zu tun. Die Entfernung zwischen Körper und ikonographischer Aufhebung ist nicht immer eindeutig auszumessen. Die Macht der Bilder ist nicht allein in ihrer Speicherkapazität oder illusionierenden Überzeugungskraft begründet, sie schafft es auch, die Lebendigkeit zu attackieren. Sie *macht* den Körper, indem sie ihn in Information verwandelt. Ob in der Wissenschaft oder in der Kunst, der Sündenfall der Verbilderung ist Antwort *und* Öffnung für eine endlose Befragung. Bilder reißen den Körper in den Sog einer Historisierbarkeit.

Künstler der Moderne haben den machenden Zugriff mit ihren Darstellungen verzerrter, überhöhter und analytisch ausgestülpter Leiber ins Symbolische gebracht. Indem sie den Leib ent-stellen, schärfen sie die Aufmerksamkeit für die Aufstellung des Körpers durch die sogenannten realistischen Zeichen. Es wird offenbar: Zeichen und Körper sind getrennte Ordnungen, die dennoch ununterscheidbar ineinander diffundieren.

Die Erkundung der schwierigen Unterscheidbarkeit von Enthüllung und Verrätselung des Körpers im Wechselspiel von Realität und Ikonographie, die sich von Beginn der Avantgarde bis zu Cindy Sherman oder Inez van Lamsweerde,

---

5 Vgl. Michel Serres, *Hermes V. Die Nordwest-Passage*, Berlin 1994, 17.
6 Siehe das „Vorwort".

von Bachtins Theorie des grotesken Leibes bis zum Konzept des Cyborg bei Donna Haraway nachzeichnen ließe, hat zum Ende des 20. Jahrhunderts eine Reihe von Ausstellungen und Publikationen hervorgebracht, die allesamt die Grenzlinie von Wissenschaft und Kunst thematisieren. Zur Parade sind angetreten die Metamorphosen, Episteme und Modelle, wodurch die fast unendlich erscheinende Beweglichkeit des historisierten Bild-Körpers in Szene gesetzt wird.[7] Wir schreiten interessiert die Galerie der Verzeichnungen ab. Aber handelt es sich wirklich um ein *inter-esse* im Wortsinn, ein Dazwischensein? Die Vermutung drängt sich auf, daß derartige Aus-Stellungen Symptome eines Doublebind zwischen Identifikation und Flucht sind. Wir blicken auf die Spiegelbilder unserer Selbst als entrückte Gestalten philosophierender Betrachtung und als Möglichkeit unserer Subjekthaftigkeit, unseres Unterworfenseins. Wir wollen verfügen und bemerken, daß ein undurchschautes Gesetz über uns verfügt: Vor jeder ikonographischen Erfassung gebieten *Bilder* über uns – als Leitbilder oder Bilder der Differenz. Identitäts- oder Ich-Bildung vor den Spiegeln unserer Anthropomorphie? Wer den Bildern *nach* denkt, wird seiner Konsistenz und Integrität nicht sicher sein. Wir werden der Tatsache ansichtig, Gegenstand einer Archäologie werden zu können – schon zu Lebzeiten.

Ist das Museum (oder das Buch) demnach ein melancholischer Ort, weil durch die Vergeschichtlichung des Körpers das Vergehen von Wissen, Authentizität und Natürlichkeit anschaulich gemacht wird? Oder weil darin, in neuester Wendung, die modische Rede über das Verschwinden des Körpers in der Simulation und im Echtzeitkosmos elektronischer Netze angestimmt wird? In der Musealisierung steckt eine Dialektik, die auf Rettung geht: In der Krise bewahrt das Museum den Körper gegen die Krise, weil die überformenden Symbolisierungen in ihrer *Zeichenhaftigkeit* ausgestellt werden und damit im Stillen die Behauptung impliziert wird: Es gibt ihn, den *Körper* – wirklich.

---

7 Ich zähle nur die wichtigsten auf: Wunderblock (Wien 1989), Leibesvisitation (Dresden 1990), Die Beredsamkeit des Leibes (Wien 1992), L'âme au corps (Paris 1993–1994), Darwin und Darwinismus (Dresden 1994), Identity and Alterity. Figures of the Body 1895/1995 (Venedig 1995), L'anima e il Volto (Mailand 1998–1999), Körperwelten (verschiedene Orte 1999–2000), Der neue Mensch (Dresden 1999), Rhetorik der Leidenschaften (Hamburg 1999), Ghost in the Shell (Los Angeles 1999–2000), Der anagrammatische Körper (Karlsruhe 2000).

In diesem Sinne sind die vorliegenden historischen Studien nicht nur rückgewandt, sie implizieren eine Behauptung für die Zukunft: Der Körper stellt einen Widerstand dar, der Geschichte in Gang hält. Das Wissen ist unterwegs, macht Dis-Kurse, verirrt sich, beginnt von Neuem, verzweigt sich, findet kein Ende. Der Körper erscheint als Wolke oder als Gewächs, als Kraftwerk oder als Statue, als Information oder als Monströsität. Die Reflexion darauf unterbricht die Produktion und die rasende Historisierung für einen Moment. Die Arbeit an der *Wirklichkeit der Bilder* bringt – zerrissen, fragmenthaft, beispielhaft – ein Sprechen zum Vorschein, das im Rauschen der Geschichte unhörbar geworden war. Je mehr dieser Sinn zu den Bildern (zurück) gebracht wird, desto deutlicher erweisen sie sich als Montagen über die Realität: voller Risse, Auslassungen, mit sonderbaren Perspektiven.

Aus dem Letztgesagten könnte der Schluß gezogen werden, die Geisteswissenschaft wolle die Angemessenheit der medizinischen Symbolbildung kritisieren. Aber wie könnte sie, die Geisteswissenschaft, eine Körperwissenschaft zur Wahrheit verpflichten. Weder mischt sie sich ein in die Arbeit der anderen Disziplin, noch übt sie moralische Gerichtsbarkeit. Auch wenn Geisteswissenschaft nichts vom Körper weiß, so kann sie doch die Kultur der Körperwissenschaft zu ihrem Gegenstand machen. Der Logos einer Disziplin ist mehr als das Wissen, das sie hervorbringt. Die metadisziplinäre Position der Medizin gegenüber ist nicht einer Überheblichkeit geschuldet, sondern dem Bemühen, den Faktizitätsanspruch der Medizin unberührt zu lassen. Ihre Aussagen werden nicht nach diesem Anspruch beurteilt, vielmehr ihre systemische Verfaßtheit in den Blick genommen. Diese gilt es zu verstehen. Aus der Distanz erscheint dann die symbolischen Formationen der Medizin als – ich verwende ein Wort Cassirers – „Kunstwerk".[8]

---

8 Ernst Cassirer, *Versuch über den Menschen*, Frankfurt/M. 1990, 319.

BIBLIOGRAPHIE

Diese Bibliographie versammelt allein Sekundärliteratur zum Thema *medizinische Fotografie im 19. Jahrhundert*.

ANONYM
„Victorian clinical photography", in: *Medical and Biological Illustration*, 9 (1959), 70–77.

APPLE, RIMA D.
Illustrated Catalogue of the Slide Archive of Historical Photographs at Stony Brook, Westport (Connecticut), London 1984.

BURNS, STANLEY B.
A Morning's Work. Medical Photographs from the Burns Archive and Collection 1843–1939, Santa Fe, New Mexico 1998.

BURNS, STANLEY B.
„Early Medical Photography in America (1839–1883)", in: *New York State Journal of Medicine*, 5 (1979), 788–795.

BURNS, STANLEY B.
„Early Medical Photography in America (1839–1883). Physicians and early photography", in: *New York State Journal of Medicine*, 6 (1979), 943–947.

BURNS, STANLEY B.
„Early Medical Photography in America (1839–1883). The daguerrean era", in: *New York State Journal of Medicine*, 8 (1979), 1256–1268.

BURNS, STANLEY B.
„Early Medical Photography in America (1839–1883). Early wet-plate era", in: *New York State Journal of Medicine*, 12 (1979), 1931–1938.

BURNS, STANLEY B.
„Early Medical Photography in America (1839–1883). Civil War medical photography", in: *New York State Journal of Medicine*, 9 (1980), 1444–1469.

BURNS, STANLEY B.
„Early Medical Photography in America (1839–1883). American medical publications with photographs", in: *New York State Journal of Medicine*, 8 (1981), 1226–1264.

BURNS, STANLEY B.
„The nude in medical photography", in: *Journal of Biological Photography*, 64 (1996), 15–26.

BUSSY, KENNETH R.
„Duhring and his short-lived *Photographic Review of Medicine and Surgery*", in: *The American Journal of Dermatopathology*, 7 (1985), 153–157.

CARTWRIGHT, LISA
Screening the Body. Tracing Medicine's Visual Culture, Minneapolis, London 1995.

CUTHBERTSON, R. ANDREW
„The first published clinical photographs?", in: *Practitioner*, 221 (1978), 276–278.

CUTHBERTSON, R. ANDREW
„The highly original Dr. Duchenne", in: G.-B. Duchenne de Boulogne, *The mechanism of human facial expression*, edited and translated by R.A. Cuthbertson, Cambridge 1990, 225–241.

DASTON, LORRAINE
Wordless Objectivity, herausgegeben vom Max-Planck-Institut für Wissenschaftsgeschichte, Berlin 1994.

DASTON, LORRAINE; GALISON, PETER
„The Image of Objectivity", in: *Representations*, 40 (1992), 81–128.

DEBORD, JEAN-FRANÇOIS
„The Duchenne de Boulogne Collection in the Department of Morphology, L'École Nationale Supérieure des Beaux Arts", in: in: G.-B. Duchenne de Boulogne, *The mechanism of human facial expression*, edited and translated by R.A. Cuthbertson, Cambridge 1990, 242–256.

DE ZOETE, J.
„De medische illustratie en de techniek; negentiende-eeuwse grafische procédés en hun geschiktheid voor de wetenschappelijke illustratie", in: *Nederlands Tijdschrift vor Geneeskunde,* 39 (1991), 1782–1787.

DIDI-HUBERMAN, GEORGES
Erfindung der Hysterie, München 1997.

DOMMASCH, H.S.
„Medical photography", in: *Journal of the Biological Photographic Association,* 33 (1965), 169–170.

DONALD, GABRIEL
„The history of medical illustration", in: *Journal of Audiovisual Media in Medicine,* 9 (1986), 44–49.

ENDTZ, L.J.
„De eerste met fotos geillustreerde medische boeken en tijdschriften", in: *Nederlands Tijdschrift voor Geneeskunde,* 51 (1985), 2453–2457.

ENDTZ, L.J.
„La neurologie et l'illustration photographique du livre medical", in: *Histoire des Sciences Medicales,* 17 (1982), 269–273.

EWING, WILLIAM A.
Faszination Körper, Leipzig 1998, 15–18; 106–137.

FOX, DANIEL M.
„Photographing Medicine", in: *Nederlands Tijdschrift voor Geneeskunde,* 39 (1991), 1796–1801.

FOX, DANIEL M.; LAWRENCE, CHRISTOPHER
Photographing Medicine. Images and Power in Britain and America since 1840, New York, London 1988.

FRIZOT, MICHEL
„Der Körper als Beweisstück", in: ders. (Hg.), *Neue Geschichte der Fotografie*, Köln 1998, 259–271.

GERNSHEIM, ALISON
„Medical Photography in the Nineteenth Century", in: *Medical and Biological Illustration*, Vo. XI, No. 2, April 1961, 85–92, 147–156.

GERNSHEIM, HELMUT; GERNSHEIM, ALISON
„Some Early Applications of Photography of Science", in: *Discovery*, XX (1959), 436–442.

GILDER, R.S.
„Illustration and photography in medicine", in: J.N. Walton et al. (ed.), *The Oxford companion to medicine*, Vol. 1, Oxford 1986, 574–578.

GOLDSCHMID, EDGAR
Entwicklung und Bibliographie der pathologisch-anatomischen Abbildung, Leipzig 1925.

GRASSER, J.
Photographie et Médecine 1840–1880. Catalogue d'exposition, Institut universitaire de la médecine et de la santé, Lausanne 1991.

GRAVER, NICHOLAS M.
„Photographie Médicale – Albert Londe's 1893 book, first in the field", in: *Journal of the Biological Photographic Association*, Vol. 43, No. 3, July 1975, 95–102.

HALTER, ULRIKE
„Frühe Originalphotographien von Patienten. Dokumente 'großer orthopädischer Resultate'", in: *Deutsches Ärzteblatt*, 51/52 (1997), 2831–2833.

HARMANT, PIERRE GEORGES
„Origines de la Photographie et de la Cinématographie Medicales", in: *I. Internationaler Kongreß für medizinische Photographie und Kinematographie*, herausgegeben von Heinz Orbach, Stuttgart 1962, 157–159.

JULIN, LEONARD A.
„A history of still photography in the operating room", in: *Journal of the Biological Photographic Association*, Vol. 39, No. 3, July 1971, 129–143.

KING, D. FRIDA; RABSON, S.M.
„The Brothers Lumière. Pioneers in medical photography", in: *The American Journal of Dermatopathology*, Vol. 5, No. 5, October 1983, 479–482.

KRÄMER, K.-L.
„Medizinische Photographie in der Orthopädie einst und heute", in: *Zeitschrift für Orthopädie*, 124 (1986), 578–586.

LAMMERS, J.W.J.
„De vroegste toepassing van de fotografie in de geneeskunde", in: *Nederlands Tijdschrift voor Geneeskunde*, 31 (1976), 1344–1348.

LUGLI, T.
„Hand diseases in early photographs", in: *Hand*, 12 (1980), 97–104.

MCGRATH, ROBERTA
„Geographies of the Body and the History of Photography", in: *Camera Austria*, 51/52 (1995), 99–106.

MCFALL, K.
„A notable anniversary in the histroy of medical illustration", in: *Journal of Audiovisual Media in Medicine*, 20 (1997), 5–10.

MAEHLE, A.H.
„The search for objective communication: medical photography in the nineteenth century", in: Renato, G. Mazzolini (ed.), *Non-verbal communication in science prior to 1900*, Firenze 1993, 563–586.

MAEHLE, A.H.
„Wie die Photographie zu einer Methode der Medizin wurde", in: *Fortschritte der Medizin*, 15 (1986), 63–65.

NEUSE, W.H.; NEUMANN, N.J.; LEHMANN, P.; JANSEN T.; PLEWIG, G.
„The history of photography in dermatology", in: *Archives of Dermatology*, 132 (1996), 1492–1498.

OCHSNER, BEATE
„Photographie als Nosographie", in: Volker Fuchs (Hg.), *Von der Unklarheit des Wortes in die Klarheit des Bildes?*, Tübingen 1998, 73–87.

OLLERENSHAW, ROBERT
„Medical Illustration. The Impact of Photography on Its History", in: *Journal of the Biological Photographic Association*, Vol. 36, No. 1, February 1968, 3–13.

PALMQUIST, PETER E.
„Photography in Medicine", in: *Journal of the West*, 21 (1982), 59–64.

PUJADE, ROBERT; SICARD, MONIQUE; WALLACH, DANIEL
À corps et à raison. Photographies médicales 1840–1920, o.O. 1995.

PUTSCHER, MARIELENE
„Photographie, Form und Wirklichkeit", in: dies., *Geschichte der medizinischen Abbildung*, München 1972. 141–152.

REISER, STANLEY JOEL
Medicine and the Reign of Technology, New York 1978, 56–68.

ROGERS, B.O.
„The first pre- and postoperative photographs of plastic and reconstructive surgery", in: *Aesthetic Plastic Surgery*, 15 (1991), 9–33.

ROSEN, GEORGE
„Early Medical Photography", in: *CIBA Symposia*, 4 (1942), 1344–1355.

SCHMIDT, GUNNAR
„Aus der Klinik", in: *Fotogeschichte*, 70 (1998), 56–57. [Rezension: Stanley B. Burns, *A Morning's Work. Medical Photographs from The Burns Archive & Collection*].

SCHMUTZ, HANS-KONRAD
„Rüdingers Atlas des peripherischen Nervensystems des menschlichen Körpers mit Photographien von Joseph Albert. Zur Frühgeschichte der medizinischen Photographie", in: *Gesnerus*, 37 (1980), 83–90.

STANNARD, TREVOR
„The History of Medical Photography", in: *Society of the Social History of Medicine Bulletin*, 27 (1980), 33–43.

TAURECK, RENATA
Die Bedeutung der Photographie für die medizinische Abbildung im 19. Jahrhundert, Köln 1980.

TERRY, JAMES S.
„Dissecting Room Portraits: Decoding an Underground Genre", in: *History of Photography*, Vol. 7, No. 2, April-June 1983, 96–98.

TERRY, JAMES S.; HERSKOVITZ, ANTOL; FOX, DANIEL M.
„Photographs tell more than meets the eye", in: *Journal of Biological Photography*, 48 (1980), 111–115.

TOOMING, PEETER
„Early Medical Photographs at the Tartu State University Library", in: *History of Photography*, Vol. 14, No. 3, July-September 1990, 231–232.

TORRES, J.M.; SANCHO, F.J.
„La Andalucía Médica; The First Journal of Medical Photography in Spain", in: *History of Photography*, Vol. 12, No. 2, April-June 1988, 161–163.

VALENTIN, BRUNO
„Die Anfänge der medizinischen Photographie", in: *Ärzteblatt Baden-Württemberg*, 8 (1969), 347–350.

VOGT, HELMUT
Das Bild des Kranken, München 1980.

WALLACE, A.F.
„The early history of clinical photography for burns, plastic and reconstructive surgery", in: *British Journal of Plastic Surgery*, 38 (1985), 451–465.

WILLIAMS, A.R.
„Victorian clinical photography", in: *Journal of Audiovisual Media in Medicine*, 5 (1982), 100–103.

WILSON, G.M.
„Early Photography, Goitre, and James Inglis", in: *British Medical Journal*, 2 (1973), 104–105.

WITKIN, JOEL-PETER; BURNS, STANLEY B.
Masterpieces of Medical Photography, Pasadena 1987.

WITKIN, JOEL-PETER (ed.)
Harms Way, Santa Fe 1994.

ZIMMERMANN, MANFRED
Zur Entwicklung der Photographie für Lehre, Forschung und Diagnostik in der Stomatologie im 19. Jahrhundert, (Dissertation), Leipzig 1962.

Peter Fuß
Das Groteske 2001. 513 Seiten.
Ein Medium des 3 s/w-Abbildungen. Broschur.
kulturellen Wandels ISBN 3-412-07901-4

Groteskes erschüttert das scheinbar nicht Hinterfragbare, setzt kreative Kompetenz frei und trägt dadurch zur Transformation von Kulturordnungen bei. Der Autor untersucht das Groteske – eine zentrale literaturwissenschaftliche Kategorie – anhand von Fallbeispielen von Hesiod bis Grass und mit Seitenblicken auf die bildende Kunst. Auf der Basis dieser systematischen und historischen Analyse entwirft er eine Kulturtheorie des Grotesken und gibt einen umfassenden Überblick über das facettenreiche Thema. Erstmals werden dabei Theorien aus dem Kontext von Poststrukturalismus und Dekonstruktion angewendet. Wie das Groteske den kulturellen Wandel beeinflußt, zeigt sich an den Epochenbrüchen der frühen Neuzeit, der Romantik und der Moderne. Neben diesen Schwerpunkten werden auch Riten und Mythen archaischer Kulturen in die Untersuchung einbezogen. So entsteht eine Theorie des Grotesken, die für die gesamte kulturwissenschaftliche Forschung von Interesse ist.

URSULAPLATZ 1, D-50668 KÖLN, TELEFON (0 22 1) 91 39 00, FAX 91 39 011